台大医院临床路径—护理篇

台湾大学医学院附属医院　编著

主　编
林芳郁

副主编
蔡克嵩

执行编辑
戴玉慈

编辑委员

王明钜	王颜和	石崇良	朱清林	江伯伦
江清泉	余宏政	李伯皇	林明慧	林隆光
林肇堂	林慧玲	邱显清	胡芳蓉	胡海国
范守仁	孙维仁	张慈惠	许权振	陈明丰
黄嗣棻	黄甄彦	杨友仕	谭庆鼎	

东南大学出版社
·南京·

图书在版编目(CIP)数据

台大医院临床路径.护理篇/林芳郁主编.—南京：东南大学出版社,2011.9
ISBN 978-7-5641-2910-1

Ⅰ.①台… Ⅱ.①林… Ⅲ.①医院—管理—台湾省—文集②护理—标准化管理—台湾省 Ⅳ.① R197.32-53 ② R47

中国版本图书馆 CIP 数据核字(2011)第 162145 号

江苏省版权局著作权合同登记图字：10-2011-341

本书简体字中文版由台湾大学出版中心授权出版

台大医院临床路径——护理篇

出版发行	东南大学出版社
社　　址	南京市四牌楼 2 号
出版人	江建中
邮　　编	210096
印　　刷	江苏凤凰扬州鑫华印刷有限公司
开　　本	880 mm×1230 mm　1/16
印　　张	18.75
字　　数	784
书　　号	ISBN 978-7-5641-2910-1
版　　次	2011 年 9 月第 1 版　2011 年 9 月第 1 次印刷
印　　数	1–5 000
定　　价	120.00 元

* 凡因印装质量问题,可直接向读者服务部调换。电话：025—83792328。

台湾大学医学院附属医院(台大医院)简介

台湾大学医学院附属医院(台大医院)创建于 1895 年,1898 年迁至现址(现称为西址)。当时为木造建筑,1912 年开始进行整建,于 1921 年完工,是当时东南亚最大型、最现代化的医院。1991 年新大楼(现称东址)整建完成。现有员工 6 000 余人,病床 2 400 余张,每日门诊服务量逾 8 000 人次。台大医院还设有新竹分院、竹东分院、金山分院、云林分院及北护分院。台大医院在肝炎、器官移植、癌症诊断治疗及生医光电上的先锋研究成就获得国际的肯定而享负盛名。2010 年获得 JCIA 国际医院认证。

重大事纪及医疗成就节选(1999–2010 年)

2010:JCI(Joint Commission International)国际医院评鉴,荣获认证通过。
成功完成台湾首例高阶单孔微创腹腔镜脾脏切除手术。

2009:发表具国际突破性的血癌病人新诊断技术,可准确评估急性骨髓性白血病病患治疗的效果与存活。
亚洲首例为顽固型癫痫病童植入儿童型迷走神经刺激器,术后患儿情况获得大幅改善。
发表亚洲唯一无框架深脑部刺激技术(DBS)治疗帕金森症患者,可以缩短手术时间 3~4 小时,手术准确率提高约 46%。
发表以使用钕雅各(Nd:YAG)激光治疗复发性角膜糜烂,有 85% 的成功率治愈大范围复发性角膜糜烂。
完成"单孔微创胃恶性肿瘤切除手术",伤口只有 2 cm,使肿瘤及衰弱患者术后恢复迅速且良好。
成功研发碘 −123 标记的 MIBG,并自行生产氟 −18 标记的 F-DOPA,可协助神经母细胞瘤的早期诊断与追踪,有效提升存活率。

2008:帕金森症暨动作障碍中心荣获 2008 年美国国家帕金森基金会(NPF)认证成为"国际杰出优良帕金森中心"。
以叶克膜(ECMO)支持 117 天,成功拯救溺水呼吸衰竭病人,为全球使用 ECMO 最长案例。
完成全世界第一个庞贝症新生儿筛检模式。
完成亚洲首例借由胚胎着床前基因诊断技术,正确选择出非地中海型贫血又具同型人类白血球抗原(HLA)的胚胎,植入母体后成功怀孕,并顺利产下女婴。
成功完成无心换心手术,患者在全心脏摘除下,以叶克膜在无心脏状态下维持生命长达 16 天后,成功完成心脏移植手术。

2007： 应邀到越南协助完成首例越南成人活体肝脏移植。
完成台湾首例成功地利用双腔式心脏移植手术同时解决上腔静脉病变与严重心脏衰竭。

2006： 发表全球首度使用钾钛磷激光进行内视镜鼻咽切除术，治疗复发性鼻咽癌患者。
完成国际上第一个C型肝炎干扰素治疗适药性检测"药物基因体"研究与药物疗效检测等。
完成台湾首例免切除脾脏的血型不相容肾移植手术。
完成台湾首例胸主动脉支架置放手术。

2004： 承接全球最大"HPV-008子宫颈癌疫苗"临床试验。

2003： 完成全球首例以异体迷你干细胞移植术成功治疗鼻咽癌病例。
完成亚洲首例10 Kg以下幼儿亲属肾脏移植。
完成台湾首例肠道引流式胰、肾同时移植。

2002： 完成台湾首例肺叶移植成功。

2001： 独创鼻咽癌疗法——鼻咽癌KHP疗法，为全球治愈率最高的疗法。
完成世界首例皮肤干细胞移植到眼角膜。
完成世界首例以近红外线脑血管测定仪测量胸交感神经切除前后脑血管浓度。

2000： 完成亚洲最小心脏移植病例。

1999： 完成全球首例脐带造血干细胞移植治疗黏多醣宝宝。
发表亚洲首例微电极定位治疗帕金森手术。

序 1

礼记·学记篇："独学而无友，则孤陋而寡闻"。今欣闻东南大学出版社拟在中国内地推广台大医院过去几年对于临床路径的著作与经验，个人深感荣耀与欣慰。如果能借此为海峡两岸的人民以及医疗单位、学术团体打开一扇天空，展现眼前的将是智慧的无限延伸，让人雀跃与充满期待。

台湾自1995年开办全民健康保险，在当时的环境算是世界的先驱之一。台大医院为了持续提升医疗品质，同时在善用医疗资源的前提下，追求更好的医疗成效，也在同一年率先推动临床路径。十多年来，我们看到了相当的成效，也学习到更多管理式医疗的概念。更重要的是：同仁们在繁忙之余，还努力用心的将系统性规范、表单、经验、做法，汇集成前后三本专书，与同业分享，这是非常不容易的，也充分展现台大医院的核心价值就是要借由团队合作来创新卓越与提供高品质与人性化医疗，树立医界典范的使命。这三本书分别是：《台大医院临床路径——医师篇》、《台大医院临床路径——护理篇》和《台大医院临床路径——病人篇》。自2004年陆续出版以来，深获台湾医界好评，也成为许多学术团体交流和学习的重要参考。美国哲学家和教育家约翰·杜威（John. Dewey）说过："教学必须从学习者已有的经验开始"；彼得·杜拉克（Peter. Drucker）也说："管理是一种实践，其本质不在于'知'而在于'行'"。我个人相信，这次台大医院能将临床路径一书推广到中国内地医界，绝对是另一个学习交流阶段的开始。期盼彼此能相互学习，泽惠病人。

台大医院院长

陈明丰　谨志

2011年5月

序 2

医疗技术是一个医院赖以生存的根本。现代医疗科技的发展日新月异，使得临床医护人员过多关注新技术的使用，而忽略了医疗资源的有限性，医疗费用的急速上涨已成为世界性的问题，再加上医保的给付方式逐渐转向总额预算、按病种支付，控制医疗成本和提升医疗质量，已成为现代医院管理的两大课题。为解决这两个问题，许多医疗机构纷纷采取临床路径的策略，在某个范围内将医疗护理的流程标准化，以对医疗系统作整体的管理，达到有效控制医疗质量与医疗成本的目的，进而增强医疗机构的竞争力。

临床路径的概念最早起源于20世纪70年代早期，历经了20多年的临床实践后逐步完善起来。其是指依据医学证据或专家意见，以系统化的方式所建立的指引，用以帮助医护人员和病人，在某些特别的临床状况下，选择适当的医疗护理方式。具体到临床护理路径，是针对特定的病人群体，以时间为横轴，以各理想护理措施为纵轴，制成一个日程计划表，护理人员有预见性地进行护理工作，病人也主动参与护理过程，形成护患双方相互促进的护理工作模式。但是临床路径并非是唯一的、不可违反的医疗方式，医护人员应视每位病患病情的不同，选择合适的检查或治疗措施，也要注意到个体差异性，给予每位患者适当的个别护理。另外临床路径是建立在现有的医学证据之上，因此如果有更新的医学证据出现时，临床路径也需要随时更新。

在欧美医疗先进的国家，临床路径的发展已行之多年，应用层面十分广泛，其在提升医疗质量和控制医疗成本的效益上已被医疗界广泛接受。临床路径除协助医护人员和患者在面临医疗决策时做出最好的选择，也有助于保险机构进行有效的医疗成本控管。

我国在深化医药卫生体制改革的过程中，推进公立医院改革试点是一项重要的工作。作为公立医院改革试点工作的重要任务之一，临床路径管理是兼顾医疗质量管理和效率管理的现代医疗管理重要手段，是我国医院管理的一次新浪潮，它直接关系到能否让群众切实看得到、摸得着、感受得到医改带来的实惠。临床路径管理是公立医院改革的核心内容，有利于降低医疗费用，提高医疗质量，确保医疗安全，树立行业新风，改善医患关系，适应人民群众看病就医的需求。

我国除了需要吸取国外过去发展临床路径的经验，更要着力于中文临床路径的建立与推广，这也是本书出版的重要目的之一。借由本书的出版，提供给医疗护理界分享，同时也期待各界专家、学者不吝赐教。

上海交通大学医学院附属瑞金医院院长

朱正纲

序 3

有人问，临床路径是医疗？还是管理？的确，这听起来是一个问题，也曾经遇到很多同样的声音，实践的结果说，它（临床路径）既是"医疗"又是"管理"！

称其为"医疗"，是因为临床路径的设计和制定，其本身就是医疗学术交流和疾病处置方式的制定过程，它不仅要汇集医院内专业人员的经验，又要借鉴院外同道的临床经验、归集相关资料，也是一个循证的过程。

称其为"管理"，其缘由是来自于实施临床路径中一系列的活动属性。首先，它是目标管理，强调的是提升医疗质量、降低医疗成本；其次，又是流程管理，强调的是标准、规范和程序；其三，突出了以病人为中心的团队合作，有效的整合了跨部门间的合作，是医疗照护的良好模式；其四，有效的进行差异化控制和管理，这也让病患得到最适的医疗照护。

卫生部倡导的临床路径实施是一项有利于病患、有利于医疗、有利于社会（医院实施临床路径的外部性）的重大举措。我们在学习贯彻、执行实施之中，也遇到过众多的挑战和困难，一方面要消除质疑、转换思维、引导行为，另一方面还要梳理流程、协调合作、建立标准。过程很辛苦、收获很丰富。

他山之石，可以攻玉，经验之所以带来价值，在于可以分享。台大医院临床路径系列丛书的出版，正是出于这一目的。借鉴他人成功经验的同时，请您及您的团队一定要结合本院、本地区的情况加以调整，更好地推动临床路径的开展、实施，为广大病患带来更多福祉。

以为序

上海交通大学医学院附属瑞金医院副院长

袁克俭

序 4

　　临床路径在临床上结合各医疗照护团队,针对某一特定诊断或处置,以临床实证为基础,加入实务流程、保险给付规定、成本分析资料与专家意见等,共同发展一个从入院到出院过程的照护指引。希望通过照护流程的标准化,在最短的住院期间内,提供病人完整优质的照护,减少不必要的差异,甚至可避免不必要的检查和医疗处置。当然我们更需强调的是,临床路径是在某个范围内,对照护流程加以标准化,一旦发现病人有个别的照护需求,与预设的照护项目有差异时,仍会提供适当、个别性的照护。

　　台大医院自1995年开始发展临床路径,迄今共完成60条临床路径。护理的部分主要是将所有护理活动归类为监测评估、检验、给药、治疗、活动、饮食、排泄、护理照护、护理指导／出院规划、评值等项目,规划在每日的护理行动中。对护理师而言,因为有计划,因此增加了工作的秩序及不遗漏;对病人而言,一入院即对治疗及复原的过程增加了解及可预期性,降低了不必要的焦虑。在推行之初,我们经由临床实证的研究发现,临床路径的实施确能达到缩短病人的住院天数、降低医疗费用、提高医疗照护品质、提升病人满意度及缩短病人的住院天数、降低医疗费用、提高医疗照护品质、提升病人满意度及缩短护理师书写病历记录的时间等效益。

　　护理师们在临床路径发展及推行过程扮演关键性的角色,为了让大家的心血结晶得以延续、知识经验得以传承,台大医院临床路径负责单位特别将之汇集成册。本书的出版,除了能作为第一线医护人员,尤其是新进人员在临床工作的参考,同时也希望呈现本院近几年努力的成果及经验,与其他机构的医疗团队分享,共同为提升病人的照护品质持续努力。

护理部主任

黄璉华 谨志

2011年3月

序 5

临床路径是近几年来国外提出的一种诊疗护理新模式,它通过个性化、流程化、标准化的诊疗护理方案,兼顾成本－效益,达到预期的诊疗护理效果的同时亦可控制病人的医疗费用。"三分医疗,七分护理",在医疗服务的整体过程中,护理人员与医生一样承担着保证病人安全、提升医疗品质的责任,这一点在台大医院临床路径的实践中也得到证明。

在阅读本书简体版的样稿后的体会就是护理工作已经从间歇式、碎片型的临床操作在逐步的转换成为持续性、整合化的过程管理模式,从无序的(或许使用"缺少系统指引"更为恰当)的病人管理,递进到一种程序优化、以病患康复为目标的过程管理。

临床路径的实施,是以临床标准为基础,综合诸如临床药学、营养学等多学科,结合医护人员的成熟经验,引入询证医学、询证护理的方式,根据不同的疾病,按照治疗过程中所发生的关键事件发生顺序所设定的最佳方案。方案采用卫生经济学的原理来提升医疗成本效益,保证医疗、护理质量,也降低成本。临床路径的实施过程一定给我们的护理学科带来新的启发、新的思考、新的调整,当然也衍生出新的发展。

虚心以学、严谨治学,是我们广大护理工作者一贯的学习态度。台大医院《临床路径——护理篇》详尽介绍了相关病种的临床路径,结构、内容、步骤、时间一目了然,阅读和使用本书的护理同仁定会有所启示和启发。吸取其精髓,灵活应用,结合本院实践才是根本,相信这不仅是原作者的本意,也是所有参与本书校审过程中护理工作者的期待。

进步来自于知识与实践的积累,而进步的目的是为人类的健康福祉贡献己力。作为服务广大护理同仁的护理工作者,相信知识分享、经验传播对护理发展所起的积极作用!

推荐是来自内心的感知与认同!

上海护理学会理事长

台大医院临床路径—简体版

策划人

袁克俭　陈宏勋

《临床路径—护理篇》校审专家成员

（依姓氏笔画，自上而下排序）

阮　洪　上海交通大学医学院附属第九人民医院
张　勘　上海市卫生局科教处
张雅丽　上海中医药大学附属曙光医院
钱培芬　上海交通大学医学院附属瑞金医院
蒋　红　上海复旦大学附属华山医院

鸣谢文

历经4个多月,《临床路径—护理篇》简体版的校审工作顺利完成,此期间得到了上海市护理学会、上海交通大学医学院附属瑞金医院、上海交通大学医学院附属第九人民医院、上海复旦大学附属华山医院、上海中医药大学附属曙光医院的领导的支持和护理同仁的鼎力协助!

更要对积极参与校阅工作的各医院的医生、护理同仁表示由衷的谢意,校阅过程中,两岸医界在中文的用法上有诸多不同,众多的词汇都需经过反复推敲,以确保准确表达词语的原意。所有参与校阅者的严谨认真的态度,才使我们拥有更强的信心来完成本书的出版工作。

在此过程中,也特别鸣谢上海市护理学会翁素贞理事长的关心,东南大学附属中大医院张学军医生,上海交通大学护理学院研究生孙芳艳、黄瑶等同学在简体版校审过程中所做的工作。

感谢东南大学出版社及常凤阁老师,正是他们一如既往的支持,持续不懈的耐心,让本书得以出版。

特别鸣谢台湾大学医学院附设医院国际医疗中心谭庆鼎执行长、王莉华简任秘书在协调沟通,使我们快速得到本书的授权。感谢台大医院陈明丰院长在百忙之中拨冗为本书作序,其对礼记·学记篇:"独学而无友,则孤陋而寡闻"的引用也令我们倍感鼓舞。感谢本书的主编,现任台北荣民总医院林芳郁院长对版权转让的支持。

最后,我们也要对未来的读者表示谢意,谢谢你们对本书的关注,也感谢未来对本书提出的意见和指教!

感谢不仅来自于我们,也来自所有读到本书、使用本书的人!

袁克俭　陈宏勋

台大医院临床路径——护理篇作者群

外科部　李伯皇主任

1. 痔疮/肛门瘘管/肛门脓肿切除术
   梁金铜医师、林本仁医师
   陈彩技护理长、谢秀祝护理长
   林文药师

2. 单纯型阑尾切除术
   梁金铜医师、黄约翰医师
   谢秀祝护理长、王秋玲护理长
   林文药师

3. 复杂型阑尾切除术
   梁金铜医师、黄约翰医师
   谢秀祝护理长、王秋玲护理长
   林文药师

4. 腹腔镜胆囊切除术
   赖逸儒医师、袁瑞晃医师
   罗素燕护理师、李筱玲护理长、赵育玲护理长
   何丽月药师

5. 甲状腺切除术
   赖逸儒医师、陈坤源医师
   谢淑华护理师、王秋玲护理长、邹郅郁代理护理长、李筱玲护理长
   何丽月药师

6. 股及腹股药疝气修补术（成人）
   何明志医师、林本仁医师
   邹郅郁代理护理长、李筱玲护理长、谢秀祝护理长
   何丽月药师

7. 股及腹股沟疝气修补术（小儿）
   林文熙医师
   林宜蓉护理长、张筱玉护理师
   何丽月药师

8. 乳癌乳房切除术
   黄俊升医师
   王秋玲护理长、陈晓萍代理护理长
   何丽月药师

9. 心房/心室中膈缺损修补手术（ASD/VSD）
   陈益祥医师、黄书健医师
   宋宁娟护理长、王春月护理师、唐琦敏护理长、吴纪御护理长
   林汋药师

10. 冠状动脉绕道手术（CABG）
    许荣彬医师
    陈淑美护理师、唐琦敏护理长、宋宁娟护理长
    林汋药师

11. 肾脏移植
    蔡孟昆医师、李志元医师
    卢羽芳护理师、李筱玲护理长、萧臻护理师
    林汋药师

12. 肝动脉栓塞术（TAE）
    胡瑞恒医师、何明志医师
    周美霞护理师、李筱玲护理长、李秀桂护理师、赵育玲护理长
    何丽月药师

13. 肝脏部分切除术
    胡瑞恒医师、何明志医师
    林佳玉护理师、李筱玲护理长、杨沛洁护理师、刘美春护理师
    林汋药师

14. 血液透析的动静脉瘘管术
    王水深医师、吴毅晖医师
    宋宁娟护理长
    林汋药师

15. 腹式胆囊切除术
    何明志医师
    李筱玲护理长、赵育玲护理长
    林汋药师

16. 胃部分切除与空肠吻合术
    林明灿医师、赖逸儒医师
    陈素真护理师、王秋玲护理长
    林汋药师

17. 腹腔镜乙状结肠切除术
    梁金铜医师、黄约翰医师
    陈彩技护理长、谢秀祝护理长
    何丽月药师

18. 全胃切除术
    林明灿医师、赖逸儒医师
    陈素真护理师、王秋玲护理长
    林汋药师

19. 总胆管探查取石术

    袁瑞晃医师、胡瑞恒医师

    高惠如护理师、王秋玲护理长、罗素燕护理师、李筱玲护理长

    林文药师

20. 交感神经截除术

    赖达明医师

    郭芳黎护理长、赵育玲护理长、蔡纹苓督导长

    何丽月药师

21. 自发性气胸手术

    徐绍勋医师

    吴纪御护理长

    何丽月药师

22. 腹腔镜脾脏切除术

    赖逸儒医师

    陈淑娟护理师、王秋玲护理长

    林文药师

23. 静脉曲张手术

    简雄飞医师

    邓筱玲护理长

    何丽月药师

24. 腹腔镜肾脏切除术

    赖逸儒医师、李志元医师

    余美娟护理师、李筱玲护理长

    何丽月药师

25. 腹壁疝气修补术

    何承懋医师、杨卿尧医师

    张玉萍护理师、李筱玲护理长

    林文药师

内科部　林肇堂主任、陈明丰主任

1. 心脏电气生理检查/心脏节律器植入术/电烧灼术

   赖凌平医师

   姜远萍护理长、王惠敏护理师

   林文药师

2. 经皮冠状动脉扩张术

   赵嘉伦医师

   孙佩勤护理长、林静玲护理师

   林文药师

小儿部　江伯伦主任
1. 经由心导管修补心房中膈缺损术
   王主科医师
   林芳如护理长、范秀丽护理长、宋宁娟护理长
   何丽月药师

妇产部　杨友仕主任
1. 自然生产
   李建南医师
   张锦姝护理长、张桂玲护理长、陈燕铃护理师
   林汝药师

2. 剖腹产（紧急、预排）
   李建南医师
   张锦姝护理长、张桂玲护理长、陈燕铃护理师
   何丽月药师

3. 子宫肌瘤切除术
   童宝玲医师
   林淑娥护理长、黄琬玲护理师、王淑慧护理师
   何丽月药师

4. 次全子宫切除术 / 子宫完全切除术
   陈祈安医师
   林淑娥护理长、黄琬玲护理师、王淑慧护理师
   何丽月药师

5. 输卵管外孕手术
   严孟禄医师
   林淑娥护理长、黄琬玲护理师、王淑慧护理师
   何丽月药师

6. 卵巢部分切除术 / 卵巢全部切除术 / 输卵管卵巢切除术
   连义隆医师
   林淑娥护理长、黄琬玲护理师、王淑慧护理师
   何丽月药师

7. 腹腔镜子宫完全切除术
   严孟禄医师
   林淑娥护理长、黄琬玲护理师、王淑慧护理师
   何丽月药师

8. 腹腔镜卵巢部分切除术 / 腹腔镜卵巢全部切除术
   吴明义医师
   林淑娥护理长、黄琬玲护理师、王淑慧护理师
   何丽月药师

9. 腹腔镜子宫外孕
   赵光汉医师
   林淑娥护理长、黄琬玲护理师、王淑慧护理师
   林文彣药师

骨科部　江清泉主任

1. 肱骨闭锁性骨折开放性复位术（＞17岁）
   林晋医师、王贞棣医师、杨荣森医师
   黄淑敏护理师、吴佳燕护理长、杨丽花护理长
   林文彣药师

2. 股骨颈（粗隆）闭锁性骨折开放性复位术（＞17岁）
   林晋医师、王贞棣医师、杨荣森医师
   王慧萍护理师、吴佳燕护理长、游淑娟护理师、杨丽花护理长
   林文彣药师

3. 全股关节置换术（双侧）
   林晋医师、王贞棣医师、杨荣森医师
   王慧萍护理师、吴佳燕护理长、杨丽花护理长
   林文彣药师

4. 全膝关节置换术／全髋关节置换术
   林晋医师、王贞棣医师、杨荣森医师
   黄淑敏护理师、王慧萍护理师、吴佳燕护理长、游淑娟护理师、杨丽花护理长
   林文彣药师

泌尿部　余宏政主任

1. 经尿道前列腺切除术
   王硕盟医师、黄昭渊医师
   蔡淑丽护理长、张筱玉护理师、江明珍护理师、羊梅茹护理师、蔡素碧护理长
   林文彣药师

2. 体外震波碎石术
   王硕盟医师、黄昭渊医师
   蔡淑丽护理长、张筱玉护理师
   林文彣药师

3. 输尿管镜碎石及取石术
   王硕盟医师、黄昭渊医师
   蔡淑丽护理长、张筱玉护理师
   林文彣药师

4. 腹腔镜肾上腺切除术
   黄昭渊医师
   张筱玉护理师、林秀樱护理师、蔡淑丽护理长
   林文彣药师

耳鼻喉部　许权振主任

1. 鼻中隔鼻道成形术
   叶德辉医师
   陈秀珠护理长
   林彣药师

2. 颚扁桃摘除术
   谭庆鼎医师
   陈秀珠护理长
   林彣药师

3. 喉直达镜声带或会厌软骨肿瘤切除术
   谭庆鼎医师
   陈秀珠护理长
   林彣药师

4. 内视镜功能鼻窦手术（双侧）
   刘嘉铭医师、许明哲医师
   花宝钰护理师、陈秀珠护理长
   林彣药师

眼科部　林隆光主任、胡芳蓉主任

1. 水晶体囊内外摘除术并水晶体植入术
   黄振宇医师
   张玉娟护理长、巫小凤护理师、陈淑容护理长
   林彣药师

2. 青光眼小梁切除术
   王清泓医师、廖述朗医师
   张玉娟护理长、李惠屏护理师、陈淑容护理长
   林彣药师

3. 斜视
   廖述朗医师
   张玉娟护理长、顾棻龄护理师、陈淑容护理长
   林彣药师

4. 甲状腺眼疾眼窝减压术
   廖述朗医师
   张玉娟护理长、吕静惠护理师、魏丽英护理师
   林彣药师

精神医学部　胡海国主任

1. 忧郁症

    曾美智医师

    余春娣护理长

    何丽月药师

皮肤部　邱显清主任

1. 蜂窝性组织炎

    邱政伟医师

    范淑珍护理长、陈瑞仪护理长、李瑞苗护理长

    何丽月药师

2. 带状疱疹(侵犯第五对脑神经第一分支)

    邱政伟医师

    范淑珍护理长、陈瑞仪护理长、李瑞苗护理长

    林彣药师

康复部　王颜和主任

1. 脊髓损伤患者神经性膀胱并发尿路感染

    王颜和医师

    张美英护理长

    林彣药师

麻醉部　孙维仁主任、范守仁主任

1. 植入性中央静脉装置(Port-A)门诊手术

    孙维仁医师、黄启祥医师、林至芃医师

    张淑华护理长、黄金莲前副主任、邱佩卿护理师、林家玉护理师、周素绢护理师

    林彣药师

台大医院临床路径
（护理篇）

总目录

外科部	（1）
内科部	（107）
小儿部	（117）
妇产部	（123）
骨科部	（169）
泌尿部	（203）
耳鼻喉部	（215）
眼科部	（229）
精神医学部	（243）
皮肤部	（251）
康复部	（261）
麻醉部	（265）

台大医院外科部
临床路径护理篇目录

1. □痔疮 □肛门瘘管 □肛门脓肿 切除术 ……………………………………………（ 3 ）
2. 单纯型阑尾切除术 ………………………………………………………………（ 5 ）
3. 复杂型阑尾切除术 ………………………………………………………………（ 7 ）
4. 腹腔镜胆囊切除术 ………………………………………………………………（ 10 ）
5. 甲状腺切除术 ……………………………………………………………………（ 12 ）
6. □左侧 □右侧 □双侧 股及腹股沟疝气修补术（成人）…………………………（ 14 ）
7. □双侧 □右侧 □左侧 股及腹股沟疝气修补术（小儿）…………………………（ 16 ）
8. □左侧 □右侧 □双侧 乳癌乳房切除术 …………………………………………（ 18 ）
9. 心房/心室中膈缺损修补手术（ASD/VSD）………………………………………（ 21 ）
10. 冠状动脉旁路移植术（CABG）……………………………………………………（ 27 ）
11. □左 □右 肾脏移植 ………………………………………………………………（ 37 ）
12. 肝动脉栓塞术（TAE）………………………………………………………………（ 43 ）
13. 肝脏部分切除术 …………………………………………………………………（ 48 ）
14. 血液透析的动静脉瘘管术 ………………………………………………………（ 54 ）
15. 腹式胆囊切除术 …………………………………………………………………（ 56 ）
16. 胃部分切除与空肠吻合术 ………………………………………………………（ 60 ）
17. 腹腔镜乙状结肠切除术 …………………………………………………………（ 69 ）
18. 全胃切除术 ………………………………………………………………………（ 74 ）
19. 总胆管探查取石术 ………………………………………………………………（ 84 ）
20. 交感神经截除术 …………………………………………………………………（ 90 ）
21. 自发性气胸手术 …………………………………………………………………（ 92 ）
22. 腹腔镜脾脏切除术 ………………………………………………………………（ 95 ）
23. □左腿 □右腿 □双腿 静脉曲张手术 ……………………………………………（ 97 ）
24. 腹腔镜肾脏切除术 ………………………………………………………………（ 99 ）
25. 腹壁疝气修补术 …………………………………………………………………（103）

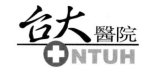

台湾大学医学院附属医院

□痔疮 □肛门瘘管 □肛门脓肿 切除术 临床路径

临床路径代码：MR09-4-14　手术方式：□痔疮切除术 □瘘管切除术 □切开引流术

病人名条粘贴处

住院日期：＿＿＿年＿＿＿月＿＿＿日　　　预定住院天数：4天3夜

		第1天（术前第1天）＿＿＿年＿＿＿月＿＿＿日			第2天（手术当日）＿＿＿年＿＿＿月＿＿＿日 麻醉方式：□全身 □半身 □经静脉给药 □其他			
		入院时间：＿＿＿＿am/pm	白班	小夜班	送手术室时间：＿＿＿返回病房时间：＿＿＿	大夜班	白班	小夜班
监测评估		常规测量体温、脉搏、呼吸、血压	□	□	术前：常规测量体温、脉搏、呼吸、血压 术后：术后即刻及术后1小时测体温、脉搏、呼吸、血压各1次，之后常规测量疼痛指数（0~10分）	□	□ ＿	□ ＿
检验		核对检查项目： 心电图 胸片 执行血液检查指标收集： 血常规、血糖、谷草转氨酶、总胆红素、尿素氮、肌酐、钠、钾、氯、凝血酶原时间、凝血激酶时间	□ □ □					
药物		依医嘱给药			依医嘱给药			
治疗		△置静脉导管,时间＿＿＿＿	□		△置静脉导管,时间＿＿＿＿ △坐浴／换药	＿ □	＿ □	＿ □
活动		正常活动			术前正常活动 术后渐进式下床（第一次需陪伴）			
饮食		当日摄取水分至少2 500 mL 午夜12点后禁食	□ □	□ □	术前：禁食 术后：渐进式饮食,多摄食高纤维的蔬菜水果	□	□	□
排泄		有无解便： 1. 有　2. 无	＿	＿	术前告知排空膀胱 术后解尿：1. 自解畅,时间＿＿＿＿ 　　　　　2. 术后6小时内未解 　　　　　3. 诱尿失败 △单次导尿时间＿＿＿量＿＿＿mL △导尿管时间＿＿＿＿	□	＿	＿
护理照护		填写手术同意书及回收 禁食通知（午夜12点以后） 麻醉前访视单回收	□ □ □		术前：1. 去除附属物 　　　2. 核对术前化验单 　　　3. X光片齐全 　　　4. 继续禁食 术后：1. 肛纱：（1）有（2）无 △拔除肛纱时间＿＿＿执行者＿＿＿ 　　　2. 碘仿：（1）有（2）无 △引流管＿＿＿条 　　　3. 伤口疼痛处理： （1）微痛（2）服止痛药可缓解 （3）打止痛针可缓解 　　　4. 处理后疼痛指数（0~10分）	□ □	＿ □	＿ □
护理指导出院规划		环境介绍及说明术前准备及术后照护（配合健康宣教单） 水分摄取＞2 500 mL 告知出院日期 认识痔疮及肛门瘘管住院疗程	□ □ □ □		心理支持 提供各种止痛方法 △坐浴 认识痔疮及肛门瘘管住院疗程	□ □		
评估其他		处理后状态（生命体征、术前检验及准备……）	□	□	处理后状态（生命体征、伤口、疼痛、进食、解尿……）			
签章		白班		小夜班	大夜班	白班		小夜班

【注】△：长期医嘱　√：已执行,完全了解,达到预期结果　×：不了解,需要重新指导及追踪　■：需要进一步处理及记录　N：无此需要

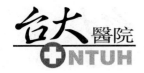

台湾大学医学院附属医院

□痔疮 □肛门瘘管 □肛门脓肿 切除术 临床路径（续）

临床路径代码：MR09-4-14　手术方式：□痔疮切除术　□瘘管切除术　□切开引流术　　病人名条粘贴处

住院日期：＿＿＿年＿＿＿月＿＿＿日　　　　　　　　　　　　　　　预定住院天数：4天3夜

	第3天(术后第1天) ＿＿年＿＿月＿＿日				第4天(术后第2天)(出院日) ＿＿年＿＿月＿＿日		
		大夜班	白班	小夜班		大夜班	白班
监测评估	常规测量体温、脉搏、呼吸、血压 疼痛指数（0~10分） 伤口评估—敷料： a. 渗出液量： 　1.少　2.中　3.多 b. 渗出液颜色： 　1.淡红　2.暗红　3.鲜红	□ — — —	□ — — —	□ — — —	常规测量体温、脉搏、呼吸、血压 疼痛指数（0~10分） 伤口评估—敷料： a. 渗出液量： 　1.少　2.中　3.多 b. 渗出液颜色： 　1.淡红　2.暗红　3.鲜红	□ — — —	□ — — —
检验							
药物	依医嘱给药				依医嘱给药		
治疗	静脉导管： 1. 留置：部位＿＿＿ 　　　　外观＿＿＿ 2. 拔除时间＿＿＿ △坐浴/换药	— □	— □	— □	静脉导管： 1. 留置：部位＿＿＿ 　　　　外观＿＿＿ 2. 拔除时间＿＿＿ △坐浴/换药	— □	— □
活动	正常活动				正常活动		
饮食	多摄食高纤维的蔬菜水果		□		多摄食高纤维的蔬菜水果	□ □	
排泄	术后解尿：1. 自解畅 　　　　　2. 诱尿失败 　　　△单次导尿时间＿＿　量＿＿mL 　　　△拔除导尿管时间＿＿＿ 大便后坐浴	— □ □ □	— □ □ □	— □ □ □	大便解畅 大便后坐浴	□ □	□ □
护理照护	肛纱：1. 有　2. 无 　△拔除肛纱时间＿＿＿执行者＿＿＿ 碘仿：1. 有　2. 无 　△引流管＿＿＿条 伤口疼痛处理： 　1. 微痛　2. 服止痛药可缓解 　3. 打止痛针可缓解 处理后疼痛指数（0~10分）	— —	— —	— —	伤口疼痛处理： 　1. 微痛 　2. 服止痛药可缓解 　3. 打止痛针可缓解 处理后疼痛指数（0~10分）	— —	— —
护理指导出院规划	指导坐浴并回复示教 追踪病人伤口自我照护情形 △医师同意出院 预约门诊		□ □ □ □	□ □	出院宣教(伤口护理、日常活动、饮食宣教) 出院药物指导 提供咨询渠道 医师同意出院 预约门诊	□ □ □ □ □	□ □ □ □ □
评估其他	处理后状态（生命体征、伤口、疼痛、进食、解尿……）		□	□	出院状态： 1. 体温≤37.5℃ 2. 病人能回复示教过程或正确口述坐浴及伤口护理 3. 疼痛指数≤4分	□ □ □	□ □ □
签章	大夜班		白班		小夜班　　　　白班		小夜班

【注】△：长期医嘱　√：已执行，完全了解，达到预期结果　×：不了解，需要重新指导及追踪　■：需要进一步处理及记录　N：无此需要

台湾大学医学院附属医院

单纯型阑尾切除术 临床路径

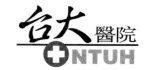

临床路径代码：

住院日期：_____年_____月_____日

病人名条粘贴处

预定住院天数：3天2夜

	第 1 天（术前第 1 天） ___年___月___日 入院时间：_____am/pm		白班	小夜班	第 2 天（手术当日）___年___月___日 麻醉方式：□全身 □半身 □经静脉麻醉 □其他 送手术室时间：____返回病房时间：____	大夜班	白班	小夜班
监测评估	常规测量体温、脉搏、呼吸、血压		□	□	术后：术后即刻及术后 1 小时测体温、脉搏、呼吸、血压各 1 次，之后常规测量疼痛指数（0~10 分） 伤口评估—敷料： 1. 净 2. 渗湿：性质_____量_____	□	—	—
检验	核对检查项目： 心电图 胸片 腹部超声 血生化检查：血常规、血糖、谷草转氨酶、总胆红素、尿素氮、肌酐、钠、钾、氯、凝血酶原时间、凝血激酶时间		□ □ □ □					
药物	依医嘱给药				依医嘱给药			
治疗	置静脉导管时间_____				静脉导管：1. 留置：部位____外观____ 　　　　　 2. 拔除时间_____ △伤口换药	—	— □	—
饮食	禁食通知（术前 8 小时）		□	□	1. 饮水试验 2. 流质饮食	—		—
排泄	小便自解畅		□	□	送手术前告知排空膀胱 术后解尿：1. 自解畅，时间_____ 　　　　　 2. 术后 6 小时内未解 　　　　　 3. 诱尿失败 △单次导尿时间_____量_____mL △留置导尿时间_____量_____mL △已排气	□ — □ □ □	□ — □ □ □	□ — □ □ □
护理照护	填写、回收手术及麻醉同意书 麻醉前访视单回收 去除附属物 核对术前化验单		□ □ □ □	□ □ □ □	伤口疼痛处理： 1. 微痛 2. 服止痛药可缓解 3. 打止痛针可缓解 处理后疼痛指数（0~10 分） △换药	— □	□ □	□ □
护理指导出院规划	1. 指导深呼吸及咳嗽 2. 说明早期下床的重要性		□ □		1. 指导深呼吸及咳嗽 2. 饮食指导 3. 教导及协助渐进式下床 4. 预告出院日期	□ □ □ □	□ □ □ □	□ □ □ □
评估其他	处理后状态（生命体征、术前检验及准备……）				处理后状态（生命体征、伤口、疼痛、进食、解尿……）			□
签章	白班	小夜班			大夜班	白班		小夜班

【注】△：长期医嘱　√：已执行，完全了解，达到预期结果　×：不了解，需要重新指导及追踪　■：需要进一步处理及记录　N：无此需要

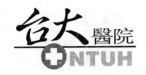

台湾大学医学院附属医院

单纯型阑尾切除术 临床路径(续)

临床路径代码：

住院日期：_____年_____月_____日

病人名条粘贴处

预定住院天数：3天2夜

	第3天(术后第1天) ___年___月___日				第4天(术后第2天)(出院日) ___年___月___日			
		大夜班	白班	小夜班		大夜班	白班	小夜班
监测评估	常规测量体温、脉搏、呼吸、血压 疼痛指数(0~10分) 伤口评估： 　1.净 　2.渗湿：性质_____量_____	□ — — 	□ — — 	□ — — 	常规测量体温、脉搏、呼吸、血压 疼痛指数(0~10分) 伤口评估： 　1.净 　2.渗湿：性质_____量_____	□ — — 	□ — — 	□ — —
药物	依医嘱给药				依医嘱给药			
治疗	静脉导管： 1. 留置：部位_____外观_____ 2. 拔除时间_____ △伤口换药			□	△伤口换药		□	
饮食	1. 软食　2. 流质饮食				1. 软食　2. 普食	—	—	—
排泄	术后解尿： 1. 自解畅 2. 诱尿失败 △单次导尿时间_____量_____mL △移除留置导尿管时间_____ △已排气	— □ □ □	— □ □ □	— □ □ □	小便自解畅 △已排便		□ □	
护理照护	伤口疼痛处理： 　1. 微痛　2. 服止痛药可缓解 　3. 打止痛针可缓解 处理后疼痛指数(0~10分) △换药	— □	— □	— □	△换药		□	
护理指导出院规划	1. 饮食指导 2. 教导及协助渐进式下床 3. 评估出院需求及协助处理			□ □ □	1. 出院宣教： 　伤口照护／门诊随访／药物使用指导／ 　饮食及活动指导／提供咨询渠道 2. 预约下次门诊		□ □	
评估其他	处理后状态(生命体征、伤口、疼痛、进食、解尿……)	—	—	—	出院状态： 1. 伤口干净无感染，或轻微感染但可在 　门诊治疗即可 2. 开始正常饮食 3. 身体状况可居家疗养 4. 疼痛指数≤4分		□ □ □ □	
签章	大夜班		白班		小夜班	大夜班	白班	小夜班

【注】：△：长期医嘱　　√：已执行，完全了解，达到预期结果　　×：不了解，需要重新指导及追踪　　■：需要进一步处理及记录　　N：无此需要

台湾大学医学院附属医院

复杂型阑尾切除术　临床路径

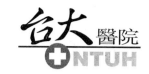

临床路径代码：

住院日期：_____年_____月_____日

病人名条粘贴处

预定住院天数：5天4夜

	第1天（术前第1天） ____年____月____日			第1天（手术当日）____年____月____日 麻醉方式：□全身 □半身 □经静脉麻醉 □其他			
	入院时间：_____am/pm	白班	小夜班	送手术室时间：____ 返回病房时间：____	大夜班	白班	小夜班
监测评估	常规测量体温、脉搏、呼吸、血压	□	□	术后：24小时内每小时测体温、脉搏、呼吸、血压各1次，之后常规测量 疼痛指数（0~10分） 伤口评估—敷料： 　1. 净 　2. 渗湿；性质_____量_____	□ — —	□ — —	□ — —
检验	核对检查项目： 心电图 胸片 腹部B超 血生化检查指标：血常规、血糖、谷草转氨酶、总胆红素、尿素氮、肌酐、钠、钾、氯、凝血酶原时间、凝血激酶时间	□					
药物	依医嘱给药			依医嘱给药			
治疗	静脉导管置入时间_____	□	□	静脉导管： 1. 留置：部位_____外观_____ 2. 拔除时间_____ △伤口换药	— — □	— — □	— — □
饮食	禁食通知（术前8小时）	□	□	禁食	□	□	□
排泄	小便自解畅	□	□	送手术前告知排空膀胱 术后解尿：1. 自解畅，时间_____ 　　　　　2. 术后6小时内未解 　　　　　3. 诱尿失败 △单次导尿时间_____量_____mL △留置导尿时间_____量_____mL △已排气	□ □ □	□ □ □	□ □ □
护理照护	填写手术同意书及回收 麻醉前访视单回收 去除身体附属物 核对术前化验单 X光片齐全	□ □ □ □ □	□ □	伤口疼痛处理： 1. 微痛　2. 服止痛药可缓解 3. 打止痛针可缓解 处理后疼痛指数（0~10分） △换药	— □	— □	— □
护理指导出院规划	1. 指导深呼吸及咳嗽 2. 说明早期下床的重要性	□		1. 指导深呼吸及咳嗽 2. 指导及协助渐进式下床 3. 预告出院日期	□ □ □	□ □ □	□ □ □
评估其他	处理后状态（生命体征、术前检验及准备）			处理后状态（生命体征、伤口、疼痛、进食、解尿……）			
签章	白班	小夜班		大夜班	白班		小夜班

【注】△：长期医嘱　√：已执行，完全了解，达到预期结果　×：不了解，需要重新指导及追踪　▓：需要进一步处理及记录　N：无此需要

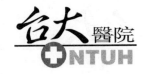

台湾大学医学院附属医院

复杂型阑尾切除术 临床路径(续)

病人名条粘贴处

临床路径代码:

住院日期:_____年_____月_____日   预定住院天数:5天4夜

		第2天(术后第1天) ___年___月___日				第3天(术后第2天) ___年___月___日			
			大夜班	白班	小夜班		大夜班	白班	小夜班
监测评估	术后即刻及术后1小时测量体温、脉搏、呼吸、血压各1次,之后常规测量 疼痛指数(0~10分) 伤口评估—敷料: 　1.净　2.渗湿:性质_____量____	—	☐ — —	☐ — —	常规测量体温、脉搏、呼吸、血压 疼痛指数(0~10分) 伤口评估—敷料: 　1.净　2.渗湿:性质_____量____	☐ — —	☐ — —	☐ — —
药物	依医嘱给药				依医嘱给药			
治疗	静脉导管: 1.留置:部位_____外观_____ 2.拔除时间_____ △伤口换药	—	— ☐	—	静脉导管: 1.留置:部位_____外观_____ 2.拔除时间_____ △伤口换药	—	— ☐	—
饮食	1.禁食　2.饮水试验　3.流质饮食				1.饮水试验　2.流质饮食　3.软食			
排泄	术后解尿: 1.自解畅 2.诱尿失败 △术后排气:1.已排气　2.排便 △单次导尿时间_____量_____mL △移除留置导尿管时间_____	— — — ☐ ☐	— — — ☐ ☐	— — — ☐ ☐	术后解尿: 1.自解畅 2.诱尿失败 △术后排气:1.已排气　2.排便 △单次导尿时间_____量_____mL △移除留置导尿管时间_____	— — — ☐ ☐	— — — ☐ ☐	— — — ☐ ☐
护理照护	伤口疼痛处理: 　1.微痛 　2.服止痛药可缓解 　3.打止痛针可缓解 处理后疼痛指数(0~10分) △换药	— — ☐	— — ☐	— — ☐	伤口疼痛处理: 　1.微痛 　2.服止痛药可缓解 　3.打止痛针可缓解 处理后疼痛指数(0~10分) △换药	— — ☐	— — ☐	— — ☐
护理指导出院规划	1.指导深呼吸及咳嗽 2.饮食指导 3.指导及协助渐进式下床 4.评估出院需求及协助处理	☐ ☐ ☐	☐ ☐ ☐	☐ ☐	1.饮食指导 2.指导及协助渐进式下床活动 3.评估出院需求及协助处理	☐	☐	☐
评估其他	处理后状态(生命体征、伤口、疼痛、进食、解尿……)				处理后状态(生命体征、伤口、疼痛、进食、解尿……)			
签章	大夜班		白班		小夜班	大夜班		白班	小夜班

【注】△:长期医嘱　√:已执行,完全了解,达到预期结果　×:不了解,需要重新指导及追踪　■:需要进一步处理及记录　N:无此需要

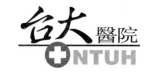

台湾大学医学院附属医院

复杂型阑尾切除术 临床路径（续）

临床路径代码：　　　　　　　　　　　　　　　　　　　　病人名条粘贴处

住院日期：＿＿＿＿年＿＿＿＿月＿＿＿＿日　　　　　　预定住院天数：5天4夜

	第4天（术后第3天） ＿＿＿年＿＿＿月＿＿＿日				第5天（术后第4天）（出院日） ＿＿＿年＿＿＿月＿＿＿日			
		大夜班	白班	小夜班		大夜班	白班	小夜班
监测评估	常规测量体温、脉搏、呼吸、血压 疼痛指数(0~10分) 伤口评估—敷料： 　1.净　2.渗湿：性质＿＿＿量＿＿＿	□ —	□ —	□ —	常规测量体温、脉搏、呼吸、血压	□	□	□
药物	依医嘱给药				依医嘱给药			
治疗	静脉导管： 1.留置：部位＿＿＿外观＿＿＿ 2.拔除时间＿＿＿ △伤口换药			— □	△伤口换药		□	
饮食	1.流质饮食　2.软食　3.普食				1.软食　2.普食	—	—	—
排泄	小便自解畅 △排气：1.已排气　2.排便	□ —	—	—	小便自解畅 △排气：1.已排气　2.排便	□ —	—	—
护理照护	伤口疼痛处理： 　1.微痛 　2.服止痛药可缓解 　3.打止痛针可缓解 处理后疼痛指数(0~10分) △换药	—	—	— □	△换药	□		
护理指导出院规划	出院宣教： 1.伤口照护指导 2.渐进式活动指导 3.药物使用指导 4.饮食及活动指导			□ □ □ □	1.出院宣教 　伤口照护/门诊随访/药物使用指导/ 　饮食及活动指导/提供咨询途径 2.预约下次门诊	□ □		
评估其他	处理后状态(生命体征、伤口、疼痛、进食、解尿……)				出院状态： 1.伤口干净无感染，或轻微感染但可在门诊治疗即可 2.开始正常饮食 3.身体状况可居家疗养 4.疼痛指数≤4分	□ □ □ □		
签章	大夜班	白班		小夜班	大夜班	白班		小夜班

【注】△：长期医嘱　√：已执行，完全了解，达到预期结果　×：不了解，需要重新指导及追踪　■：需要进一步处理及记录　N：无此需要

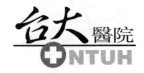

台湾大学医学院附属医院

腹腔镜胆囊切除术 临床路径

临床路径代码:0494A0

住院日期:_____年_____月_____日

病人名条粘贴处

预定住院天数:3天2夜

	第1天(术前第1天) ___年___月___日			第1天(手术当日)___年___月___日 手术方式:□腹腔镜 □迷你腹腔镜,麻醉方式:□全身 □___			
	入院时间:_____am/pm	白班	小夜班	送手术室时间:_____	大夜班	白班	小夜班
监测评估	常规测量体温、脉搏、呼吸、血压	□	□	常规测量体温、脉搏、呼吸、血压	□	□	□
检验	心电图 胸片 腹部B超 血常规+血小板计数 凝血酶原时间、凝血激酶时间 空腹血糖 总胆红素、尿素氮、肌酐、钠、钾、氯、钙、谷草转氨酶	□ □ □ □ □ □ □	□ □ □ □ □ □ □				
药物	乐可舒(缓泻剂)(10 mg/片)2片,睡前服用 注:Dulcolax,乐可舒,又名双醋苯啶(化学名)			病人术前:2.5%葡萄糖+0.45% NaCl溶液(500 mL/瓶)500 mL静脉滴注,时间_____(术前抗生素_____)		□	□
治疗			□	静脉导管置入时间____,共____支(型号____#),部位____ 鼻胃管置入型号____时间____		□ □	
活动	正常活动			正常活动			
饮食	告知凌晨12:00后禁食		□	继续禁食	□	□	□
排泄	正常			排空膀胱			
护理照护	同意书填写及回收 麻醉科术前访视	□ □		去除附属物 确认病历资料及X光片齐全	□		
护理指导出院规划	环境介绍 术前宣教(配合健康宣教单) 1.指导深呼吸及咳嗽,身体清洁(尤其肚脐清洁) 2.说明术后进食情况,早期下床活动的重要性 3.教导术后疼痛处理方式及疼痛量表 4.向病人及家属说明护理计划	□ □ □ □ □		指导深且长的呼吸,帮助放松紧张情绪 说明手术位置及术后停留恢复室	□	□	
评估其他	病人了解住院治疗过程及出院日		□	完成术前准备工作	□	□	□
签章	白班		小夜班	大夜班		白班	小夜班

【注】△:长期医嘱 √:已执行,完全了解,达到预期结果 ×:不了解,需要重新指导及追踪 ■:需要进一步处理及记录 N:无此需要

台湾大学医学院附属医院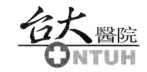

腹腔镜胆囊切除术 临床路径(续)

临床路径代码：0494A0　　　　　　　　　　　　　　　　　　　　病人名条粘贴处

住院日期：_____年_____月_____日　　　　　　　预定住院天数：3天2夜

	第2天(手术当日) ___年___月___日 返回病房时间：_____		白班	小夜班	第3天(术后第1天)(出院日) ___年___月___日	大夜班	白班	小夜班
监测评估	术后即刻及术后1小时测量体温、脉搏、呼吸、血压各1次，之后常规测量 疼痛指数(0~10分)		☐ —	☐	常规测量体温、脉搏、呼吸、血压	☐	☐	☐
药物	依医嘱给药				依医嘱给药			
治疗	鼻胃管移除时间_____ △引流量_____mL		☐		换药 △移除引流管		☐ ☐	
活动	1. 卧床休息 2. 渐进式坐起 3. 渐进式下床活动		—	—	正常活动			
饮食	正常饮食(采取低油饮食)				正常饮食(采取低油饮食)			
排泄	解尿： 1. 自解畅，时间_____ 2. 诱尿失败，单次导尿____mL，时间____		—	—	小便情况： 1. 自解畅 2. 其他	—	—	—
护理照护	腹部伤口评估—敷料： 渗血：1. 无　2. 渗湿 伤口疼痛评估： 1. 微痛 2. 服止痛药可缓解 3. 打止痛针可缓解 △经疼痛处理后的疼痛指数(0~10分) 给予病人家属精神支持		— — ☐	— — ☐	腹部伤口评估—敷料： 渗血：1. 无　2. 渗湿 伤口疼痛评估： 1. 微痛 2. 服止痛药可缓解 3. 打止痛针可缓解 △经疼痛处理后的疼痛指数(0~10分)	— — —	— — —	— — —
护理指导出院规划	1. 术后饮食指导 2. 床上使用便盆 3. 教导及协助安全下床 4. 协助更衣及擦拭腹部残留碘 5. 向病人及家属说明护理计划		☐ ☐ ☐ ☐ ☐	☐ ☐ ☐ ☐ ☐	出院宣教： 1. 活动、沐浴、个人卫生、饮食、药物、伤口照护 2. 求医事项、门诊随访、告知下次门诊时间		☐ ☐	☐ ☐
评估其他	体温： 1. ≤37.5℃ 2. 37.5~37.9℃ 3. ≥38℃ 经协助可下床活动 疼痛指数<5分		— — — — —	— — — — —	主治医师同意出院 出院状态： 1. 拔除引流管 2. 体温≤37.5℃ 3. 无伤口感染 4. 可进食清淡普通饮食 5. 疼痛指数<5分	☐ ☐ ☐ ☐ ☐ ☐	☐ ☐ ☐ ☐ ☐ ☐	
签章	白班	小夜班			大夜班	白班		小夜班

【注】△：长期医嘱　　√：已执行，完全了解，达到预期结果　　×：不了解，需要重新指导及追踪　　■：需要进一步处理及记录　　N：无此需要

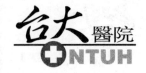

台湾大学医学院附属医院

甲状腺切除术　临床路径

临床路径代码:0290A0

住院日期:_____年_____月_____日

病人名条粘贴处

预定住院天数:3天2夜

		第1天(术前第1天) ___年___月___日			第1天(手术当日)___年___月___日 麻醉方式:□全身 □____ 手术方式:_____			
		入院时间:_____am/pm	白班	小夜班	送手术室时间:_____	大夜班	白班	小夜班
监测评估		常规测量体温、脉搏、呼吸、血压	□	□	常规测量体温、脉搏、呼吸、血压	□	□	□
检验		心电图 胸片 △颈部超声 血常规 凝血酶原时间、凝血激酶时间 空腹血糖 总胆红素、谷草转氨酶、尿素氮、肌酐、钠、钾、氯、钙	□ □ □ □ □ □ □	□ □ □ □ □ □ □				
药物		自备长期用药:□是 □否			2.5%葡萄糖溶液500 mL静脉滴注(1瓶)时间_____ 头孢唑啉(1 g)静脉注射1瓶,时间____ 手术当天早上服用长期用药:□是 □否 药名:_____		□	□
治疗		静脉导管置入	□	□				
活动		说明早期活动的重要及限制	□	□				
饮食		告知凌晨12:00后禁食	□	□	继续禁食	□	□	□
排泄					排空膀胱	□	□	
护理照护		同意书填写及回收 麻醉科术前访视 自备美容胶布	□ □		去除附属物 确认病历资料 及X光片齐全		□ □ □	
护理指导出院规划		术前宣教(配合病人临床路径说明表) 1.指导深呼吸及咳嗽,皮肤准备,身体清洁 2.说明术后可能有的装置,进食情况 3.说明术后疼痛情形及如何寻求解决	□ □ □		指导深且长的呼吸,帮助放松紧张情绪 说明手术位置及术后停留恢复室 携同家属前往手术室并说明留守等候区		□ □ □	
评估其他		病人了解住院治疗过程及出院日期	□		术前准备完整		□	□
签章		白班		小夜班	大夜班	白班		小夜班

【注】△:长期医嘱　√:已执行,完全了解,达到预期结果　×:不了解,需要重新指导及追踪　■:需要进一步处理及记录　N:无此需要

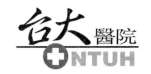

台湾大学医学院附属医院

甲状腺切除术 临床路径(续)

临床路径代码：0290A0

住院日期：_____年_____月_____日

病人名条粘贴处

预定住院天数：3天2夜

	第2天(手术当日) ___年___月___日 返回病房时间：_____	白班	小夜班	第3天(术后第1天) ___年___月___日	白班	小夜班
监测评估	术后2小时测量体温、脉搏、呼吸、血压各1次，之后常规测量 伤口评估— 外观：1. 美容胶+纱布+H-V引流管____个 　　　2. 美容胶+纱布覆盖 敷料渗血：1. 无 2. < 10 cm 　　　　　3. ≥ 10 cm 4. 血肿有压迫感 低血钙：1. 无 2. 手脸麻 3. 抽筋 喉神经损伤：1. 发声正常 2. 嘶哑 疼痛评估(0~10分)	□ — — — — — —	□ — — — — — —	常规测量体温、脉搏、呼吸、血压 伤口评估— 外观：1. 美容胶+纱布+H-V引流管____个 　　　2. 美容胶+纱布覆盖 敷料渗血：1. 无 2. < 10 cm 　　　　　3. ≥ 10 cm 4. 血肿有压迫感 低血钙：1. 无 2. 手脸麻 3. 抽筋 喉神经损伤：1. 发声正常 2. 嘶哑 疼痛评估(0~10分)	□ — — — — — —	□ — — — — — —
药物	依医嘱给药			依医嘱给药		
治疗	△换药 静脉导管：1. 留置 2. 已拔除，时间_____	□	□	△换药 △移除H-V引流管 静脉导管：1. 留置 2. 已拔除，时间_____	□	□
活动	指导及协助安全下床，避免颈部过度伸展，移位时予头及肩膀支托扶持	□	□			
饮食	进食情况：1. 喝水无不适 2. 已进食无不适 　　　　　3. 恶心、呕吐	—	—	进食情况：1. 已进食无不适 3. 恶心、呕吐	—	—
排泄	解尿：1. 自解畅，时间_____ 　　　2. 术后6小时内未解 　　　3. 诱尿失败，单次导尿时间____量____mL			解尿：1. 自解畅，时间_____ 　　　2. 诱尿失败，单次导尿时间____量____mL		
护理照护	伤口疼痛评估：1. 微痛 2. 服止痛药可缓解 　　　　　　　3. 打止痛针可缓解 处理后疼痛指数(0~10分)____			伤口疼痛评估：1. 微痛 2. 服止痛药可缓解 　　　　　　　3. 打止痛针可缓解 处理后疼痛指数(0~10分)____		
护理指导出院规划	术后冷流饮食指导 协助更衣及擦拭颈部残留碘 △低血钙的饮食宣教	□ □ □	□ □ □	1. 按时服药的重要性及每一种药物服用时间及作用 2. 应求医事项：如发烧、伤口出血、化脓 3. 指导伤口保持干燥，7天内勿碰水，美容胶带继续使用半年及正确贴法 4. 知道下次门诊时间	□ □ □ □	□ □ □ □
评估其他	处理后状态：如伤口渗血、低血钙、进食状况、解尿情形等			出院状态： 1. 正确生命体征 2. 伤口干净无感染或血肿 3. 伤口疼痛减轻 4. 可正常进食、排便、解尿、引流管已拔除	□ □ □ □	□ □ □ □
签章	白班	小夜班		白班	小夜班	

【注】△：长期医嘱　√：已执行，完全了解，达到预期结果　×：不了解，需要重新指导及追踪　■：需要进一步处理及记录　N：无此需要

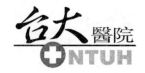

台湾大学医学院附属医院

□左侧 □右侧 □双侧 股及腹股沟疝气修补术（成人） 临床路径

临床路径代码：0163A0

住院日期：_____年_____月_____日

病人名条粘贴处

预定住院天数：3天2夜

		第1天(术前第1天) ___年___月___日 入院时间：_____am/pm	白班	小夜班	第2天(手术当日)___年___月___日 麻醉方式：□全身 □半身 □经静脉麻醉 手术方式_____ 送手术室时间：_____	大夜班	白班	小夜班
监测评估		常规测量体温、脉搏、呼吸、血压	□	□	常规测量体温、脉搏、呼吸、血压	□	□	□
检验		心电图 胸片 血生化检查指标： 血常规、凝血酶原时间、凝血激酶时间、空腹血糖、总胆红素、谷草转氨酶、尿素氮、肌酐、钠、钾、氯	□ □ □	□ □ □				
药物		依医嘱给药			依医嘱给药			
治疗		△静脉导管置入时间_____,共_____支 （型号_____#),部位_____		□	△静脉导管置入时间_____,共_____支 （型号_____#),部位_____		□	
活动								
饮食		告知凌晨12:00后禁食	□	□	继续禁食	□	□	□
排泄					送手术前告知排空膀胱			
护理照护		皮肤准备 同意书填写及回收 麻醉科访视单回收	□ □ □		去除附属物 术前化验单	□ □	□ □	□ □
护理指导出院规划		入院环境介绍 术前宣教（配合病人临床路径说明表）： 1. 指导深呼吸及咳嗽 2. 皮肤准备 3. 说明术后可能有的装置及早期活动的重要、限制 4. 说明疼痛量表及术后疼痛处理	□ □ □ □ □		指导深且长的呼吸,帮助放松紧张情绪 说明手术位置及术后停留恢复室 携同家属前往手术室并说明留守等候区	□ □ □		
评估其他		病人了解住院治疗过程及出院日	□		术前准备完整	□	□	□
签章		白班	小夜班		大夜班	白班		小夜班

【注】△:长期医嘱 √:已执行,完全了解,达到预期结果 ×:不了解,需要重新指导及追踪 ■:需要进一步处理及记录 N:无此需要

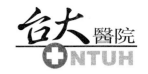

台湾大学医学院附属医院

□左侧 □右侧 □双侧 股及腹股沟疝气修补术(成人) 临床路径(续)

临床路径代码：0163A0

住院日期：_____年_____月_____日

病人名条粘贴处

预定住院天数：3天2夜

	第2天(手术当日) ___年___月___日				第3天(术后第1天)(出院日) ___年___月___日			
	返回病房时间：_____		白班	小夜班		大夜班	白班	小夜班
监测评估	术后即刻及术后1小时测量体温、脉搏、呼吸、血压各1次，之后常规测量 伤口覆盖：1.纱布 2.宜拉胶 敷料渗血：1.无 2.≤10 cm 3.>10 cm 红肿：1.无 2.轻微 3.化脓 睾丸血肿：1.无 2.轻微 3.肿胀疼痛 疼痛指数(0~10分)		□ — — — — —	□ — — — — —	常规测量体温、脉搏、呼吸、血压 伤口覆盖：1.纱布 2.宜拉胶 敷料渗血：1.无 2.≤10 cm 3.>10 cm 红肿：1.无 2.轻微 3.化脓 睾丸血肿：1.无 2.轻微 3.肿胀疼痛 疼痛指数(0~10分)	□ — — — — —	□ — — — — —	□ — — — — —
药物	依医嘱给药				依医嘱给药			
治疗	静脉导管： 1.留置：部位_____外观_____ 2.拔除时间_____ △伤口换药		 □	 □	静脉导管： 1.留置：部位_____外观_____ 2.拔除时间_____ △伤口换药	 □	 □	 □
排泄	解尿： 1.自解畅,时间_____ 2.术后6小时内未解 3.诱尿失败,单次导尿,时间_____		— 	— 	解尿： 1.自解畅,时间_____ 2.术后6小时内未解 3.诱尿失败,单次导尿,时间_____	— 	— 	—
护理照护	伤口疼痛处理： 1.微痛 2.服止痛药可缓解 3.打止痛针可缓解 处理后疼痛指数(0~10分) 进食情况： 1.喝水无不适 2.进食无不适 3.恶心、呕吐 △腰椎麻醉后头痛： 1.无 2.有		— — — —	— — — —	伤口疼痛处理： 1.微痛 2.服止痛药可缓解 3.打止痛针可缓解 处理后疼痛指数(0~10分) 进食情况： 1.喝水无不适 2.进食无不适 3.恶心、呕吐 △腰椎麻醉后头痛： 1.无 2.有	— — — —	— — — —	— — — —
护理指导出院规划	术后饮食指导 △平躺6小时至_____ (暂不睡枕头、抬高头部) 指导及协助安全下床 不限制活动但避免过度用力增加腹压		□ □ □ □	□ □ □ □	出院宣教： 1.按时服药的重要性、服用时间及作用 2.应求医事项：发烧、出血、化脓或剧痛 3.保持伤口干燥,以擦澡清洁身体 4.术后3个月内避免便秘、剧烈运动及提重物等 5.7~10天后门诊换药及拆线	□ □ □ □ □	□ □ □ □ □	□ □ □ □ □
评估其他	术后状态： 1.生命体征正常 2.口服止痛剂,可缓解伤口疼痛 3.恢复正常饮食 4.解尿顺畅		□ □ □ □	□ □ □ □	出院状态： 1.正常生命体征 2.伤口干净无感染或血肿,出院后拆线 3.无腰椎麻醉后头痛的现象 4.伤口疼痛减轻 5.正常进食、排便、解尿	□ □ □ □ □	□ □ □ □ □	□ □ □ □ □
签章	白班	小夜班			大夜班	白班		小夜班

【注】△:长期医嘱 √:已执行,完全了解,达到预期结果 x:不了解,需要重新指导及追踪 ■:需要进一步处理及记录 N:无此需要

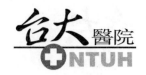

台湾大学医学院附属医院

□双侧 □右侧 □左侧 股及腹股沟疝气修补术（小儿） 临床路径

临床路径代码：0163A1

病人名条粘贴处

住院日期：_____年_____月_____日

预定住院天数：3天2夜

		第1天(术前第1天) ___年___月___日			第2天(手术当日)___年___月___日 麻醉方式：□全身 □其他_____ （手术前）			
		入院时间：_____am/pm	白班	小夜班	送手术室时间：_____	大夜班	白班	小夜班
监测评估	常规测量体温、脉搏、呼吸、血压 两侧腹股沟检查 入院护理评估 麻醉科访视		□ □ □ □	□	常规测量体温、脉搏、呼吸、血压	□	□	
检验	检验/执行 胸片 心电图 血常规 谷草转氨酶、谷丙转氨酶、总胆红素、直接胆红素		□ □ □ □					
药物					2.5%葡萄糖溶液500 mL静脉点滴， 时间_____ 头孢唑啉（15 mg/kg）____mg静脉注射 入手术室			
治疗	静脉导管： 1. 留置：部位_____外观_____ 2. 重置时间_____共_____支		—	—	静脉导管： 1. 留置：部位_____外观_____ 2. 重置时间_____共_____支	—	—	
活动	正常活动		□	□	正常活动	□	□	
饮食	正常饮食 告知禁食时间：1. 凌晨12:00起禁食 2. 手术当天_____起禁食		□	□	_____起禁食 继续禁食	□	□	□
排泄	正常大小便				送手术前排空膀胱			
护理照护	1. 手术、麻醉同意书及麻醉基本资料填写及回收 2. 告知禁食时间 △皮肤准备		□ □ □		1. 继续禁食 2. 去除附属物及换手术衣 3. 确认病历资料及X光片齐全	□	□	
护理指导出院规划	1. 环境介绍 2. 术前准备说明 3. 术后状况及术后止痛处理说明 4. 疾病相关的健康宣教(配合宣教单) 5. 介绍治疗过程及出院日期 6. 出院准备服务简介及照顾指导		□ □ □ □ □ □		1. 说明手术室位置及术后暂留恢复室 2. 携同家属送病人到手术室，并说明留守等候区	□		
评估其他	体温：1. ≤37.4℃ 2. 37.5~37.9℃ 3. ≥38℃ 病人及家属了解住院流程及出院日		—	□	体温：1. ≤37.4℃ 2. 37.5~37.9℃ 3. ≥38℃ 术前准备完整	—		□
签章	白班		小夜班		大夜班	白班		小夜班

【注】△：长期医嘱 √：已执行,完全了解,达到预期结果 ×：不了解,需要重新指导及追踪 ■：需要进一步处理及记录 N：无此需要

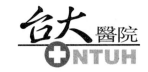

台湾大学医学院附属医院

□双侧 □右侧 □左侧 股及腹股沟疝气修补术（小儿） 临床路径（续）

临床路径代码：0163A1

住院日期：_____年_____月_____日

病人名条粘贴处

预定住院天数：3天2夜

	第2天（手术当日） ___年___月___日 （手术后）			第3天（术后第1天）（出院日） ___年___月___日			
	返回病房时间：_____	白班	小夜班		大夜班	白班	小夜班
监测评估	确认生命体征（手术后确认体温、脉搏、呼吸），术后1小时执行1次，后2小时执行1次，之后常规测量 伤口评估—敷料：1.净 2.渗湿 部位：右 　　　左 伤口疼痛评估：1.没有主诉 2.微痛 3.服药缓解 4.打止痛针缓解 5.以塞剂止痛缓解	□ — —	□ — —	常规测量体温、脉搏、呼吸、血压 伤口评估—敷料：1.净 2.渗湿 部位：右 　　　左 伤口疼痛评估： 1.没有主诉 2.微痛 3.服药缓解 4.打止痛针缓解 5.以塞剂止痛缓解	□ — —	□ — —	□ — —
药物	对乙酰氨基酚（扑热息痛）____mg，口服，1日4次 止咳药水 ____mL，口服，1日4次			△出院带药（3天）			
治疗	静脉导管： 1.留置：部位_____外观_____ 2.拔除时间_____ △伤口换药	 □	 □	静脉导管拔除 △伤口换药	— —	□ □	— —
活动	不限制活动但避免过度用力增加腹压	□	□	不限制活动但避免过度用力增加腹压	□	□	—
饮食	1.喝水无不适 2.已进食无不适 3.恶心、呕吐	—	—	1.正常饮食无不适 2.恶心、呕吐	—	—	—
排泄	术后6小时内自解尿： 1.自解，时间_____ 2.无 3.导尿时间_____	—	—	小便自解：1.有 2.无 大便：1.有 2.无	—	—	—
护理照护	伤口疼痛处理： 1.微痛 2.服药缓解 3.打止痛针缓解 4.以塞剂止痛缓解	—	—	伤口疼痛处理： 1.微痛 2.服药缓解 3.打止痛针缓解 4.以塞剂止痛缓解	—	—	—
护理指导出院规划	1.指导不限制活动但避免过度用力增加腹压 2.指导伤口的观察 3.指导伤口护理，包括保持干净及清洁	□ □ □	□ □ □	出院宣教指导： 1.伤口照护指导 2.出院药物使用指导 3.门诊随访指导（给予预约单） 4.出院后应求医事项介绍 5.办理出院手续		□ □ □ □ □	
评估其他	处理后状态（生命体征、疼痛、活动、伤口……）			出院指标： 1.体温：1.≤37.4℃ 2.37.5~37.9℃ 3.≥38℃ 2.伤口干净无感染或血肿 3.可正常进食 4.可正常排便、解尿		□ □ □ □	
签章	白班		小夜班	大夜班	白班		小夜班

【注】△：长期医嘱　√：已执行，完全了解，达到预期结果　×：不了解，需要重新指导及追踪　■：需要进一步处理及记录　N：无此需要

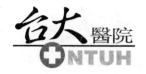

台湾大学医学院附属医院

□左侧 □右侧 □双侧 乳癌乳房切除术 临床路径

临床路径代码：025789A 单侧、B 双侧

住院日期：_____年_____月_____日

病人名条粘贴处

预定住院天数：5 天 4 夜

	第 1 天（术前第 1 天） ____年____月____日			第 2 天（手术当日）____年____月____日 麻醉方式：□全身 □经静脉麻醉 □_____ 手术方式：□乳腺磁共振成像 □肿瘤切除术 　　　　　□腋下淋巴结清扫 □乳房重建手术			
	入院时间：_____am/pm	白班	小夜班	送手术室时间：_____	大夜班	白班	小夜班
监测评估	常规测量体温、脉搏、呼吸、血压 出血倾向评估：1.无 2.有	□	□	常规测量体温、脉搏、呼吸、血压	□	□	□
检验	心电图、胸片 核对检查项目： 血常规、血小板、总胆红素、谷草转氨酶、谷丙转氨酶、碱性磷酸酶、尿素氮、肌酐、钠、钾、氯、钙、空腹血糖 △凝血酶原时间、凝血激酶时间 △乳房超声 △乳腺钯片 △乳房抽吸	□ □ □ □ □ □		2.5%葡萄糖溶液 500 mL 静脉点滴 1 瓶，时间_____ 头孢唑啉（1 g）静脉注射时间_____	□ □ □	□ □	
治疗				静脉导管置入时间_____ 患侧勿量血压或打针	□	□	□
活动	指导术后安全下床活动	□					
饮食	告知凌晨 12：00 后禁食	□	□	继续禁食	□		
排泄				排空膀胱	□	□	□
护理照护	同意书填写及回收 麻醉科访视 皮肤准备	□ □	□	去除附属物	□		
护理指导出院规划	环境介绍 术前宣教 指导深呼吸咳嗽 指导术后疼痛处理方式 告知术后引流管装置 告知出院日期	□ □ □ □ □					
评估其他	病人可了解住院治疗过程	□		术前准备完整		□	
签章	白班		小夜班	大夜班	白班		小夜班

【注】△：长期医嘱　√：已执行，完全了解，达到预期结果　×：不了解，需要重新指导及追踪　■：需要进一步处理及记录　N：无此需要

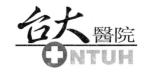

台湾大学医学院附属医院

□左侧 □右侧 □双侧 乳癌乳房切除术 临床路径(续)

临床路径代码:025789A 单侧、B 双侧

住院日期:_____年_____月_____日

预定住院天数:5天4夜

病人名条粘贴处

	第 2 天(手术当日) ___年___月___日 返回病房时间:_____	白班	小夜班	第 3 天(术后第 1 天) ___年___月___日	大夜班	白班	小夜班
监测评估	术后即刻评估生命体征、肢端颜色、活动度及感觉评估,之后常规测量体温、脉搏、呼吸、血压 伤口引流: 1. 引流管是否通畅:(1)是 (2)否 2. 引流液性质:(1)淡红 (2)暗红 (3)鲜红 3. 引流液量:(1)多 (2)中 (3)少 4. 倒引流液: (1)条____mL 时间____ (2)条____mL 时间____ 疼痛评估(0~10分)	□ — — — —	□ — — — —	常规测量体温、脉搏、呼吸、血压 评估引流管是否通畅:1.是 2.否 引流液性质: 1. 淡红 2.暗红 3.鲜红 引流液量:1.多 2.中 3.少 倒引流液: 1. 条____mL 时间____ 2. 条____mL 时间____ 疼痛评估(0~10分)	□ — — — — — —	□ — — — — — —	□ — — — — — —
药物	双氯芬酸(扶他林)1 片口服立即执行,时间____ 头孢氨苄(250 mg)1 片、口服,1 日 4 次(1 天)9 am____1 pm____6 pm____9 pm 对乙酰氨基酚(扑热息痛)(500 mg)1 片,口服,1 日 4 次 9 am____1 pm____6 pm____9 pm 氧化镁(250 mg)1 片、口服,1 日 4 次 9 am____1 pm____6 pm____9 pm			对乙酰氨基酚(扑热息痛)(500 mg)1 片,口服,1 日 4 次 9 am____1 pm____6 pm____9 pm 氧化镁(250 mg)1 片、口服,1 日 4 次 9 am____1 pm____6 pm____9 pm			
治疗	移除静脉导管时间_____			△换药		□	
活动	指导及协助安全下床	□	□	可下床活动至少 4 次 / 天 患肢安全活动范围: 鼓励手指腕部肘部运动 鼓励完成日常活动和个人卫生		□ □ □	
饮食	术后饮食指导	□		正常饮食		□	
排泄	小便自解评估: 1. 自解畅,时间____ 2. 术后 6 小时内未解 3. 有解,时间_____但困难 4. 单次导尿,时间____	— 	— 	小便自解畅	—	□	—
护理照护	胸部伤口评估—敷料: 1. 净 2.渗湿 伤口: 1. 微痛 2.服药可缓解 3.注射止痛剂缓解	— —	— —	胸部伤口评估—敷料: 1. 净 2.渗湿 伤口: 1. 微痛 2.服药可缓解 3.注射止痛剂缓解	— —	— —	— —
护理指导出院规划	△经疼痛处理后的疼痛指数(0~10 分) 给予病人家属情绪支持	□ □	□ □	出院宣教: 饮食/药物/伤口照护/应求医的情况(配合健康宣教册)/出院诊断书		□	
评估其他	体温:1.≤ 37.4℃ 2.37.5~37.9℃ 3.≥ 38℃ 经协助有下床活动 疼痛指数 ≤ 5 分	— □	— □	体温:1.≤ 37.4℃ 2.37.5~37.9℃ 3.≥ 38℃ 疼痛指数 ≤ 4 分	— —	— —	— —
签章	白班	小夜班	大夜班	大夜班	白班		小夜班

【注】△:长期医嘱 √:已执行,完全了解,达到预期结果 ×:不了解,需要重新指导及追踪 ■:需要进一步处理及记录 N:无此需要

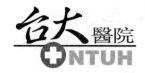

台湾大学医学院附属医院

□左侧 □右侧 □双侧 乳癌乳房切除术 临床路径(续)

临床路径代码：025789A 单侧、B 双侧

住院日期：_____年_____月_____日

病人名条粘贴处

预定住院天数：5 天 4 夜

	第 4 天(术后第 2 天) ___年___月___日				第 5 天(术后第 3 天)(出院日) ___年___月___日			
		大夜班	白班	小夜班		大夜班	白班	小夜班
监测评估	常规测量体温、脉搏、呼吸、血压 评估引流管是否通畅：1.是 2.否 引流液性质：1.淡红 2.暗红 3.鲜红 引流液量：1.多 2.中 3.少 倒引流液：1.条_____mL 时间_____ 　　　　　2.条_____mL 时间_____ 疼痛评估(0~10 分)	□ __ __ __ __	□ __ __ __ __	□ __ __ __ __	常规测量体温、脉搏、呼吸、血压 评估引流管是否通畅：1.是 2.否 引流液性质：1.淡红 2.暗红 3.鲜红 引流液量：1.多 2.中 3.少 倒引流液：1.条_____mL 时间_____ 　　　　　2.条_____mL 时间_____ 疼痛评估(0~10 分)	□ __ __ __ __	□ __ __ __ __	□ __ __ __ __
药物	对乙酰氨基酚(扑热息痛)(500 mg) 1 片，口服，1 日 4 次 9 am___1 pm___6 pm___9 pm 氧化镁(250 mg) 1 片，口服，1 日 4 次 9 am___1 pm___6 pm___9 pm				对乙酰氨基酚(扑热息痛)(500 mg) 1 片，口服，1 日 4 次，服 3 天 9 am___1 pm___6 pm___9 pm 氧化镁(250 mg) 1 片，口服，1 日 4 次，服 3 天 9 am___1 pm___6 pm___9 pm			
治疗	△换药		□		△换药		□	
活动	可下床活动至少 4 次/天 患肢安全活动范围： 鼓励手指腕部肘部运动 鼓励完成日常活动和个人卫生		□ □ □		可自由下床活动 患肢安全活动范围： 鼓励手指腕部肘部运动 鼓励完成日常活动和个人卫生		□ □ □	
饮食	正常饮食		□		正常饮食		□	
排泄	小便自解畅		□		小便自解畅		□	
护理照护	胸部伤口评估—敷料： 1.净 2.渗湿 伤口： 1.微痛 2.服药可缓解 3.打止痛针可缓解	__ __	__ __	__ __	胸部伤口评估—敷料： 1.净 2.渗湿 伤口： 1.微痛 2.服药可缓解 3.打止痛针可缓解	__ __	__ __	__ __
护理指导出院规划	出院宣教：依医师指示做复健运动(肩关节活动，双手举过头，手指爬墙)/饮食/药物/伤口照顾/倒引流液的方法/应求医的情况(配合健康宣教单)		□		确认已了解出院宣教内容：依医师指示做复健运动(肩关节活动，双手举过头，手指爬墙)/饮食/药物/伤口照顾/倒引流液的方法/应求医的情况(配合健康宣教单) 告知下次门诊时间及预约门诊		□	
评估其他	出院状态： 1. 生命体征稳定，体温≤37.4℃ 2. 静脉点滴及尿管拔除 3. 手术伤口及引流液无出血迹象 4. 淋巴液引流量＜100 mL/天 5. 可正确执行倒引流液的步骤及方法 6. 疼痛指数≤3 分		□ □ □ □ □ □		出院状态： 1. 生命体征稳定，体温≤37.4℃ 2. 静脉点滴及尿管拔除 3. 手术伤口及引流液无出血迹象 4. 淋巴液引流量＜100 mL/天 5. 可正确执行倒引流液的步骤及方法 6. 疼痛指数≤3 分		□ □ □ □ □ □	
签章	大夜班	白班		小夜班	大夜班	白班		小夜班

【注】△:长期医嘱 √:已执行,完全了解,达到预期结果 ×:不了解,需要重新指导及追踪 ■:需要进一步处理及记录 N:无此需要

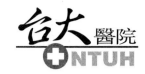

台湾大学医学院附属医院

心房/心室中膈缺损修补手术(ASD/VSD) 临床路径

(病人年龄大于四个月)

临床路径代码：0809A0

住院日期：_____年_____月_____日

病人名条粘贴处

预定住院天数：8天7夜

	第1天(手术前1天) _____年_____月_____日			第2天(手术当日)_____年_____月_____日 麻醉方式：□全身 □其他_____ 手术方式：□房间膈缺损修补术 □室间膈缺损修补术			
	入院时间：_____am/pm	白班	小夜班	送手术室时间：_____	大夜班	白班	小夜班

监测评估	常规测量体温、脉搏、呼吸、血压
	体温：1.正常 2.≥37.5℃
	心跳：1.次数（1）正常（2）不正常
	      2.节律（1）规则（2）不规则
	呼吸：1.次数（1）正常（2）不正常
	      2.型态（1）正常（2）端坐呼吸
	            （3）使用辅助肌
	四肢末梢：1.红色&温暖 2.红色&发凉
	          3.发绀&冰凉
		□
		—
		—
		—
		—
			□
			—
			—
			—
			—
				常规测量体温、脉搏、呼吸、血压
				体温：1.正常 2.≥37.5℃
				心跳：1.次数（1）正常（2）不正常
				      2.节律（1）规则（2）不规则
				呼吸：1.次数（1）正常（2）不正常
				      2.型态（1）正常（2）端坐呼吸
				            （3）使用辅助肌
				四肢末梢：1.红色&温暖
				          2.红色&发凉
				          3.发绀&冰凉
					□
					—
					—
					—
					—
						□
						—
						—
						—
						—
							□
							—
							—
							—
							—

检验	确定以下检查结果齐全： □胸片 □心电图 □血常规 □总胆红素、谷草转氨酶、尿素氮、肌酐 □钠、钾、氯、钙、镁 □凝血酶原时间、凝血激酶时间 □血型____型						
药物	备白蛋白____瓶或贺斯____瓶 备头孢唑啉(1g)____瓶 乐可舒(10 mg)____片,9:00 pm	□ □ □	□ □ □	头孢唑啉(1g)____g 静脉推注，时间____am/pm △麻醉前用药：_____	□ □	□ □	□ □

治疗	备血：□浓缩红细胞____ □新鲜冰冻血浆____
	□血小板____单位
	△置入静脉导管时间_____，部位：_____
	指导深呼吸咳嗽：(≥10岁)
	三球肺活量练习器(≥10岁)或
	  1. >2颗球 2.1~2颗球 3.<1颗球
	呼吸锻炼指导器：
	  1. >2 000 2.1 000~2 000 3.<1 000 mL
		□
		□
			□
			□
				静脉导管置入时间_____，部位_____
				2.5%葡萄糖溶液500 mL 静脉点滴或
				  台大一号注射液400 mL+5%葡萄糖溶液2安瓿
				  保持滴速____mL/h
					□	□	□

活动	正常活动	□	□	正常活动	□	□	□
饮食	禁食时间____am/pm		□	继续禁食	□	□	□
排泄	乐可舒使用后：1.已解便 2.未解便	—					
护理照护	填写手术、麻醉同意书及基本资料表并回收 △皮肤准备 >10岁者：复健科访视(胸腔物理治疗、心理复健) 麻醉科访视	□ □ □ □		去除饰物、发夹、假牙、眼镜等附属物 穿手术衣、戴手圈、排空膀胱 确认病历及X光片齐全 带病历、X光片及药物至手术室	□ □ □ □	□ □ □ □	
护理指导出院规划	环境介绍 说明住院治疗过程及预定住院日期 术前准备及手术过程宣教/术前身体清洁沐浴洗头 术后伤口疼痛处理 术后身上可能有的装置 术后早期下床的重要性 术后加护病房停留的时间以及探病方式 术后的进食情况	□ □ □ □ □ □ □ □					
评估其他	体温：≤37.5℃ 完成手术前检查 完成术前准备工作	□ □ □	□ □ □	体温：≤37.5℃ 完成术前准备工作	□ □	□ □	
签章	白班		小夜班	大夜班	白班		小夜班

【注】△:长期医嘱 √:已执行,完全了解,达到预期结果 ×:不了解,需要重新指导及追踪 ■:需要进一步处理及记录 N:无此需要

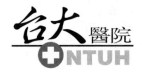

台湾大学医学院附属医院

心房/心室中膈缺损修补手术（ASD/VSD） 临床路径（续）
（病人年龄大于四个月）

临床路径代码：0809A0

住院日期：_____年_____月_____日

预定住院天数：8天7夜

病人名条粘贴处

		第2天(手术当日) ___年___月___日 入手术室时间：_____	大夜班	白班	小夜班	第2天(手术当日) ___年___月___日 至ICU时间：_____	大夜班	白班	小夜班
监测评估		持续监测重要生命体征：中心静脉压、血氧饱和度、呼末CO_2浓度、收缩压/舒张压、出血时间（每分钟测1次）	□	□	□	每小时测量重要生命体征 每小时测出入量、中心静脉压、血氧饱和度	□	□	□
检验		活化的凝血时间×6次，钠、钾、氯×6次 每2小时测血糖 每小时测血细胞压积、动脉血气、钠、钾、氯 △经食管超声心动图	□ □ □ □	□ □ □ □	□ □ □ □	1日1次胸片 每6小时测动脉血气、钠、钾、氯 每6小时测乳酸/每6小时测血糖 △活化部分凝血酶原时间(出血时)	□ □ □ □	□ □ □ □	□ □ □ □
药物		麻醉药品见麻醉记录单 肝素____单位，时间____ 鱼精蛋白(50 mg)____mg 时间____am/pm 头孢唑啉(1 g)____瓶，时间____	□ □ □	□ □ □	□ □ □	依医嘱给药	□	□	□
治疗		中心静脉导管置入，A-line，气管内插管 导尿管置入 输血浓缩红细胞____单位 冰冻血浆____单位/血小板____单位 胸腔引流管：____条 △自体输血系统：____条 △起搏器 麻醉状态 △吸引	□ □ □ □ □ □ □ □	□ □ □ □ □ □ □ □	□ □ □ □ □ □ □ □	顺序输血 置入鼻胃管 每1~2小时吸引 每3小时胸腔护理 停录像	□ □ □ □ □	□ □ □ □ □	□ □ □ □ □
活动		麻醉状态	□	□	□	卧床休息 每2小时翻身1次	□ □	□ □	□ □
饮食		禁食	□	□	□	禁食 每2小时胃肠减压	□ □	□ □	□ □
排泄		导尿管引流____mL							
护理照护		术前准备： 1. 核对病人及检查资料 2. 准备手术必须配备：制冰机、手推车器械、手术器材（器材列表）、体外循环器械 3. 体温调节床使用：_____℃ 4. 病人皮肤准备及消毒 术后照护： 1. 检查病人皮肤完整性： (1)完整 (2)红 (3)肿 (4)水泡 2. 维持胸腔引流管通畅 3. △温毯保暖	□ □ □ — □	□ □ □ — □	□ □ □ — □	每30~60分钟胸腔引流管挤压 体温保持	□	□	□
护理指导出院规划		术前指导： 1. 术前予心理支持 2. 简介手术室环境 3. 说明各种治疗(侵入性) 4. 简介手术后照护流程 ICU交班： 1. 手术部位、术式、引流管位置及项目 2. 输血量 3. 特殊仪器使用 4. 使用药物种类及剂量 5. 其他特殊情况	□	□	□	环境介绍 仪器及各种管路介绍 解释病情 体温：≤38℃ 心跳：1. 次数正常 2. 节律规则 呼吸：1. 次数正常 2. 无端坐呼吸 3. 无使用辅助肌呼吸 四肢末梢：红色 & 温暖	□ □ □	□ □ □	□ □ □
评估其他		完成手术准备工作 术后安全转送病人至ICU并完成交班事宜	□	□	□	中心静脉压：< 12 mmHg 胸腔流量：< 5 mL/kg/h			
签章		大夜班	白班		小夜班	大夜班	白班		小夜班

【注】△：长期医嘱　√：已执行,完全了解,达到预期结果　×：不了解,需要重新指导及追踪　■：需要进一步处理及记录　N：无此需要

台湾大学医学院附属医院

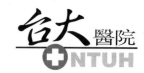

心房/心室中膈缺损修补手术(ASD/VSD) 临床路径(续)
(病人年龄大于四个月)

临床路径代码：0809A0

住院日期：_____年_____月_____日

病人名条粘贴处

预定住院天数：8天7夜

		第3天(术后第1天) ___年___月___日			第3天(术后第1天) ___年___月___日			
		大夜班	白班	小夜班	转入病房时间：_____	大夜班	白班	小夜班
监测评估	每小时测量重要生命体征 每小时测出入水量,中心静脉压 每小时测血氧饱和度 每3小时评估意识状态 每天测体重	□ □ □ —	□ □ □ —	— — — —	常规测量体温、脉搏、呼吸、血压 体温：1. 正常 2. ≥ 37.5℃ 心跳：1. 次数（1）正常（2）不正常 　　　2. 节律（1）规则（2）不规则 呼吸：1. 次数（1）正常（2）不正常 　　　2. 型态（1）正常（2）端坐呼吸 　　　　　　（3）使用辅助肌 末梢：1. 红色 & 温暖 2. 红色 & 发凉 　　　3. 发绀 & 冰凉 每8小时评估尿量 △每2小时测心率(有强心药使用时) △每8小时胸腔引流管引流液的量及颜色 △每8小时评估自体输血引流管的量及颜色 △胸部伤口评估：敷料： 　1. 净 2. 红肿 3. 渗湿有分泌物 伤口疼痛评估(＞6岁)： 　疼痛指数(0~10分) △注射部位评估： 　a. 中心静脉导管 　　1. 正常 2. 红 3. 肿 4. 红肿痛 　b. 静脉置管 　　1. 正常 2. 红 3. 肿 4. 红肿痛	□ □ □ □ □ □ □ □	□ □ □ □ □ □ □ □	□ □ □ □ □ □ □ □
检验	每日拍摄胸片 每12小时测量动脉血气、钠、钾、氯、血糖	□	□					
药物	依医嘱给药				依医嘱给药			
治疗	移除A-Line 麻醉深度监护仪 移除鼻胃管 拔导尿管 每1~2小时吸引1次 每3小时胸腔护理 拔管 氧疗法		□ □ □ □ □ □ □	□ □ □ □ □ □ □	△移除中心静脉导管 △移除胸导管 指导深呼吸咳嗽：(＞10岁) 三球肺活量练习器(＞10岁)或 　1. ＞ 2 颗 2.1~2 颗 3. ＜ 1 颗(球) □呼吸锻炼指导器 　1. ＞ 2 000 2.1 000~2 000 　3. ＜ 1 000 mL △氧疗法：_____ △胸腔护理 △吸引	□ □ □ □ □	□ □ □ □ □	□ □ □ □ □
活动	每2小时翻身1次	□	□		见物理治疗计划单			
饮食	每6小时经口喂养1次	□	□	□	进食状况评估：1. 禁食 2. 佳 　　　　　　 3. 尚可 4. 差	—	—	—
排泄					排尿情形：1. 尿管留置 2. 自解畅 　　　　　 3. 未自解 4. 解尿困难 排便情况评估：1. 未解 2. 正常 3. 腹泻 　　　　　　　 4. 便秘	—	—	—
护理照护	口腔护理 床上擦浴 切口护理 中心静脉导管护理 每2小时挤压胸腔引流管1次	□ □ □ □ □	□ □ □ □ □	□ □ □ □ □	△疼痛处理： 　1. 微痛 　2. 服药后可缓解 　3. 打止痛针可缓解			
护理指导出院规划	伤口护理注意事项 转床注意事项 解释病情 先天性心脏病症状：观察及处理	□ □ □ □	□ □ □ □	□ □ □ □	环境介绍 进食方式及注意事项 伤口疼痛的处置 身上管路介绍及注意事项 术后活动(翻身／坐起／下床)注意事项	□ □ □ □ □	□ □ □ □ □	□ □ □ □ □
评估其他	体温：≤ 38℃ 心跳：1. 次数正常 2. 节律正常 呼吸：1. 次数正常 2. 无端坐呼吸 　　　3. 无使用辅助肌呼吸 四肢末梢：红色 & 温暖 中心静脉压：＜ 12 mmHg 胸腔流量：＜ 5 mL/kg/小时	□ — — □ □ □	□ — — □ □ □	□ — — □ □ □	进食状况：尚可 排尿：自解畅 排便：正常 三球肺活量练习器(＞10岁)：＞ 1 颗 伤口敷料：无渗湿 伤口：无分泌物及红肿 静脉注射导管：无红肿	□	□	□
签章	大夜班		白班		小夜班	大夜班	白班	小夜班

【注】△：长期医嘱   √：已执行,完全了解,达到预期结果   ×：不了解,需要重新指导及追踪   ■：需要进一步处理及记录   N：无此需要

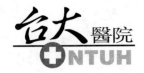

台湾大学医学院附属医院

心房/心室中膈缺损修补手术（ASD/VSD） 临床路径（续）
（病人年龄大于四个月）

临床路径代码：0809A0

住院日期：_____年_____月_____日 预定住院天数：8天7夜

病人名条粘贴处

	第4天（术后第2天） ___年___月___日				第5天（术后第3天） ___年___月___日			
		大夜班	白班	小夜班		大夜班	白班	小夜班
监测评估	常规测量体温、脉搏、呼吸、血压 体温：1.正常 2.≥37.5℃ 心跳：1.次数（1）正常（2）不正常 　　　2.节律（1）规则（2）不规则 呼吸：1.次数（1）正常（2）不正常 　　　2.型态（1）正常（2）端坐呼吸 　　　　　　（3）使用辅助肌 末梢：1.红色＆温暖 2.红色＆发凉 　　　3.发绀＆冰凉 每日测体重 每8小时评估尿量 △每2小时测心率（有强心药使用时） △每8小时胸腔引流管引流液的量及颜色 △每8小时评估自体输血引流管的量及颜色 胸部伤口评估：敷料： 　1.净 2.红肿 3.渗湿有分泌物 伤口疼痛评估（>6岁）： 　疼痛指数（0~10分） △注射部位评估： 　a.中心静脉管：1.正常 2.红 3.肿 　　　　　　　4.红肿痛 　b.静脉置管：1.正常 2.红 3.肿 　　　　　　　4.红肿痛	─ ─ ─ ─ ─ ─ ─ ─ ─ □ □ □ □ □ ─ ─ ─ ─ ─	□ ─ ─ ─ ─ ─ ─ ─ ─ ─ ─ ─ ─ ─ ─ ─ ─ ─	─ ─ ─ ─ ─ ─ ─ ─ ─ □ □ □ □ □ ─ ─ ─ ─ ─	常规测量体温、脉搏、呼吸、血压 体温：1.正常 2.≥37.5℃ 心跳：1.次数（1）正常（2）不正常 　　　2.节律（1）规则（2）不规则 呼吸：1.次数（1）正常（2）不正常 　　　2.型态（1）正常（2）端坐呼吸 　　　　　　（3）使用辅助肌 末梢：1.红色＆温暖 2.红色＆发凉 　　　3.发绀＆冰凉 每日测体重 每8小时评估尿量 △每2小时测心率（有强心药使用时） △每8小时胸腔引流管引流液的量及颜色 △每8小时评估自体输血引流管的量及颜色 胸部伤口评估：敷料： 　1.净 2.红肿 3.渗湿有分泌物 伤口疼痛评估（>6岁）： 　疼痛指数（0~10分） △注射部位评估： 　a.中心静脉管：1.正常 2.红 3.肿 　　　　　　　4.红肿痛 　b.静脉置管：1.正常 2.红 3.肿 　　　　　　　4.红肿痛	─ ─ ─ ─ ─ ─ ─ ─ ─ ─ ─ ─ ─ ─ ─ ─ ─ ─	□ ─ ─ ─ ─ ─ ─ ─ ─ ─ ─ ─ ─ ─ ─ ─ ─ ─	─ ─ ─ ─ ─ ─ ─ ─ ─ ─ ─ ─ ─ ─ ─ ─ ─ ─
药物	依医嘱给药				依医嘱给药			
治疗	△伤口换药 △移除中心静脉导管 △移除静脉导管 指导深呼吸咳嗽：（>10岁） 三球肺活量练习器：（>10岁）或 　1.>2颗 2.1~2颗 3.<1颗（球） △氧疗法：_____ △胸腔护理 △吸引		□ □ □ □ □ □ □		△伤口换药 指导深呼吸咳嗽：（>10岁） 三球肺活量练习器：（>10岁）或 　1.>2颗 2.1~2颗 3.<1颗（球） △氧疗法：_____ △胸腔护理 △吸引	□ □ □ □ □	□ □ □ □ □	□ □ □ □ □
活动	见物理治疗计划单				见物理治疗计划单			
饮食	进食状况评估 1.禁食 2.佳 3.尚可 4.差	─	─	─	进食状况评估 1.禁食 2.佳 3.尚可 4.差	─	─	─
排泄	排尿情形：1.尿管留置 2.自解畅 　3.未自解 4.解尿困难 排便情况评估：1.未解 2.正常 3.腹泻 4.便秘	─	─	─	排尿情形：1.尿管留置 2.自解畅 　3.未自解 4.解尿困难 排便情况评估：1.未解 2.正常 3.腹泻 4.便秘	─	─	─
护理照护	△疼痛处理 1.微痛 2.服药后可缓解 　3.打止痛针可缓解 床上擦浴 △导尿管护理 △中心静脉导管护理 △静脉置管护理		─ □ □ □ □		△疼痛处理 1.微痛 2.服药后可缓解 　3.打止痛针可缓解 床上擦浴 △导尿管护理 △中心静脉导管护理 △静脉置管护理		─ □ □ □ □	
护理指导出院规划	饮食指导（1） 伤口护理注意事项		□		饮食指导（2） 药物指导		□	
评估其他	体温：≤38℃ 心跳：1.次数正常 　　　2.节律正常 呼吸：1.次数正常 　　　2.无端坐呼吸 四肢末梢：红色＆温暖 进食状况：尚可 排尿：自解畅 排便：正常 三球肺活量练习器：（>10岁）：>1颗 伤口敷料：无渗湿 伤口：无分泌物及红肿 静脉注射管：无红肿	□ □ □ □ □ □ □ □ □ □ □ □ □	□ □ □ □ □ □ □ □ □ □ □ □ □	□ □ □ □ □ □ □ □ □ □ □ □ □	体温：≤38℃ 心跳：1.次数正常 　　　2.节律规则 呼吸：1.次数正常 　　　2.无端坐呼吸 四肢末梢：红色＆温暖 进食状况：尚可 排尿：自解畅 排便：正常 三球肺活量练习器：（>10岁）：>1颗 伤口敷料：无渗湿 伤口：无分泌物及红肿 静脉注射导管：无红肿	□ □ □ □ □ □ □ □ □ □ □ □ □	□ □ □ □ □ □ □ □ □ □ □ □ □	□ □ □ □ □ □ □ □ □ □ □ □ □
签章	大夜班		白班		小夜班	大夜班	白班	小夜班

【注】△：长期医嘱　√：已执行，完全了解，达到预期结果　×：不了解，需要重新指导及追踪　■：需要进一步处理及记录　N：无此需要

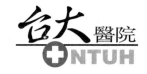

台湾大学医学院附属医院

心房/心室中膈缺损修补手术（ASD/VSD） 临床路径（续）
（病人年龄大于四个月）

临床路径代码：0809A0

住院日期：_____年_____月_____日

病人名条粘贴处

预定住院天数：8天7夜

	第6天(术后第4天) ___年___月___日	大夜班	白班	小夜班	第7天(术后第5天) ___年___月___日	大夜班	白班	小夜班	第8天(术后第6天)(出院日) ___年___月___日	大夜班	白班	小夜班
监测评估	常规测量体温、脉搏、呼吸、血压 体温 1.正常 2.≥37.5℃ 心跳次数（1）正常（2）不正常 节律（1）规则（2）不规则 呼吸次数（1）正常（2）不正常 型态（1）正常（2）端坐呼吸 （3）使用辅助肌 末梢：1.红色 & 温暖 2.红色 & 发凉 3.发绀 & 冰凉 每日测体重 △胸部伤口评估：1.净 2.红肿 3.渗湿有分泌物 伤口疼痛评估（>6岁）： 疼痛指数(0~10分)	□	□	□	常规测量体温、脉搏、呼吸、血压 体温 1.正常 2.≥37.5℃ 心跳次数（1）正常（2）不正常 节律（1）规则（2）不规则 呼吸次数（1）正常（2）不正常 型态（1）正常（2）端坐呼吸 （3）使用辅助肌 末梢：1.红色 & 温暖 2.红色 & 发凉 3.发绀 & 冰凉 △胸部伤口评估：1.净 2.红肿 3.渗湿有分泌物 伤口疼痛评估（>6岁）： 疼痛指数(0~10分)	□	□	□	常规测量体温、脉搏、呼吸、血压 体温 1.正常 2.≥37.5℃ 心跳次数（1）正常（2）不正常 节律（1）规则（2）不规则 呼吸次数（1）正常（2）不正常 型态（1）正常（2）端坐呼吸 （3）使用辅助肌 末梢：1.红色 & 温暖 2.红色 & 发凉 3.发绀 & 冰凉 △胸部伤口评估：1.净 2.红肿 3.渗湿有分泌物 伤口疼痛评估（>6岁）： 疼痛指数(0~10分)	□	□	□
检验	△血常规、白细胞分类计数 △胸片 △心电图	□ □ □			△血常规、白细胞分类计数 △胸片 △心电图	□ □ □						
药物	依医嘱给药				依医嘱给药				依医嘱给药			
治疗	△伤口换药 指导深呼吸咳嗽：(>10岁) 三球肺活量练习器(>10岁)或 1.>2颗 2.1~2颗 3.<1颗(球) △氧疗法：_____	□ □			△伤口换药 指导深呼吸咳嗽：(>10岁) 三球肺活量练习器(>10岁)或 1.>2颗 2.1~2颗 3.<1颗(球) △氧疗法：_____	□ □			△伤口换药	□		
活动	见物理治疗计划单				见物理治疗计划单				见物理治疗计划单			
饮食	进食状况评估 1.禁食 2.佳 3.尚可 4.差				进食状况评估 1.禁食 2.佳 3.尚可 4.差				进食状况评估 1.禁食 2.佳 3.尚可 4.差			
排泄	排尿情形：1.尿管留置 2.自解畅 3.未自解 4.解尿困难 排便情况评估：1.未解 2.正常 3.腹泻 4.便秘				排尿情形：1.尿管留置 2.自解畅 3.未自解 4.解尿困难 排便情况评估：1.未解 2.正常 3.腹泻 4.便秘				排尿情形：1.尿管留置 2.自解畅 3.未自解 4.解尿困难 排便情况评估：1.未解 2.正常 3.腹泻 4.便秘			
护理照护	△疼痛处理： 1.未服用止痛药下,可忍受 2.服药后可缓解 3.使用针剂止痛剂可缓解				△疼痛处理： 1.未服用止痛药下,可忍受 2.服药后可缓解 3.使用针剂止痛剂可缓解				△疼痛处理： 1.未服用止痛药下,可忍受 2.服药后可缓解 3.使用针剂止痛剂可缓解			
护理指导出院规划	异常征象的观察及处理 上呼吸道感染的预防	□			△先天性心脏病儿童父母支持团体简介 △术后预防注射说明	□ □			出院宣教： 药物/伤口/活动/居家 照顾注意事项	□		
评估其他	执行一般活动： 出现疲倦、呼吸困难、心悸等症状的程度 疲倦：(1)不会 (2)轻度 (3)中度 (4)严重 呼吸困难：到无法执行一般活动或休息时即感 心悸：疲倦、呼吸困难、心悸				执行一般活动： 出现疲倦、呼吸困难、心悸等症状的程度 疲倦：(1)不会 (2)轻度 (3)中度 (4)严重 呼吸困难：到无法执行一般活动或休息时即感 心悸：疲倦、呼吸困难、心悸				出院状态： 1.伤口无感染,愈合良好 2.心脏功能达纽约心脏功能分类等级： (1)第一度 (2)第二度 (3)第三度 (4)第四度	□		□
签章	大夜班		白班		小夜班	大夜班		白班	小夜班	大夜班	白班	小夜班

【注】△：长期医嘱　√：已执行,完全了解,达到预期结果　×：不了解,需要重新指导及追踪　■：需要进一步处理及记录　N：无此需要

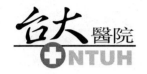

台湾大学医学院附属医院

心房/心室中膈缺损修补手术(ASD/VSD) 临床路径(续)

护理记录单

临床路径代码:0809A0

住院日期:_____年_____月_____日

病人名条粘贴处

预定住院天数:8天7夜

日期	时间	心跳次数	跳节律	唇颜色	四肢末梢温度	设置____mL/小时 每__小时剩余量__mL 时间____am/pm	设置____mL/小时 每__小时剩余量__mL 时间____am/pm	设置____mL/小时 每__小时剩余量__mL 时间____am/pm	胸腔引流管 量	胸腔引流管 颜色	H/V引流管 量	H/V引流管 颜色	小便 量	小便 颜色	签名

*心跳次数以(次/每分钟)为单位

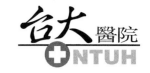

台湾大学医学院附属医院

冠状动脉旁路移植术(CABG) 临床路径

临床路径代码:010670

住院日期:_____年_____月_____日

预定住院天数:15 天 14 夜

病人名条粘贴处

	第 1 天(术前第 1 天) ___年___月___日			第 2 天(手术当日)___年___月___日 麻醉方式:_____ 手术方式:_____			
	入院时间:_____am/pm	白班	小夜班	送手术室时间:_____	大夜班	白班	小夜班
监测评估	常规测量体温、脉搏、呼吸、血压 体温:1.正常 2.≥37.5℃ 心跳:1.规则 2.不规则 呼吸:1.正常 2.端坐呼吸 3.使用辅助肌 四肢末梢:1.红色 & 温暖 2.红色 & 发凉 　　　　　3.发绀 & 冰凉 △每 2 小时测量心率	□ □ □ □ □ □	□ □ □ □ □ □	常规测量体温、脉搏、呼吸、血压 体温:1.正常 2.≥37.5℃ 心跳:1.规则 2.不规则 呼吸:1.正常 2.端坐呼吸 　　　　3.使用辅助肌 四肢末梢:1.红色 & 温暖 　　　　　2.红色 & 发凉 　　　　　3.发绀 & 冰凉 △每 2 小时测量心率	□ □ □ □ □ □	□ □ □ □ □ □	□ □ □ □ □ □
检验	确定以下检查结果齐全: □胸片 □心电图 □血常规,白细胞分类计数 □总胆红素、尿素氮、肌酐、钠、钾、氯、钙、镁 □血糖 □凝血酶原时间、凝血激酶时间 □动脉硬化监测:缺氧性肺血管构型重建、踝、 　　　　　　臂指数 □△心导管检查 □△心超 □血型_____型						
药物	备头孢唑啉(1g)_____瓶 比沙可啶(便塞停),睡前予 2 片 依医嘱给药(如门诊医嘱除阿司匹林)	□ □ □		△麻醉前给药:_____		□	
治疗	备血:□全血_____单位 　　　 浓缩红细胞_____单位 　　　 新鲜冰冻血浆_____单位 血小板_____单位 △静脉导管置入时间_____,部位:_____ 手术室、麻醉科术前访视 术后复健科访视	□ □ □ □ □ □		静脉导管置入时间____am/pm 部位____ 2.5% 葡萄糖溶液 500 mL 静脉点滴		□ □	
	△氧疗法:_____ 指导深呼吸咳嗽: □三球肺活量练习器或 　1.> 2 颗球 2.1~2 颗球 3.< 1 颗球 □ Coach 呼吸锻炼指导器:1.> 2 000 　2.1 000~2 000 3.< 1 000mL	□ □ □		△氧疗法:_____	□	□	□
活动	无特别限制			无特别限制			
饮食	午夜起禁食		□	继续禁食	□	□	□
排泄	乐可舒使用后:1.已解便 2.未解便		__	排空膀胱	□	□	
护理照护	填写手术、麻醉同意书及基本资料表并回收 皮肤准备:以酒精性优碘涂擦颈、胸、大腿手术 　　　　　部位(使手术部位着色) 术前:予心理支持	□ □ □	□	除去饰物、发夹、假牙、甲油、口红、眼镜 等附属物 穿手术衣、纸裤,确认戴妥手术手圈 确认病历资料及 X 光片齐全 带病历、X 光片及药物至手术室	□ □ □ □		
护理指导出院规划	环境介绍 说明住院治疗过程及预定住院天数 术前准备及手术过程宣教 指导术前身体清洁沐浴、洗头,特别需将颈、胸、 大腿等手术部位所涂擦的酒精性优碘,以葡萄 糖酸洗必泰彻底洗净 指导术前、术后个人卫生与环境清洁对伤口感染 的重要性 指导术后伤口疼痛处理 说明术后身上可能有的装置 说明术后早期下床的重要性 说明术后加护病房停留时间以及探病方式 说明术后的进食情况 指导床上使用便器	□ □ □ □ □ □ □ □ □ □ □					
评估其他	体温:≤ 37.5℃ 完成手术前检查 完成术前准备工作	□ □ □	□	体温:≤ 37.5℃ 完成术前准备工作		□	
签章	白班		小夜班	大夜班	白班		小夜班

【注】△:长期医嘱　√:已执行,完全了解,达到预期结果　×:不了解,需要重新指导及追踪　▓:需要进一步处理及记录　N:无此需要

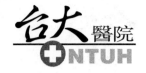

台湾大学医学院附属医院

冠状动脉旁路移植术（CABG） 临床路径（续）

临床路径代码：010670　　　　　　　　　　　　　　　　　　　　　病人名条粘贴处

住院日期：_____年_____月_____日　　　　　预定住院天数：15天14夜

	第2天（手术当日） ____年____月____日 入手术室时间：_____	大夜班	白班	小夜班	第2天（手术当日） ____年____月____日 至ICU时间：_____	大夜班	白班	小夜班
监测评估	持续监测重要生命体征（每1分钟） 中心静脉压、血氧饱和度、呼末CO_2浓度、收缩压/舒张压、出血时间、动脉压、肺动脉压、肺毛细血管楔压、混合静脉血氧饱和度、心输出量 经食管超声心动图（需数据）	□ □	□ □	□ □	每小时监测重要生命体征、出入水量 每4小时评估意识状态直至清醒 每小时测肺动脉压、肺毛细血管楔压、中心静脉压、血氧饱和度、动脉压 每8小时测混合静脉血氧饱和度、心输出量/每8小时（长期医嘱），评估呼吸音 每4小时评估末梢循环 每日测体重	□ □ □ □ □ □	□ □ □ □ □ □	□ □ □ □ □ □
检验	活化的凝血时间×6次（ACT值：一般状态100±10秒，旁路移植480秒） 每2小时测血糖 每小时测血细胞压积、动脉血气、钠、钾、氯、钙	□ □ □	□ □ □	□ □ □	每日（长期医嘱）心电图，肌酸激酶，肌酸激酶同工酶 每日胸片 每日测血常规，尿素氮，肌酐，谷草转氨酶，总胆红素，淀粉酶，镁 每日（长期医嘱）：动脉血气、钠、钾、氯、钙、乳酸、血糖	□ □ □ □	□ □ □ □	□ □ □ □
药物	麻醉药品见麻醉记录单 肝素____单位，时间____ 鱼精蛋白____mg，时间____ 头孢唑啉____g，时间____ 其他抗生素____g，时间____ 白蛋白____瓶，时间____	□ □ □ □ □	□ □ □ □ □	□ □ □ □ □	依医嘱给药（详见药物治疗单）	□	□	□
治疗	中心静脉导管，A-line，斯旺导管 输血：浓缩红细胞：____单位 　　　新鲜冰冻血浆：____单位 　　　血小板：____单位 　　　△冷沉淀：____单位 导尿管置入____时间 胸腔引流管置入____条，部位____ △起搏器 △吸引器	□ □ □ □ □ □ □ □ □	□ □ □ □ □ □ □ □ □	□ □ □ □ □ □ □ □ □	备血（依医嘱） 置入鼻胃管 切口护理 保温（烤灯或温毯） 气管内插管护理并录像 每小时（长期医嘱）吸痰 肺康复	□ □ □ □ □ □ □	□ □ □ □ □ □ □	□ □ □ □ □ □ □
活动	卧床休息				卧床休息 更换体位	□ □	□ □	□ □
饮食	禁食				禁食/每2小时胃肠减压	□	□	□
排泄	尿量_____mL，时间_____	□	□	□	每小时尿量	□	□	□
护理照护	术前准备： 1. 核对病人及检查资料 2. 准备手术必须配备：制冰机、手术器械、手术医材、体外循环医材 3. 体温调节床使用：____℃ 4. 病人皮肤准备及消毒 术后照护： 1. 检查病人皮肤完整性 　（1）完整（2）红（3）肿（4）水泡 2. 维持胸腔引流管通畅 3. △温毯保暖	□ □ □ □ — □ □	□ □ □ □ — □ □	□ □ □ □ — □ □	斯旺导管护理 A-Line麻醉深度监护护理 中心静脉导管/静脉置管护理 每半小时到1小时（长期医嘱）胸腔引流管挤压 导尿管护理 △疼痛处理：1. 微痛 2. 服药后可缓解 　　　　　　　3. 打止痛针可缓解 处理后疼痛指数（0~10分）	□ □ □ □ □ □ —	□ □ □ □ □ □ —	□ □ □ □ □ □ —
护理指导出院规划					ICU环境；仪器；管路介绍说明 ICU探病时间及注意事项	□ □	□ □	□ □
评估其他	手术完成送ICU，交班项目： 1. 手术部位、术式、引流管位置及项目 2. 输血量及剩余血品数量 3. 特殊仪器使用 4. 使用药物种类及剂量 5. 其他特殊情况	□ □ □ □ □	□ □ □ □ □	□ □ □ □ □	体温：≤37.5℃ 心跳：次数正常，节律规则 呼吸：次数正常，无端坐呼吸 四肢末梢：红色 & 温暖 中心静脉压：<12 mmHG 胸腔流量：<5 mL/kg/小时	□ □ □ □ □ □	□ □ □ □ □ □	□ □ □ □ □ □
签章	大夜班		白班		小夜班	大夜班	白班	小夜班

【注】△：长期医嘱　√：已执行，完全了解，达到预期结果　×：不了解，需要重新指导及追踪　■：需要进一步处理及记录　N：无此需要

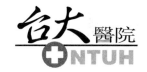

台湾大学医学院附属医院

冠状动脉旁路移植术（CABG） 临床路径（续）

临床路径代码：010670　　　　　　　　　　　　　　　　　　　　病人名条粘贴处

住院日期：_____年_____月_____日　　　　　　　　　　预定住院天数：15天14夜

		第3天（术后第1天） ___年___月___日			第4天（术后第2天） ___年___月___日			
		大夜班	白班	小夜班	转出ICU 时间：_____	大夜班	白班	小夜班
监测评估	每小时评估重要生命体征、出入水量 每4小时评估意识状态 每小时测肺动脉压、肺毛细血管楔压、中心静脉压、血氧饱和度、动脉压 每日2次测混合静脉血氧饱和度、心输出量 每8小时（长期医嘱）评估呼吸音 每日评估末梢循环 每日测体重	□ □ □ □ □ □ □	□ □ □ □ □ □ □	□ □ □ □ □ □ □	每小时评估重要生命体征、出入量 每4小时评估意识状态 每小时测肺动脉压、肺毛细血管楔压、中心静脉压、血氧饱和度、动脉压 每日测混合静脉血氧饱和度、心输出量 每8小时（长期医嘱）评估呼吸音 每日评估末梢循环 每日测体重	□ □ □ □ □ □ □	□ □ □ □ □ □ □	□ □ □ □ □ □ □
检验	每日（长期医嘱）心电图 每日拍摄胸片 每日（长期医嘱）肌酸激酶，肌酸激酶同工酶 每日（长期医嘱）测血常规、尿素氮、肌酐、谷草转氨酶、总胆红素、镁 每日（长期医嘱）动脉血气、钠、钾、氯、钙、乳酸、血糖	□ □ □ □ □			每日（长期医嘱）心电图 每日拍摄胸片 每日（长期医嘱）肌酸激酶、肌酸激酶同工酶 每日（长期医嘱）测血常规、尿素氮、肌酐、谷草转氨酶、总胆红素、镁 每日（长期医嘱）动脉血氧、钠、钾、氯、钙、乳酸、血糖	□ □ □ □ □		
药物	依医嘱给药（详见药物治疗单）				依医嘱给药（详见药物治疗单）			
治疗	伤口护理 移除鼻胃管 每小时（长期医嘱）吸痰 录像培训 呼吸容积测定 拔管 氧疗法	□ □ □ □ □ □ □	□ □ □ □ □ □ □	□ □ □ □ □ □ □	伤口护理 移除施旺导管 移除A-Line △置静脉导管夹 氧疗法 肺康复治疗	□ □ □ □ □ □	□ □ □ □ □ □	□ □ □ □ □ □
活动	半坐卧位 每2小时翻身 关节活动度	□ □ □	□ □ □	□ □ □	半坐卧位 每2小时翻身 关节活动度	□ □ □	□ □ □	□ □ □
饮食	试验性饮水 流质饮食	□ □	□ □	□ □	软质/普通饮食	□	□	□
排泄	每小时尿量	□	□	□	每小时尿量 排便	□ □	□ □	□ □
护理照护	导管护理 每小时（长期医嘱）胸腔引流管挤压 口腔护理 床上擦浴 导尿管护理 △疼痛处理： 　1. 微痛　2. 服药后可缓解 　3. 打止痛针可缓解 处理后疼痛指数（0~10分）	□ □ □ □ □ ___	□ □ □ □ □ ___	□ □ □ □ □ ___	△移除胸腔引流管 口腔护理 床上擦浴 导尿管护理 △疼痛处理：1. 微痛　2. 服药后可缓解 　3. 打止痛针可缓解 处理后疼痛指数（0~10分）	□ □ □ □ ___	□ □ □ □ ___	□ □ □ □ ___
护理指导出院规划	指导深呼吸咳嗽 录像培训指导 三球肺活量练习器（Coach呼吸锻炼指导器）指导 饮食宣教 指导肢体运动	□ □ □ □ □	□ □ □ □ □	□ □ □ □ □	指导深呼吸咳嗽 三球肺活量练习器（Coach呼吸锻炼指导器）指导 饮食宣教 指导肢体运动 说明转出及下床活动注意事项	□ □ □ □ □	□ □ □ □ □	□ □ □ □ □
评估其他	体温：≤37.5℃ 心跳：次数正常，节律规则 呼吸：次数正常，无端坐呼吸 四肢末梢：红色&温暖 中心静脉压：<12 mmHG 胸腔流量：<5 mL/kg/小时	□ □ □ □ □ □	□ □ □ □ □ □	□ □ □ □ □ □	体温：≤37.5℃ 心跳：次数正常，节律规则 呼吸：次数正常，无端坐呼吸 四肢末梢：红色&温暖 中心静脉压：<12 mmHG 胸腔流量：<5 mL/kg/小时	□ □ □ □ □ □	□ □ □ □ □ □	□ □ □ □ □ □
签章		大夜班	白班	小夜班	大夜班		白班	小夜班

【注】△：长期医嘱　√：已执行，完全了解，达到预期结果　×：不了解，需要重新指导及追踪　■：需要进一步处理及记录　N：无此需要

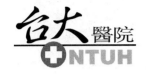

台湾大学医学院附属医院

冠状动脉旁路移植术（CABG） 临床路径（续）

临床路径代码：010670　　　　　　　　　　　　　　　　　　　　病人名条粘贴处

住院日期：_____年_____月_____日　　　　　　　预定住院天数：15天14夜

		第5天（术后第3天） ____年____月____日				第5天（术后第3天） ____年____月____日			
		转出 ICU 时间：_____	大夜班	白班	小夜班	转入病房时间：_____	大夜班	白班	小夜班
监测评估	每小时重要体征评估,出入水量 每4小时意识状态评估 每小时测肺动脉压、肺毛细血管楔压、中心静脉压、血氧饱和度、动脉压 每日测混合静脉血氧饱和度、心输出量 每8小时（长期医嘱）评估呼吸音 每日评估末梢循环 每日测体重		□ □ □ □ □ □ □	□ □ □ □ □ □ □	常规测量体温、脉搏、呼吸、血压 体温：1.正常　2.≥37.5℃ 心跳节律：1.规则　2.不规则 呼吸型态：1.正常　2.端坐呼吸 　　　　　3.使用辅助肌 四肢末梢：1.红色&温暖 　　　　　2.红色&发凉 　　　　　3.红色&冰凉 每8小时评估尿量 △每8小时胸腔导管引流的量及颜色 △每2小时评估心率（有强心药使用时） △心电监护仪 伤口评估：敷料 △胸部：1.净　2.红肿　3.渗湿,有分泌物 △腿部：1.净　2.红肿　3.渗湿,有分泌物 伤口疼痛评估：疼痛指数（0~10分） 注射部位评估： △a.中心静脉导管：1.正常 　　　　　　　　2.红　3.肿痛 △b.静脉导管：1.正常　2.红　3.肿痛	□ — — — — □ □ □ □ — —	□ — — — — □ □ □ □ — —	□ — — — — □ □ □ □ — —
检验	每日（长期医嘱）心电图 每日拍摄胸片 每日（长期医嘱）肌酸激酶、肌酸激酶同工酶 每日（长期医嘱）测血常规、尿素氮、肌酐、谷草转氨酶、总胆红素、镁 每日（长期医嘱）动脉血气、钠、钾、氯、钙、乳酸、血糖		□ □ □ □ □		△One touch 血糖测定	□	□	□
药物					见给药治疗记录单			
治疗	切口护理 移除施旺导管 移除A-Line △置静脉导管夹 氧疗法 肺康复疗法		□ □ □ □ □ □	□ □ □ □ □ □	△氧疗法 △胸腔护理 □三球肺活量练习器（或） 　1.>2颗　2.1~2颗　3.<1颗（球） □Coach 呼吸锻炼器：1.>2 000 mL 　2.1 000~2 000 mL　3.<1 000 mL	□	□	□
活动	半坐卧位 每2小时翻身 关节活动度		□ □ □	□ □ □	见物理治疗计划单			
饮食	软质/普通饮食		□	□	进食状况：1.禁食　2.佳　3.尚可　4.差			
排泄	每小时尿量 排便		□ □	□ □	排尿情形：1.尿管留置　2.自解畅 　　　　　3.未自解　4.解尿困难 排便情况评估：1.正常　2.未解　3.腹泻 　　　　　　　4.便秘	—	—	—
护理照护	△移除胸腔引流管 床上擦浴 导尿管护理 △疼痛处理		□ □ □ □	□ □ □ □	△疼痛处理： 　1.服药后可缓解 　2.打止痛针可缓解			
护理指导出院规划	指导深呼吸、咳嗽 三球（Coach）呼吸锻炼指导器指导 饮食宣教		□ □ □	□ □ □	环境介绍 进食方式及注意事项 伤口疼痛的处置 身上管路介绍及注意事项		□ □ □ □	□ □ □ □
评估其他	体温：≤37.5℃ 心跳：次数正常,节律规则 呼吸：次数正常,无端坐呼吸 四肢末梢：红色&温暖		□ □ □ □	□ □ □ □	进食情况：尚可 排尿：自解畅 三球肺活量练习器（>10岁）：1颗 伤口：无红肿、无渗液 静脉注射导管：无红肿	□	□	□
签章	大夜班		白班	小夜班	大夜班		白班	小夜班	

【注】△：长期医嘱　√：已执行,完全了解,达到预期结果　×：不了解,需要重新指导及追踪　■：需要进一步处理及记录　N：无此需要

台湾大学医学院附属医院

冠状动脉旁路移植术（CABG） 临床路径（续）

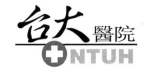

临床路径代码：010670　　　　　　　　　　　　　　　　　　　　　病人名条粘贴处

住院日期：_____年_____月_____日　　　　　　　　　　预定住院天数：15天14夜

		第6天（术后第4天） ___年___月___日			第7天（术后第5天） ___年___月___日			
		大夜班	白班	小夜班		大夜班	白班	小夜班
监测评估	常规测量体温、脉搏、呼吸、血压 体温：1.正常　2.≥37.5℃ 心跳节律：1.规则　2.不规则 呼吸型态：1.正常　2.端坐呼吸 　　　　　3.使用辅助肌 四肢末梢：1.红色&温暖 　　　　　2.红色&发凉 　　　　　3.发绀&冰凉 每日测体重 每8小时监测尿量 △每8小时评估胸腔引流管的量及颜色 △每2小时测心率（有强心药使用时） △心电监护 伤口评估：敷料 △胸部：1.净　2.红肿　3.渗湿,有分泌物 △腿部：1.净　2.红肿　3.渗湿,有分泌物 伤口疼痛评估：疼痛指数（0~10分） 注射部位评估： △中心静脉导管：1.正常　2.红　3.肿痛 △静脉导管：1.正常　2.红　3.肿痛	□ □ □ □ □ □ □ □ □ □	□ □ □ 	□ □ □ 	常规测量体温、脉搏、呼吸、血压 体温：1.正常　2.≥37.5℃ 心跳节律：1.规则　2.不规则 呼吸型态：1.正常　2.端坐呼吸 　　　　　3.使用辅助肌 四肢末梢：1.红色&温暖 　　　　　2.红色&发凉 　　　　　3.发绀&冰凉 每日测体重 每8小时测尿量 △心电监护 伤口评估：敷料 △胸部：1.净　2.红肿　3.渗湿,有分泌物 △腿部：1.净　2.红肿　3.渗湿,有分泌物 伤口疼痛评估：疼痛指数（0~10分） 注射部位评估： △a.中心静脉导管：1.正常　2.红　3.肿痛 △b.静脉导管：1.正常　2.红　3.肿痛	□ □ □ □ 	□ □ □ 	□ □ □
检验	△One touch 血糖测定	□	□	□	每日（长期医嘱）心电图 每日摄胸片 每日（长期医嘱）肌酸激酶、肌酸激酶同工酶 每日（长期医嘱）血常规、尿素氮、肌酐、谷草转氨酶、总胆红素、镁 每日（长期医嘱）动脉血气、钠、钾、氯、钙、乳酸、血糖	□ □ □ □ □		
药物	见给药治疗记录单				见给药治疗记录单			
治疗	△伤口换药 △氧疗法 △胸腔护理 □三球肺活量练习器（或） 　1.>2颗　2.1~2颗　3.<1颗（球） □Coach呼吸锻炼器：1.>2 000 mL 　2.1 000~2 000 mL　3.<1 000 mL		□ 	□ 	△伤口换药 △氧疗法 △胸腔护理 □三球肺活量练习器（或） 　1.>2颗　2.1~2颗　3.<1颗（球） □Coach呼吸锻炼器：1.>2 000 mL 　2.1 000~2 000 mL　3.<1 000 mL		□ 	□
活动	见物理治疗计划单				见物理治疗计划单			
饮食	进食状况：1.禁食　2.佳　3.尚可　4.差		___	___	进食状况：1.禁食　2.佳　3.尚可　4.差		___	___
排泄	排尿情形：1.尿管留置　2.自解畅 　　　　　3.未自解　4.解尿困难 排便情况评估：1.正常　2.未解　3.腹泻 　　　　　　　4.便秘		___ ___	___ ___	排尿情形：1.尿管留置　2.自解畅 　　　　　3.未自解　4.解尿困难 排便情况评估：1.正常　2.未解　3.腹泻 　　　　　　　4.便秘		___ ___	___ ___
护理照护	△床上擦浴 △导尿管护理 △中心静脉导管护理 △疼痛处理：1.服药后可缓解 　　　　　　2.打止痛针可缓解		□ □ □ ___ ___		△中心静脉导管护理 △疼痛处理：1.服药后可缓解 　　　　　　2.打止痛针可缓解		□ ___ ___	
护理指导出院规划	伤口护理注意事项（1） 教导渐进性活动		□ 		药物指导（1） 饮食指导（1）：低胆固醇饮食 　　　　　　　　痛风饮食 　　　　　　　　糖尿病饮食		□ □ 	
评估其他	体温：≤37.5℃ 心跳：次数正常,节律规则 排尿：自解畅 伤口：无红肿,无渗液 静脉注射导管：无红肿	□ □ □ □ □		□ □ □ □ □	体温：≤37.5℃ 心跳：次数正常,节律规则 呼吸：次数正常,无端坐呼吸 伤口：无红肿,无渗液 静脉注射导管：无红肿	□ □ □ □ □	□ □ □ □ □	□ □ □ □ □
签章	大夜班		白班	小夜班	大夜班		白班	小夜班

【注】△：长期医嘱　√：已执行,完全了解,达到预期结果　×：不了解,需要重新指导及追踪　■：需要进一步处理及记录　N：无此需要

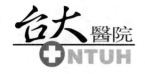

台湾大学医学院附属医院

冠状动脉旁路移植术（CABG） 临床路径（续）

临床路径代码：010670

住院日期：_____年_____月_____日

病人名条粘贴处

预定住院天数：15 天 14 夜

		第8天（术后第6天） ___年___月___日			第7天（术后第5天） ___年___月___日			
		大夜班	白班	小夜班		大夜班	白班	小夜班
监测评估	常规测量体温、脉搏、呼吸、血压 体温：1. 正常 2. ≥ 37.5℃ 心跳节律：1. 规则 2. 不规则 呼吸型态：1. 正常 2. 端坐呼吸 　　　　　3. 使用辅助肌 四肢末梢：1. 红色 & 温暖 　　　　　2. 红色 & 发凉 　　　　　3. 发绀 & 冰凉 每日测体重 △心电监护 伤口评估：敷料 △胸部：1. 净 2. 红肿 3. 渗湿，有分泌物 △腿部：1. 净 2. 红肿 3. 渗湿，有分泌物 伤口疼痛评估：疼痛指数（0~10 分） 注射部位评估： △中心静脉导管：1. 正常 2. 红 3. 肿痛 △静脉置管：1. 正常 2. 红 3. 肿痛	□ — — — — □ — — — — —	□ — — — — □ — — — — —	□ — — — — — — — —	常规测量体温、脉搏、呼吸、血压 体温：1. 正常 2. ≥ 37.5℃ 心跳节律：1. 规则 2. 不规则 呼吸型态：1. 正常 2. 端坐呼吸 　　　　　3. 使用辅助肌 四肢末梢：1. 红色 & 温暖 　　　　　2. 红色 & 发凉 　　　　　3. 发绀 & 冰凉 △心电监护 伤口评估：敷料 △胸部：1. 净 2. 红肿 3. 渗湿，有分泌物 △腿部：1. 净 2. 红肿 3. 渗湿，有分泌物 伤口疼痛评估：疼痛指数（0~10 分） 注射部位评估： △中心静脉导管：1. 正常 2. 红 3. 肿痛 △静脉导管：1. 正常 2. 红 3. 肿痛	□ — — — — □ — — — —	□ — — — — □ — — — —	□ — — — — — — —
检验	△One touch 血糖测定	□	□	□	△One touch 血糖测定	□	□	□
药物	见给药治疗记录单				见给药治疗记录单			
治疗	△伤口换药 △氧疗法 △胸腔护理 □三球肺活量练习器（或） 　1. > 2 颗 2. 1~2 颗 3. < 1 颗（球） □Coach 呼吸锻炼器：1. > 2 000 mL 　2. 1 000~2 000 mL 3. < 1 000 mL	□ □ □ — —	□ □ □ — —	□ □ □	△伤口换药 △氧疗法 △胸腔护理 □三球肺活量练习器（或） 　1. > 2 颗 2. 1~2 颗 3. < 1 颗（球） □Coach 呼吸锻炼器：1. > 2 000 mL 　2. 1 000~2 000 mL 3. < 1 000 mL	□ □ □ — —	□ □ □ — —	□ □ □
活动	见物理治疗计划单				见物理治疗计划单			
饮食	进食状况：1. 禁食 2. 佳 3. 尚可 4. 差	—	—	—	进食状况：1. 禁食 2. 佳 3. 尚可 4. 差	—	—	—
排泄	排尿情形：1. 尿管留置 2. 自解畅 　　　　　3. 未自解 4. 解尿困难 排便情况评估：1. 正常 2. 未解 3. 腹泻 　　　　　　　4. 便秘	— —	— —	— —	排尿情形：1. 尿管留置 2. 自解畅 　　　　　3. 未自解 4. 解尿困难 排便情况评估：1. 正常 2. 未解 3. 腹泻 　　　　　　　4. 便秘	— —	— —	— —
护理照护	△中心静脉导管护理 △疼痛处理：1. 服药后可缓解 　　　　　　2. 打止痛针可缓解	□ —	□ —	□	△中心静脉导管护理 △疼痛处理：1. 服药后可缓解 　　　　　　2. 打止痛针可缓解	□ —	□ —	□
护理指导出院规划	药物指导（2） 伤口护理注意事项（2） 疾病危险因子及手术治疗的认知（1）	□ □ □	□ □ □	□ □ □	药物指导（3） 疾病危险因子及手术治疗的认知 活动渐进恢复方式及性生活	□ □ □	□ □ □	□ □ □
评估其他	体温：≤ 37.5℃ 心跳：次数正常，节律规则 呼吸：次数正常，无端坐呼吸 伤口：无红肿、无渗液 静脉注射导管：无红肿				体温：≤ 37.5℃ 心跳：次数正常，节律规则 呼吸：次数正常，无端坐呼吸 伤口：无红肿、无渗液 静脉注射导管：无红肿			
签章	大夜班		白班		小夜班	大夜班	白班	小夜班

【注】△：长期医嘱 √：已执行，完全了解，达到预期结果 ×：不了解，需要重新指导及追踪 ■：需要进一步处理及记录 N：无此需要

台湾大学医学院附属医院

冠状动脉旁路移植术（CABG） 临床路径（续）

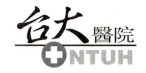

临床路径代码：010670　　　　　　　　　　　　　　　　　　　　　病人名条粘贴处

住院日期：＿＿＿年＿＿＿月＿＿＿日　　　　　　　　　预定住院天数：15天14夜

		第10天(术后第8天) ＿年＿月＿日			第11天(术后第9天) ＿年＿月＿日		
		大夜班	白班	小夜班	大夜班	白班	小夜班
监测评估	常规测量体温、脉搏、呼吸、血压 体温：1.正常　2.≥37.5℃ 心跳节律：1.规则　2.不规则 呼吸型态：1.正常　2.端坐呼吸 　　　　　　3.使用辅助肌 四肢末梢：1.红色＆温暖 　　　　　　2.红色＆发凉 　　　　　　3.发绀＆冰凉 △心电监护 伤口评估：敷料 △胸部：1.净　2.红肿　3.渗湿,有分泌物 △腿部：1.净　2.红肿　3.渗湿,有分泌物 伤口疼痛评估：疼痛指数(0~10分) 注射部位评估： △静脉导管：1.正常　2.红　3.肿痛	□ ― ― ― ― □ ― ― ―	□ ― ― ― ― □ ― ― ―	□ ― ― ― ― □ ― ― ―	常规测量体温、脉搏、呼吸、血压 体温：1.正常　2.≥37.5℃ 心跳节律：1.规则　2.不规则 呼吸型态：1.正常　2.端坐呼吸 　　　　　　3.使用辅助肌 四肢末梢：1.红色＆温暖 　　　　　　2.红色＆发凉 　　　　　　3.发绀＆冰凉 △心电监护 伤口评估：敷料 △胸部：1.净　2.红肿　3.渗湿,有分泌物 △腿部：1.净　2.红肿　3.渗湿,有分泌物 伤口疼痛评估：疼痛指数(0~10分) 注射部位评估： △静脉导管：1.正常　2.红　3.肿痛	□ ― ― ― ― □ ― ― ―	□ ― ― ― ― □ ― ― ―	□ ― ― ― ― □ ― ― ―
检验	△One touch 血糖测量	□	□	□	△One touch 血糖测量	□	□	□
药物	见给药治疗记录单				见给药治疗记录单			
治疗	△伤口换药 △氧疗法 □三球肺活量练习器(或) 　1.>2颗　2.1~2颗　3.<1颗(球) □Coach 呼吸锻炼器：1.>2 000 mL 　2.1 000~2 000 mL　3.<1 000 mL		□ □ ― ―		△伤口换药 △氧疗法 □三球肺活量练习器(或) 　1.>2颗　2.1~2颗　3.<1颗(球) □Coach 呼吸锻炼器：1.>2 000 mL 　2.1 000~2 000 mL　3.<1 000 mL		□ □ ― ―	
活动	见物理治疗计划单				见物理治疗计划单			
饮食	进食状况：1.禁食　2.佳　3.尚可　4.差	―	―	―	进食状况：1.禁食　2.佳　3.尚可　4.差	―	―	―
排泄	排尿情形：1.尿管留置　2.自解畅 　　　　　　3.未自解　4.解尿困难 排便情况评估：1.正常　2.未解　3.腹泻 　　　　　　　　4.便秘				排尿情形：1.尿管留置　2.自解畅 　　　　　　3.未自解　4.解尿困难 排便情况评估：1.正常　2.未解　3.腹泻 　　　　　　　　4.便秘			
护理照护	△疼痛处理：1.服药后可缓解 　　　　　　　2.打止痛针可缓解				△疼痛处理：1.服药后可缓解 　　　　　　　2.打止痛针可缓解			
护理指导出院规划	药物指导(4) 异常征象的观察及处理(1) 术后常见问题的处理(1)		□ □ □		药物指导(5) 饮食指导(2)：低胆固醇饮食 　　　　　　　△痛风饮食 　　　　　　　△糖尿病饮食 居家照顾注意事项		□ □ □ □ □	
评估其他	执行一般活动： 疲倦：(1)不会　(2)轻度　(3)中度 　　　　(4)严重到无法执行一般活动或休 　　　　息时即感疲倦 呼吸困难 心悸		□ □	□ □	执行一般活动： 疲倦：(1)不会　(2)轻度　(3)中度 　　　　(4)严重到无法执行一般活动或休 　　　　息时即感疲倦 呼吸困难 心悸		□ □	□ □
签章	大夜班		白班		小夜班	大夜班	白班	小夜班

【注】△：长期医嘱　√：已执行,完全了解,达到预期结果　　×：不了解,需要重新指导及追踪　　■：需要进一步处理及记录　　N：无此需要

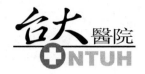

台湾大学医学院附属医院

冠状动脉旁路移植术（CABG） 临床路径（续）

临床路径代码：010670

住院日期：_____年_____月_____日

预定住院天数：15天14夜

病人名条粘贴处

		第12天（术后第10天）__年__月__日				第13天（术后第11天）（出院日）__年__月__日			
			大夜班	白班	小夜班		大夜班	白班	小夜班
监测评估		常规测量体温、脉搏、呼吸、血压 体温：1. 正常 2. ≥ 37.5℃ 心跳节律：1. 规则 2. 不规则 呼吸型态：1. 正常 2. 端坐呼吸 　　　　　3. 使用辅助肌 四肢末梢：1. 红色 & 温暖 　　　　　2. 红色 & 发凉 　　　　　3. 发绀 & 冰凉 △心电监护 伤口评估：敷料 △胸部：1. 净 2. 红肿 3. 渗湿，有分泌物 △腿部：1. 净 2. 红肿 3. 渗湿，有分泌物 伤口疼痛评估：疼痛指数（0~10分） 注射部位评估： △静脉导管：1. 正常 2. 红 3. 肿痛	☐ — — — — ☐ — — — —	☐ — — — — ☐ — — — —	☐ — — — — ☐ — — — —	常规测量体温、脉搏、呼吸、血压 体温：1. 正常 2. ≥ 37.5℃ 心跳节律：1. 规则 2. 不规则 呼吸型态：1. 正常 2. 端坐呼吸 　　　　　3. 使用辅助肌 四肢末梢：1. 红色 & 温暖 　　　　　2. 红色 & 发凉 　　　　　3. 发绀 & 冰凉 △心电监护 伤口评估：敷料 △胸部：1. 净 2. 红肿 3. 渗湿，有分泌物 △腿部：1. 净 2. 红肿 3. 渗湿，有分泌物 伤口疼痛评估：疼痛指数（0~10分）	☐ — — — — ☐ — — —	☐ — — — — ☐ — — —	☐ — — — — ☐ — — —
检验		△ One touch 血糖测定	☐	☐	☐	△ One touch 血糖测定	☐	☐	☐
药物		见给药治疗记录单				见给药治疗记录单			
治疗		△伤口换药 △伤口拆药 △氧疗法 ☐三球肺活量练习器（或） 　1. > 2 颗 2. 1~2 颗 3. < 1 颗（球） ☐ Coach 呼吸锻炼器：1. > 2 000 mL 　2. 1 000~2 000 mL 3. < 1 000 mL		☐ ☐ ☐	☐ ☐ ☐	△伤口换药 △伤口拆药 ☐三球肺活量练习器（或） 　1. > 2 颗 2. 1~2 颗 3. < 1 颗（球） ☐ Coach 呼吸锻炼器：1. > 2 000 mL 　2. 1 000~2 000 mL 3. < 1 000 mL		☐ ☐	☐ ☐
活动		见物理治疗计划单				见物理治疗计划单			
饮食		进食状况：1. 禁食 2. 佳 3. 尚可 4. 差	—	—	—	进食状况：1. 禁食 2. 佳 3. 尚可 4. 差	—	—	—
排泄		排尿情形：1. 尿管留置 2. 自解畅 　　　　　3. 未自解 4. 解尿困难 排便情况评估：1. 正常 2. 未解 3. 腹泻 　　　　　　　4. 便秘	—	—	—	排尿情形：1. 尿管留置 2. 自解畅 　　　　　3. 未自解 4. 解尿困难 排便情况评估：1. 正常 2. 未解 3. 腹泻 　　　　　　　4. 便秘	—	—	—
护理照护		△疼痛处理 1. 服药后可缓解 　　　　　　2. 打止痛针可缓解				△疼痛处理：1. 服药后可缓解 　　　　　　2. 打止痛针可缓解			
护理指导出院规划		异常征象的观察及处理（2） 术后常见问题的处理（2） 居家照顾注意事项（2）		☐ ☐ ☐		出院宣教 药物 / 伤口 / 活动 / 居家照顾注意事项 △转介居家照护		☐ ☐	
评估其他		执行一般活动： 疲倦：(1) 不会 (2) 轻度 (3) 中度 (4) 严重到无法执行一般活动或休息时即感疲倦 呼吸困难 心悸		— ☐ ☐	— ☐ ☐	出院状况： 1. 伤口无感染，愈合良好 2. 心脏功能达纽约心脏功能分类等级： 　（1）第一度 　（2）第二度 　（3）第三度 　（4）第四度		☐	☐
签章		大夜班		白班	小夜班	大夜班		白班	小夜班

【注】△：长期医嘱　√：已执行，完全了解，达到预期结果　×：不了解，需要重新指导及追踪　■：需要进一步处理及记录　N：无此需要

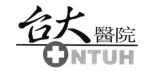

台湾大学医学院附属医院

冠状动脉旁路移植术(CABG) 临床路径(续)

临床路径代码:010670

住院日期:_____年_____月_____日

病人名条粘贴处

预定住院天数:15天14夜

		第14天(术后第12天)(出院日) ___年___月___日			第15天(术后第13天)(出院日) ___年___月___日			
		大夜班	白班	小夜班		大夜班	白班	小夜班
监测评估	常规测量体温、脉搏、呼吸、血压 体温:1.正常 2.≥37.5℃ 心跳节律:1.规则 2.不规则 呼吸型态:1.正常 2.端坐呼吸 　　　　　3.使用辅助肌 四肢末梢:1.红色&温暖 　　　　　2.红色&发凉 　　　　　3.发绀&冰凉 △心电监护 伤口评估:敷料 △胸部:1.净 2.红肿 3.渗湿,有分泌物 △腿部:1.净 2.红肿 3.渗湿,有分泌物 伤口疼痛评估:疼痛指数(0~10分)	□ — — — — □ — —	□ — — — — □ — —	□ — — — — □ — —	常规测量体温、脉搏、呼吸、血压 体温:1.正常 2.≥37.5℃ 心跳节律:1.规则 2.不规则 呼吸型态:1.正常 2.端坐呼吸 　　　　　3.使用辅助肌 四肢末梢:1.红色&温暖 　　　　　2.红色&发凉 　　　　　3.发绀&冰凉 △心电监护 伤口评估:敷料 △胸部:1.净 2.红肿 3.渗湿,有分泌物 △腿部:1.净 2.红肿 3.渗湿,有分泌物 伤口疼痛评估:疼痛指数(0~10分)	□ — — — — □ — —	□ — — — — □ — —	□ — — — — □ — —
检验	△ One touch 血糖测定	□	□	□	△ One touch 血糖测定	□	□	□
药物	见给药治疗记录单				见给药治疗记录单			
治疗	△伤口换药 △伤口拆药 □三球肺活量练习器(或) 1. > 2 颗 2.1~2 颗 3.< 1 颗(球) □Coach 呼吸锻炼器:1. > 2 000 mL 2. 1 000~2 000 mL 3.< 1 000 mL		□ □ — —	□ □ — —	△伤口换药 △伤口拆药 □三球肺活量练习器(或) 1. > 2 颗 2.1~2 颗 3.< 1 颗(球) □Coach 呼吸锻炼器:1. > 2 000 mL 2. 1 000~2 000 mL 3.< 1 000 mL		□ □ — —	□ □ — —
活动	见物理治疗计划单				见物理治疗计划单			
饮食	进食状况:1.禁食 2.佳 3.尚可 4.差	—	—	—	进食状况:1.禁食 2.佳 3.尚可 4.差	—	—	—
排泄	排尿情形:1.尿管留置 2.自解畅 　　　　　3.未自解 4.解尿困难 排便情况评估:1.正常 2.未解 3.腹泻 　　　　　　　4.便秘	— —	— —	— —	排尿情形:1.尿管留置 2.自解畅 　　　　　3.未自解 4.解尿困难 排便情况评估:1.正常 2.未解 3.腹泻 　　　　　　　4.便秘	— —	— —	— —
护理照护	△疼痛处理:1.服药后可缓解 　　　　　2.打止痛针可缓解	—	—	—	△疼痛处理:1.服药后可缓解 　　　　　2.打止痛针可缓解	—	—	—
护理指导出院规划	出院宣教 药物/伤口/活动/居家照护注意事项 △转介居家照护		□ □ □		出院宣教 药物/伤口/活动/居家照顾注意事项 △转介居家照护		□ □ □	
评估其他	出院状况: 1.伤口无感染,愈合良好 2.心脏功能达纽约心脏功能分类等级: (1)第一度 (2)第二度 (3)第三度 (4)第四度		□	□	出院状况: 1.伤口无感染,愈合良好 2.心脏功能达纽约心脏功能分类等级: (1)第一度 (2)第二度 (3)第三度 (4)第四度		□	□
签章	大夜班		白班		小夜班	大夜班	白班	小夜班

【注】△:长期医嘱　√:已执行,完全了解,达到预期结果　×:不了解,需要重新指导及追踪　■:需要进一步处理及记录　N:无此需要

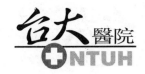

台湾大学医学院附属医院

冠状动脉旁路移植术（CABG） 临床路径（续）
护理记录表

临床路径代码：010670

病人名条粘贴处

住院日期：_____年_____月_____日   预定住院天数：15天14夜

日期	时间	心跳次数	跳节律	唇四肢末梢颜色	温度	设置 ____mL/小时 每__小时剩余量 __mL 时间____ am/pm	设置 ____mL/小时 每__小时剩余量 __mL 时间____ am/pm	设置 ____mL/小时 每__小时剩余量 __mL 时间____ am/pm	胸腔引流管量	颜色	小便量	颜色	签名

* 心跳次数以（次／每分钟）为单位

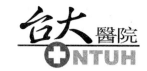

台湾大学医学院附属医院

□左 □右 肾脏移植 临床路径

临床路径代码：0302A0

住院日期：_____年_____月_____日

病人名条粘贴处

预定住院天数：12天11夜

	第1天（手术当日） ___年___月___日 返回病房时间：_____	大夜班12:00后	白班	小夜班	大夜班12:00前	第2天（术后第1天） ___年___月___日	大夜班	白班	小夜班
监测评估	体温、脉搏、呼吸、血压、出入量，每小时测1次 每8小时测中心静脉压 评估水肿程度（1.± 2.+ 3.++ 4.+++ 5.++++） 导管 1. 中心静脉导管留置，部位____，外观____ 2. 静脉导管留置，部位____，外观____ 伤口观察—敷料：1. 净 2. 渗湿 引流管—部位____，____条，颜色____ 尿管通畅：1. 是 2. 否 —尿液颜色：1. 黄 2. 淡红 3. 红 4. 深红 膀胱造口：1. 有 2. 无 —膀胱造口通畅：1. 是 2. 否 —尿液颜色：1. 黄 2. 淡红 3. 红 4. 深红 渗尿：1. 无 2. 有 膀胱痉挛：1. 无 2. 有 尿道疼痛：1. 无 2. 有 疼痛指数（0~10分）	☐	☐	☐	☐	体温、脉搏、呼吸、血压、出入量，每小时测1次 每8小时测中心静脉压 每天称体重 评估水肿程度（1.± 2.+ 3.++ 4.+++ 5.++++） 导管 1. 中心静脉导管留置，部位____，外观____ 2. 静脉导管留置，部位____，外观____ 伤口观察—敷料：1. 净 2. 渗湿 引流管—部位____，____条，颜色____ 尿管通畅：1. 是 2. 否 —尿液颜色：1. 黄 2. 淡红 3. 红 4. 深红 膀胱造口：1. 有 2. 无 —膀胱造口通畅：1. 是 2. 否 —尿液颜色：1. 黄 2. 淡红 3. 红 4. 深红 渗尿：1. 无 2. 有 膀胱痉挛：1. 无 2. 有 尿道疼痛：1. 无 2. 有 疼痛指数（0~10分）	☐	☐	☐
检验	依医嘱抽血	☐	☐	☐		依医嘱抽血	☐	☐	☐
药物	依医嘱给药					依医嘱给药			
治疗	△伤口换药，时间____ △膀胱造口护理，时间____ △中心静脉导管护理	☐	☐	☐		△伤口换药，时间____ △膀胱造口护理，时间____ △中心静脉导管护理	☐	☐	☐
活动	卧床休息，每2小时翻身					半坐卧位，每2小时翻身			
饮食	禁食，除用药外	☐	☐	☐		1. 禁食 2. 试验性饮水 3. 耐受饮食			
排泄	排便：1. 无 2. 自解 教导并协助便盆及尿壶使用					排便：1. 无 2. 自解 乐可舒（10 mg/片），用药__片，时间____ 教导并协助便盆及尿壶使用			
护理照护	△三球肺活量练习器教导 △紫外线消毒环境、用物 每2小时胸腔引流管护理 伤口疼痛处理：1. 微痛可忍 2. 服药缓解 3. 注射止痛剂 4. 病人疼痛自控泵使用 5. 鼻喷止痛剂使用 △经疼痛处理后的疼痛指数（0~10分） △挤压引流管＆膀胱造口护理	☐ ☐ ☐ ☐	☐ ☐ ☐ ☐	☐ ☐ ☐ ☐		△每2小时三球肺活量练习＋复原运动 △每2小时胸腔引流管护理 伤口疼痛处理：1. 微痛可忍 2. 服药缓解 3. 注射止痛剂 4. 病人疼痛自控泵使用 5. 鼻喷止痛剂使用 △经疼痛处理后的疼痛指数（0~10分） △挤压引流管＆膀胱造口护理 △协助身体清洁及口腔护理、导尿管护理	☐	☐	☐
护理指导出院规划	环境及仪器管路介绍、保护隔离重要性 指导深呼吸及有效咳嗽 教导不倒翁运动（预防跌倒）	☐ ☐ ☐	☐ ☐ ☐	☐ ☐ ☐		饮食指导 记录出入水量 指导深呼吸及有效咳嗽 教学床上四肢活动及安全注意事项	☐	☐	☐
评估其他	术后状态： 1. 生命体征正常 2. 伤口无血肿 3. 协助下可每2小时翻身 4. 引流管、导尿管管路引流顺畅 5. 能有效咳嗽、咳痰 6. 疼痛评估：经处理后疼痛指数＜5分	☐	☐	☐		术后状态： 1. 生命体征正常 2. 伤口无血肿 3. 协助下可每2小时翻身 4. 引流管、导尿管管路引流顺畅 5. 能有效咳嗽、咳痰 6. 疼痛评估：经处理后疼痛指数＜5分 7. 身体经清洁后无残留优碘痕迹、胶布痕迹，病患感觉舒适	☐	☐	☐
签章	大夜班12:00后	白班		小夜班		大夜班12:00前	白班		小夜班

【注】△：长期医嘱　√：已执行、完全了解、达到预期结果　×：不了解，需要重新指导及追踪　■：需要进一步处理及记录　N：无此需要

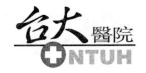

台湾大学医学院附属医院

□左 □右 肾脏移植 临床路径(续)

临床路径代码：0302A0　　　　　　　　　　　　　　　　病人名条粘贴处

住院日期：_____年_____月_____日　　　　　预定住院天数：12 天 11 夜

		第3天(术后第2天) ___年___月___日			第4天(术后第3天) ___年___月___日			
		大夜班	白班	小夜班		大夜班	白班	小夜班
监测评估	每8小时测体温、脉搏、呼吸、血压、出入水量 每8小时记录中心静脉压 每天称体重 评估水肿程度(1.± 2.+ 3.++ 4.+++ 5.++++) 导管：1.中心静脉导管留置，部位____，外观____；2.静脉导管留置，部位____，外观____ 伤口观察—敷料：1.净 2.渗湿 引流管—部位：____，____条，颜色____ 尿管通畅：1.是 2.否 —尿液颜色：1.黄 2.淡红 3.红 4.深红 膀胱造口：1.有 2.无 —膀胱造口通畅：1.是 2.否 —尿液颜色：1.黄 2.淡红 3.红 4.深红 渗尿：1.无 2.有 膀胱痉挛：1.无 2.有 尿道疼痛：1.无 2.有 疼痛指数(0~10分)	□ — — — — — □ — — — — — — — — —	□ — □ — — — □ — — — — — — — — —	□ — — — — — □ — — — — — — — — —	每8小时测体温、脉搏、呼吸、血压、出入水量 每8小时记录中心静脉压 每天称体重 评估水肿程度(1.± 2.+ 3.++ 4.+++ 5.++++) 导管：1.中心静脉导管留置，部位____，外观____；2.静脉导管留置，部位____，外观____ 伤口观察—敷料：1.净 2.渗湿 引流管—部位：____，____条，颜色____ 尿管通畅：1.是 2.否 —尿液颜色：1.黄 2.淡红 3.红 4.深红 膀胱造口：1.有 2.无 —膀胱造口通畅：1.是 2.否 —尿液颜色：1.黄 2.淡红 3.红 4.深红 渗尿：1.无 2.有 膀胱痉挛：1.无 2.有 尿道疼痛：1.无 2.有 疼痛指数(0~10分)	□ — — — — — □ — — — — — — — — —	□ — □ — — — □ — — — — — — — — —	□ — — — — — □ — — — — — — — — —
检验	依医嘱抽血	□	□	□	依医嘱抽血	□	□	□
药物	依医嘱给药				依医嘱给药			
治疗	△伤口换药，时间_____ △膀胱造口护理，时间_____ △中心静脉导管护理	□ □ □	□ □ □	□ □ □	△伤口换药，时间_____ △膀胱造口护理，时间_____ △中心静脉导管护理	□ □ □	□ □ □	□ □ □
活动	半坐卧位，每2小时翻身 床上四肢活动	□ □	□ □	□ □	半坐卧位，每2小时翻身 协助上下床活动	□ □	□ □	□ □
饮食	耐受饮食				耐受饮食			
排泄	排便：1.无 2.自解 协助便盆及尿壶使用	— □	— □	— □	排便：1.无 2.自解 协助便盆及尿壶使用	— □	— □	— □
护理照护	△每2小时三球肺活量练习+复原运动 △每2小时胸腔引流管护理 伤口疼痛处理：1.微痛可忍 2.服药缓解 3.注射止痛剂 4.病人疼痛自控泵使用 5.鼻喷止痛剂使用 △经疼痛处理后的疼痛指数(0~10分) △挤压引流管 & 膀胱造口护理 △导尿管护理	□ □ □	□ □ □	□ □ □	△每2小时三球肺活量练习+复原运动 △每2小时胸腔引流管护理 伤口疼痛处理：1.微痛可忍 2.服药缓解 3.注射止痛剂 4.病人疼痛自控泵使用 5.鼻喷止痛剂使用 △经疼痛处理后的疼痛指数(0~10分) △挤压引流管 & 膀胱造口护理 △导尿管护理	□ □ □	□ □ □	□ □ □
护理指导出院规划	肾脏移植术后宣教 饮食指导 告知确实记录进食量的重要性 告知按时服药的重要性 认识肾脏移植的方式和预后		□ □ □ □ □		教导药物的作用、副作用及抽血注意事项		□	
评估其他	术后状态： 1. 生命体征正常 2. 伤口无血肿 3. 协助下可下床活动 4. 引流管、导尿管管路引流顺畅 5. 能有效咳嗽、咳痰 6. 疼痛评估：经处理后疼痛指数 < 5分	□	□	□	术后状态： 1. 生命体征正常 2. 伤口无血肿 3. 协助下可下床活动 4. 引流管、导尿管管路引流顺畅 5. 能正常进食 6. 疼痛评估：经处理后疼痛指数 < 5分	□	□	□
签章	大夜班	白班		小夜班	大夜班	白班		小夜班

【注】△：长期医嘱　√：已执行，完全了解，达到预期结果　×：不了解，需要重新指导及追踪　■：需要进一步处理及记录　N：无此需要

台湾大学医学院附属医院

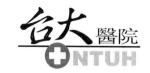

□左 □右 肾脏移植 临床路径（续）

临床路径代码：0302A0

住院日期：_____年_____月_____日

预定住院天数：12天11夜

病人名条粘贴处

		第5天（术后第4天）____年____月____日				第6天（术后第5天）____年____月____日			
			大夜班	白班	小夜班		大夜班	白班	小夜班
监测评估	每8小时测体温、脉搏、呼吸、血压、出入量 评估水肿程度（1.± 2.+ 3.++ 4.+++ 5.++++） 导管： 1. 中心静脉导管留置，部位____，外观____ 2. 静脉导管留置，部位____，外观____ 伤口观察—敷料：1.净 2.渗湿 引流管—部位：____，____条，颜色____ 尿管通畅：1.是 2.否 —尿液颜色：1.黄 2.淡红 3.红 4.深红 膀胱造口：1.有 2.无 —膀胱造口通畅：1.是 2.否 —尿液颜色：1.黄 2.淡红 3.红 4.深红 渗尿：1.无 2.有 膀胱痉挛：1.无 2.有 尿道疼痛：1.无 2.有 疼痛指数（0~10分）	□ □ □ □ □ □ □ □ □ □ □ □	□ □ □ □ □ □ □ □ □ □ □ □	□ □ □ □ □ □ □ □ □ □ □ □	每8小时测体温、脉搏、呼吸、血压、出入量 每天称体重 评估水肿程度（1.± 2.+ 3.++ 4.+++ 5.++++） 导管： 1. 中心静脉导管留置，部位____，外观____ 2. 静脉导管留置，部位____，外观____ 伤口观察—敷料：1.净 2.渗湿 引流管—部位：____，____条，颜色____ 尿管通畅：1.是 2.否 —尿液颜色：1.黄 2.淡红 3.红 4.深红 膀胱造口：1.有 2.无 —膀胱造口通畅：1.是 2.否 —尿液颜色：1.黄 2.淡红 3.红 4.深红 渗尿：1.无 2.有 膀胱痉挛：1.无 2.有 尿道疼痛：1.无 2.有 疼痛指数（0~10分）	□	□	□
检验	依医嘱抽血	□	□	□	依医嘱抽血	□	□	□
药物	依医嘱给药				依医嘱给药			
治疗	△伤口换药,时间_____ △膀胱造口护理,时间_____ △ 1. 中心静脉导管护理 　　2. 移除中心静脉导管，做尖端培养 △置入静脉导管____支（____#） 　　部位____,时间____	□ □ □	□ □ □	□ □ □	△伤口换药,时间_____ △膀胱造口护理,时间_____ △ 1. 中心静脉导管护理 　　2. 移除中心静脉导管，做尖端培养 △置入静脉导管____支（____#） 　　部位____,时间____	□ □ □	□ □ □	□ □ □
活动	协助上下床活动	□	□	□	自行下床活动	□	□	□
饮食	普食	□	□	□	普食	□	□	□
排泄	排便：1.无 2.自解 协助便盆及尿壶使用		□		排便：1.无 2.自解			
护理照护	△每2小时三球肺活量练习+复原运动 △每2小时胸腔引流管护理 伤口疼痛处理：1.微痛可忍 2.服药缓解 3.注射止痛剂 4.病人疼痛自控泵使用 5.鼻喷止痛剂使用 △经疼痛处理后的疼痛指数（0~10分） △挤压引流管 & 膀胱造口护理 △导尿管护理	□ □ □ □ □ □	□ □ □ □ □ □	□ □ □ □ □ □	△每2小时三球肺活量练习+复原运动 △每2小时胸腔引流管护理 伤口疼痛处理：1.微痛可忍 2.服药缓解 3.注射止痛剂 4.病人疼痛自控泵使用 5.鼻喷止痛剂使用 △经疼痛处理后的疼痛指数（0~10分） △挤压引流管 & 膀胱造口护理 △导尿管护理	□ □ □ □ □ □	□ □ □ □ □ □	□ □ □ □ □ □
护理指导出院规划	教导药物的作用、副作用及抽血注意事项 办理重大伤病卡		□ □		认识排斥症状预防处理： 1. 尿量减少 2. 体重增加1 kg 3. 下肢水肿 4. 回医院做进一步检查		□	
评估其他	术后状态： 1. 生命体征正常 2. 伤口无血肿 3. 引流管、导尿管管路引流顺畅 4. 能正常进食 5. 疼痛评估：经处理后疼痛指数 < 5分	□ □ □ □ □	□ □ □ □ □	□ □ □ □ □	术后状态： 1. 生命体征正常 2. 伤口无血肿 3. 引流管、导尿管管路引流顺畅 4. 能正常进食 5. 疼痛评估：经处理后疼痛指数 < 5分 6. 可自行下床活动	□ □ □ □ □ □	□ □ □ □ □ □	□ □ □ □ □ □
签章	大夜班		白班		小夜班	大夜班	白班		小夜班

【注】△：长期医嘱　√：已执行,完全了解,达到预期结果　×：不了解,需要重新指导及追踪　■：需要进一步处理及记录　N：无此需要

39

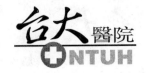

台湾大学医学院附属医院

□左 □右 肾脏移植 临床路径（续）

临床路径代码：0302A0

住院日期：_____年_____月_____日

病人名条粘贴处

预定住院天数：12天11夜

		第7天(术后第6天) ___年___月___日				第8天(术后第7天) ___年___月___日			
			大夜班	白班	小夜班		大夜班	白班	小夜班
监测评估	每8小时测体温、脉搏、呼吸、血压、出入量		□	□	□	每8小时测体温、脉搏、呼吸、血压、出入量	□	□	□
	每天称体重			□		每天称体重		□	
	评估水肿程度(1.± 2.+ 3.++ 4.+++ 5.++++)		—	—	—	评估水肿程度(1.± 2.+ 3.++ 4.+++ 5.++++)	—	—	—
	导管： 1. 中心静脉导管留置,部位____,外观____ 2. 静脉导管留置,部位____,外观____ 伤口观察—敷料:1. 净 2. 渗湿 引流管—部位：___,___条,颜色____ 尿管通畅: 1. 是 2. 否 —尿液颜色: 1. 黄 2. 淡红 3. 红 4. 深红 膀胱造口: 1. 有 2. 无 —膀胱造口通畅:1. 是 2. 否 —尿液颜色: 1. 黄 2. 淡红 3. 红 4. 深红 渗尿: 1. 无 2. 有 膀胱痉挛: 1. 无 2. 有 尿道疼痛: 1. 无 2. 有 疼痛指数(0~10分)		□	□	□	导管： 1. 中心静脉导管留置,部位____,外观____ 2. 静脉导管留置,部位____,外观____ 伤口观察—敷料:1. 净 2. 渗湿 引流管—部位：___,___条,颜色____ 尿管通畅: 1. 是 2. 否 —尿液颜色: 1. 黄 2. 淡红 3. 红 4. 深红 膀胱造口: 1. 有 2. 无 —膀胱造口通畅:1. 是 2. 否 —尿液颜色: 1. 黄 2. 淡红 3. 红 4. 深红 渗尿: 1. 无 2. 有 膀胱痉挛: 1. 无 2. 有 尿道疼痛: 1. 无 2. 有 疼痛指数(0~10分)	□	□	□
检验	依医嘱抽血		□	□	□	依医嘱抽血	□	□	□
药物	依医嘱给药					依医嘱给药			
治疗	△伤口换药,时间_____ △膀胱造口护理,时间_____ △ 1. 中心静脉导管护理 2. 移除中心静脉导管,做尖端培养 △置入静脉导管____支(____#) 部位____,时间____ △移除导尿管		□ □ □ □	□ □ □ □	□ □ □ □	△伤口换药,时间_____ △膀胱造口护理,时间_____ △ 1. 中心静脉导管护理 2. 移除中心静脉导管,做尖端培养 △置入静脉导管____支(____#) 部位____,时间____ △ 1. 移除导尿管 2. 移除膀胱造口	□ □ □ — □	□ □ □ — □	□ □ □ — □
活动	自行下床活动		□	□	□	自行下床活动	□	□	□
饮食	普食		□	□	□	普食	□	□	□
排泄	排便：1. 无 2. 自解		—		—	排便：1. 无 2. 自解	—		—
护理照护	△每2小时三球肺活量练习+复原运动 △每2小时胸腔引流管护理 伤口疼痛处理：1. 微痛可忍 2. 服药缓解 3. 注射止痛剂 4. 病人疼痛自控泵使用 5. 鼻喷止痛剂使用 △经疼痛处理后的疼痛指数(0~10分) △挤压引流管 & 膀胱造口护理 △导尿管护理		□ □ □ □ □	□ □ □ □ □	□ □ □ □ □	△每2小时三球肺活量练习+复原运动 △每2小时胸腔引流管护理 伤口疼痛处理：1. 微痛可忍 2. 服药缓解 3. 注射止痛剂 4. 病人疼痛自控泵使用 5. 鼻喷止痛剂使用 △经疼痛处理后的疼痛指数(0~10分) △挤压引流管 & 膀胱造口护理 △导尿管护理	□ □ □ □ □	□ □ □ □ □	□ □ □ □ □
护理指导出院规划	认识排斥症状预防处理： 1. 尿量减少 2. 体重增加1 kg 3. 下肢水肿 4. 回医院做进一步检查			□		协助申请重大伤病卡 教导预防感染的方法及注意事项 1. 戴口罩、洗手重要性 2. 勿出入公共场所		□	
评估其他	术后状态： 1. 生命体征正常 2. 伤口无血肿 3. 引流管、导尿管管路引流顺畅 4. 能正常进食 5. 疼痛评估：经处理后疼痛指数 < 5分 6. 可自行下床活动		□	□	□	术后状态： 1. 生命体征正常 2. 伤口无血肿 3. 管路引流顺畅 4. 能正常进食 5. 可自行下床活动	□	□	□
签章	大夜班	白班		小夜班		大夜班	白班		小夜班

【注】△:长期医嘱 √:已执行,完全了解,达到预期结果 ×:不了解,需要重新指导及追踪 ■:需要进一步处理及记录 N:无此需要

台湾大学医学院附属医院

□左 □右 肾脏移植 临床路径(续)

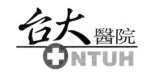

临床路径代码:0302A0

住院日期:_____年_____月_____日

病人名条粘贴处

预定住院天数:12天11夜

	第9天(术后第8天) ___年___月___日				第10天(术后第9天) ___年___月___日			
		大夜班	白班	小夜班		大夜班	白班	小夜班
监测评估	每8小时测体温、脉搏、呼吸、血压、出入量	□	□	□	每8小时测体温、脉搏、呼吸、血压、出入量	□	□	□
	每天测体重		□		每天测体重	□	□	
	评估水肿程度(1.± 2.+ 3.++ 4.+++ 5.++++)	__		__	评估水肿程度(1.± 2.+ 3.++ 4.+++ 5.++++)	__		__
	导管: 1.中心静脉导管留置,部位____,外观____ 2.静脉导管留置,部位____,外观____	__		__	导管: 1.中心静脉导管留置,部位____,外观____ 2.静脉导管留置,部位____,外观____	__		__
	伤口观察—敷料:1.净 2.渗湿	__		__	伤口观察—敷料:1.净 2.渗湿	__		__
	尿管通畅:1.是 2.否	__		__	尿管通畅:1.是 2.否	__		__
	—尿液颜色:1.黄 2.淡红 3.红 4.深红				—尿液颜色:1.黄 2.淡红 3.红 4.深红			
	膀胱造口:1.有 2.无				膀胱造口:1.有 2.无			
	—膀胱造口通畅:1.是 2.否				—膀胱造口通畅:1.是 2.否			
	—尿液颜色:1.黄 2.淡红 3.红 4.深红				—尿液颜色:1.黄 2.淡红 3.红 4.深红			
检验	依医嘱抽血	□	□	□	依医嘱抽血	□	□	□
药物	依医嘱给药				依医嘱给药			
治疗	△伤口换药,时间_____	□	□	□	△伤口换药,时间_____	□	□	□
	△ 1.移除引流管,时间_____ 2.移除导尿管,时间_____ 3.移除膀胱造口,时间_____				△ 1.移除引流管,时间_____ 2.移除导尿管,时间_____ 3.移除膀胱造口,时间_____			□
	△置入静脉导管___支(___#)部位____,时间____			□	△置入静脉导管___支(___#)部位____,时间____			
活动	自行下床活动		□		自行下床活动		□	
饮食	普食		□		普食		□	
排泄	小便自解评估:1.自解 2.其他_____	__			小便自解评估:1.自解 2.其他_____	__		
护理照护	△膀胱造口护理 △导尿管护理		□		△膀胱造口护理 △导尿管护理		□	
护理指导出院规划	教导预防感染的方法及注意事项: 1.戴口罩、洗手重要性 2.勿出入公共场所		□ □		教导伤口护理: 1.观察伤口红肿热痛等症状 2.观察有无异样渗出物 3.保持伤口干燥		□	
评估其他	术后状态: 1.生命体征正常 2.伤口无血肿 3.管路引流顺畅 4.能正常进食 5.可自行下床活动	□ □ □			术后状态: 1.生命体征正常 2.伤口无血肿 3.管路引流顺畅 4.能正常进食 5.可做日常活动	□ □ □	□ □ □	□ □ □
签章	大夜班		白班		小夜班	大夜班	白班	小夜班

【注】△:长期医嘱 √:已执行,完全了解,达到预期结果 ×:不了解,需要重新指导及追踪 ■:需要进一步处理及记录 N:无此需要

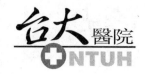

台湾大学医学院附属医院

□左 □右 肾脏移植 临床路径(续)

临床路径代码：0302A0

住院日期：_____年_____月_____日

病人名条粘贴处

预定住院天数：12天11夜

		第11天(术后第10天) ___年___月___日				第10天(术后第9天) ___年___月___日			
			大夜班	白班	小夜班		大夜班	白班	小夜班
监测评估	每8小时测体温、脉搏、呼吸、血压 每天测出入水量 每天称体重 评估水肿程度(1.± 2.+ 3.++ 4.+++ 5.++++) 导管： 1.中心静脉导管留置,部位____,外观____ 2.静脉导管留置,部位____,外观____ 伤口观察—敷料：1.净 2.渗湿 尿液颜色：1.黄 2.淡红 3.红 4.深红	□ □ — — — —	□ □ — — — —	□ — — — —	每8小时测体温、脉搏、呼吸、血压 每天测出入水量 每天称体重 评估水肿程度(1.± 2.+ 3.++ 4.+++ 5.++++) 导管： 1.中心静脉导管留置,部位____,外观____ 2.静脉导管留置,部位____,外观____ 伤口观察—敷料：1.净 2.渗湿 尿液颜色：1.黄 2.淡红 3.红 4.深红	□ □ —	□ □ —	□ —
检验	依医嘱抽血	□	□	□	依医嘱抽血	□	□	□
药物	依医嘱给药				依医嘱给药			
治疗	△伤口换药,时间_____ △1.移除引流管,时间_____ 2.移除导尿管,时间_____ 3.移除膀胱造口,时间_____	□ —	□ —	□ —	△伤口换药,时间_____ △1.移除引流管,时间_____ 2.移除导尿管,时间_____ 3.移除膀胱造口,时间_____	□ —	□ —	□ —
活动	自行下床活动	□	□	□	自行下床活动	□	□	□
饮食	普食	□	□	□	普食	□	□	□
排泄	小便自解评估：1.自解 2.其他_____				小便自解评估：1.自解 2.其他_____			
护理照护	△膀胱造口护理 △导尿管护理	□ □			△膀胱造口护理 △导尿管护理	□ □		
护理指导出院规划	病人居家生活的注意事项	□			教导测量体温、血压、尿量方法及重要性 饮食控制的认知： 1.勿食太咸食物 2.适量蛋白质的摄取 3.减少刺激性食物摄取 按时回院门诊随访的重要性 主治医师同意出院 确定及告知第一次移植门诊时间	□ □ □ □ □		
评估其他	术后状态： 1.生命体征正常 2.伤口无血肿 3.能正常进食 4.可做日常活动	 □ □ □ □	 □ □ □ □	 □ □ □ □	△出院状态评估： 1.无感染 2.无排斥 3.伤口复原良好 4.疼痛指数 < 5分 5.了解伤口护理方法 6.知道下次复诊时间 7.了解应求医状况	 □ □ □ □ □ □ □	 □ □ □ □ □ □ □	 □ □ □ □ □ □ □
签章	大夜班		白班		小夜班	大夜班		白班	小夜班

【注】△：长期医嘱 √：已执行,完全了解,达到预期结果 ×：不了解,需要重新指导及追踪 ■：需要进一步处理及记录 N：无此需要

台湾大学医学院附属医院

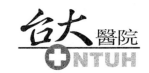

肝动脉栓塞术(TAE) 临床路径

临床路径代码:100020

住院日期:_____年_____月_____日

病人名条粘贴处

预定住院天数:9天8夜

		第1天(TAE前1天) ___年___月___日			第2天(TAE日) ___年___月___日			
			白班	小夜班	送栓塞室时间:_____	大夜班	白班	小夜班
监测评估		常规测量体温、脉搏、呼吸、血压 出血倾向评估: 常有莫名的出血或淤血:1.无 2.有	☐ —	☐ —	常规测量体温、脉搏、呼吸、血压	☐	☐	☐
检验								
药物		依医嘱给药			依医嘱给药			
治疗		静脉导管留置 部位:_____外观:_____	☐	☐	静脉导管留置 部位:_____外观:_____	☐	☐	☐
活动		自行下床活动	☐		自行下床活动		☐	

饮食		禁食:1.前日午夜起
		    2.当日早餐后
			—		禁食:1.早餐后禁食
					    2.继续禁食
						—		

排泄					排空膀胱			
护理照护		同意书填写及回收 左右鼠蹊部皮肤准备 告知TAE后注意事项(伤口、活动、疼痛、发烧、恶心、呕吐)	☐ ☐ ☐		去除附属物及换手术衣 确保病历资料及X光片齐全 推车及1kg砂袋		☐ ☐ ☐	
护理指导出院规划		TAE前宣教: 1.给予TAE病人版路径说明、皮肤准备、身体清洁 2.说明TAE后可能有的装置、进食情况、活动的重要及限制 3.说明TAE后疼痛、发烧情形及如何寻求解决 4.告知治疗时间	☐ ☐ ☐ ☐		1.指导深呼吸及放松心情 2.告知治疗流程 3.家属陪同,由外送人员送病人至血管摄影室		☐ ☐ ☐	
评估其他		病人了解住院治疗过程及出院日期	☐		TAE前准备完整 准时送病人至摄影室		☐ ☐	
签章		白班		小夜班	大夜班		白班	小夜班

【注】△:长期医嘱 √:已执行,完全了解,达到预期结果 ×:不了解,需要重新指导及追踪 ■:需要进一步处理及记录 N:无此需要

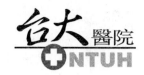

台湾大学医学院附属医院

肝动脉栓塞术(TAE) 临床路径(续)

临床路径代码: 100020

住院日期: _____年_____月_____日

病人名条粘贴处

预定住院天数: 9 天 8 夜

	第 2 天(TAE 日) ___年___月___日 返回病房时间: _____			第 3 天(TAE 术后第 1 天) ___年___月___日			
		白班	小夜班		大夜班	白班	小夜班
监测评估	术后即刻测量体温、脉搏、呼吸、血压 1 次,之后常规测量 穿刺伤口宜拉胶带+砂袋加压 渗血: 1. 无 2. 有 淤青: 1. 无 2. ≤ 10 cm 3. > 10 cm 疼痛指数(0~10 分) 检查侧下肢 5P(苍白、疼痛、脉搏、感觉麻木、感觉异常)	☐ ☐ __ __ __ ☐	☐ ☐ __ __ __ ☐	常规测量体温、脉搏、呼吸、血压 穿刺伤口宜拉胶带覆盖 淤青: 1. 无 2. ≤ 10 cm 3. > 10 cm 疼痛指数(0~10 分) 检查侧下肢 5P(苍白、疼痛、脉搏、感觉麻木、感觉异常)	☐ __ __ __ ☐	☐ __ __ __ ☐	☐ __ __ __ ☐
药物	依医嘱给药			依医嘱给药			
治疗	静脉导管留置,部位:_____外观:_____	☐	☐	静脉导管留置,部位:_____外观:___	☐	☐	☐
活动	活动指导: 先卧床休息再慢慢下床活动			可下床,但避免剧烈活动			
饮食	1. 喝水无不适 2. 已进食,无不适 3. 恶心、呕吐	__	__	若无呕吐可正常进食,采取高蛋白高热量饮食		☐	
排泄	解尿: 1. 自解畅,时间_____ 2. 诱尿失败,单次导尿时间____,量____mL	__	__	排便: 1. 有 2. 无	__	__	__
护理照护	体温 > 37.5℃的处理 1. 冰枕 2. 多补充液体 3. 退烧药使用 疼痛处理: 1. 微痛 2. 服止痛药可缓解 3. 打止痛针可缓解 △经疼痛处理后的疼痛指数(0~10 分)	__ __	__ __	疼痛处理: 1. 微痛 2. 服止痛药可缓解 3. 打止痛针可缓解 △经疼痛处理后的疼痛指数(0~10 分) 发烧处理: 1. 冰枕 2. 多补充液体 3. 退烧药使用			
护理指导出院规划	活动指导: 1. 卧床休息且穿刺侧大腿不可弯曲至_____ 2. 伤口砂袋加压时间至_____ 3. 伤口宜拉加压时间至_____ 饮食指导: 无呕吐可正常进食 解尿情况: 检查后 6~8 小时自解 疼痛处理: 告知疼痛为肿瘤细胞坏死正常反应及如何寻求解决 教导穿刺伤口勿弄湿 给予病人及家属心理支持	☐ ☐ ☐ ☐ ☐ ☐ ☐ ☐		活动指导: 1. 可日常活动,避免剧烈活动 2. 教导穿刺伤口勿弄湿 3. 给予病人及家属心理支持		☐ ☐ ☐	
评估其他	TAE 后状态: 1. 正常生命体征 2. 伤口无血肿 3. 口服止痛剂可缓解伤口疼痛 4. 恢复正常饮食 5. 解尿顺畅 6. 体温: 1. ≤ 37.4℃ 2. 37.5~37.9℃ 3. ≥ 38℃	☐ ☐ ☐ ☐ ☐ __	☐ ☐ ☐ ☐ ☐ __	可下床活动 体温: 1. ≤ 37.4℃ 2.37.5~37.9℃ 3. ≥ 38℃ 疼痛指数 < 5 分 恢复正常饮食 解尿顺畅	☐ __ __ __ __	☐ __ __ __ __	☐ __ __ __ __
签章	白班		小夜班	大夜班		白班	小夜班

【注】△: 长期医嘱 √: 已执行,完全了解,达到预期结果 ×: 不了解,需要重新指导及追踪 ■: 需要进一步处理及记录 N: 无此需要

台湾大学医学院附属医院

肝动脉栓塞术(TAE) 临床路径(续)

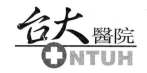

临床路径代码:100020

住院日期:_____年_____月_____日

病人名条粘贴处

预定住院天数:9天8夜

	第4天(TAE后第2天) _____年_____月_____日				第5天(TAE后第3天) _____年_____月_____日			
		大夜班	白班	小夜班		大夜班	白班	小夜班
监测评估	常规测量体温、脉搏、呼吸、血压 穿刺伤口 淤青:1.无 2.≤ 10 cm 3.＞ 10 cm 疼痛指数(0~10分) 检查侧下肢5P(苍白、疼痛、脉搏、感觉麻木、感觉异常)	□ — — □	□ — — □	□ — — □	常规测量体温、脉搏、呼吸、血压 穿刺伤口 淤青:1.无 2.≤ 10 cm 3.＞ 10 cm 疼痛指数(0~10分) 检查侧下肢5P(苍白、疼痛、脉搏、感觉麻木、感觉异常)	□ — — □	□ — — □	□ — — □
药物	依医嘱给药				依医嘱给药			
治疗	静脉导管留置,部位:____外观:____	□	□	□	静脉导管留置,部位:____外观:____	□	□	□
活动	可自行下床活动		□		可自行下床活动		□	
饮食	采取高蛋白高热量饮食		□		采取高蛋白高热量饮食		□	
排泄	排便:1.有 2.无		—		排便:1.有 2.无		—	
护理照护	疼痛处理: 1.微痛 2.服止痛药可缓解 3.打止痛针可缓解 △经疼痛处理后的疼痛指数(0~10分) 发烧处理: 1.冰枕 2.多补充液体 3.退烧药使用		— — —		疼痛处理: 1.微痛 2.服止痛药可缓解 3.打止痛针可缓解 △经疼痛处理后的疼痛指数(0~10分) 发烧处理: 1.冰枕 2.多补充液体 3.退烧药使用		— — —	
护理指导出院规划	活动指导: 1.可日常活动,避免剧烈活动 2.教导穿刺伤口勿弄湿 3.给予病人及家属心理支持		□ □ □		活动指导: 1.可日常活动,避免剧烈活动 2.教导穿刺伤口勿弄湿 3.给予病人及家属心理支持 4.询问是否可申请重大伤病卡		□ □ □ □	
评估其他	可下床活动 体温:1.≤ 37.4℃ 2.37.5~37.9℃ 3.≥ 38℃ 疼痛指数＜ 5分 恢复正常饮食	□ — □	□ — □	□ — □	可下床活动 体温:1.≤ 37.4℃ 2.37.5~37.9℃ 3.≥ 38℃ 疼痛指数＜ 5分 恢复正常饮食	□ — □	□ — □	□ — □
签章	大夜班		白班		小夜班	大夜班	白班	小夜班

【注】△:长期医嘱 √:已执行,完全了解,达到预期结果 ×:不了解,需要重新指导及追踪 ■:需要进一步处理及记录 N:无此需要

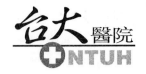

台湾大学医学院附属医院

肝动脉栓塞术(TAE) 临床路径(续)

临床路径代码:100020

住院日期:_____年_____月_____日

病人名条粘贴处

预定住院天数:9天8夜

		第6天(TAE后第4天) ___年___月___日				第7天(TAE后第5天) ___年___月___日			
			大夜班	白班	小夜班		大夜班	白班	小夜班
监测评估		常规测量体温、脉搏、呼吸、血压 穿刺伤口 淤青:1.无 2.≤ 10 cm 3. > 10 cm 疼痛指数(0~10分)	□ ___ ___	□ ___ ___	□ ___ ___	常规测量体温、脉搏、呼吸、血压 穿刺伤口 淤青:1.无 2.≤ 10 cm 3. > 10 cm 疼痛指数(0~10分)	□ ___ ___	□ ___ ___	□ ___ ___
药物		依医嘱给药				依医嘱给药			
治疗									
活动		可自行下床活动		□		可自行下床活动		□	
饮食		采取高蛋白高热量饮食		□		采取高蛋白高热量饮食		□	
排泄		排便:1.有 2.无			___	排便:1.有 2.无			___
护理照护		疼痛处理: 1.微痛 2.服止痛药可缓解 3.打止痛针可缓解 △经疼痛处理后的疼痛指数(0~10分) 发烧处理: 1.冰枕 2.多补充液体 3.退烧药使用	___ ___ ___	___ ___ ___	___ ___ ___	疼痛处理: 1.微痛 2.服止痛药可缓解 3.打止痛针可缓解 △经疼痛处理后的疼痛指数(0~10分) 发烧处理: 1.冰枕 2.多补充液体 3.退烧药使用	___ ___ ___	___ ___ ___	___ ___ ___
护理指导出院规划		给予病人及家属心理支持		□		给予病人及家属心理支持		□	
评估其他		可下床活动 体温:1.≤ 37.4℃ 2. 37.5~37.9℃ 3.≥ 38℃ 疼痛指数≤ 4分 恢复正常饮食	___ □ □	□		可日常活动 体温:1.≤ 37.4℃ 2. 37.5~37.9℃ 3.≥ 38℃ 疼痛指数≤ 4分 恢复正常饮食	___ □ □	□	
签章		大夜班	白班		小夜班	大夜班	白班		小夜班

【注】△:长期医嘱 √:已执行,完全了解,达到预期结果   ×:不了解,需要重新指导及追踪   ■:需要进一步处理及记录   N:无此需要

台湾大学医学院附属医院

肝动脉栓塞术（TAE） 临床路径（续）

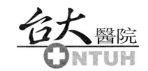

临床路径代码：100020

住院日期：_____年_____月_____日

病人名条粘贴处

预定住院天数：9天8夜

	第8天（TAE后第6天） ___年___月___日				第9天（TAE后第7天）（出院日） ___年___月___日			
		大夜班	白班	小夜班		大夜班	白班	小夜班
监测评估	常规测量体温、脉搏、呼吸、血压 穿刺伤口 淤青：1.无 2.≤10 cm 3.＞10 cm 疼痛指数（0~10分）	□ — —	□ — —	□ — —	常规测量体温、脉搏、呼吸、血压 穿刺伤口 淤青：1.无 2.≤10 cm 3.＞10 cm 疼痛指数（0~10分）	□ — —	□ — —	□ — —
药物治疗	依医嘱给药				依医嘱给药			
活动	可自行下床活动		□		执行日常自我照顾		□	
饮食	采取高蛋白高热量饮食		□		恢复正常饮食		□	
排泄	排便：1.有 2.无		—		排便：1.有 2.无		—	
护理照护	疼痛处理： 1.微痛 2.服止痛药可缓解 3.打止痛针可缓解 △经疼痛处理后的疼痛指数（0~10分） 发烧处理： 1.冰枕 2.多补充液体 3.退烧药使用	— — —	— — —	— — —	疼痛处理： 1.微痛 2.服止痛药可缓解 3.打止痛针可缓解 △经疼痛处理后的疼痛指数（0~10分） 发烧处理： 1.冰枕 2.多补充液体 3.退烧药使用	— — —	— — —	— — —
护理指导出院规划	给予病人及家属心理支持		□		出院宣教： 1.药物服用时间及作用 2.应立即求医事项：如体温＞39℃，伤口出血，剧烈疼痛，黄疸 3.依医嘱按时返院复查 4.恢复正常作息，充足睡眠 5.恢复正常饮食		□ □ □ □ □	
评估其他	可日常活动 体温：1.≤37.4℃ 2.37.5~37.9℃ 3.≥38℃ 疼痛指数≤3分 恢复正常饮食		□ □ □		出院状态： 1.肝功能恢复 2.无发烧（＜37.5℃） 3.疼痛指数≤3分 4.恢复正常饮食 5.穿刺部位无感染		□ □ □ □ □	
签章	大夜班		白班		小夜班	大夜班	白班	小夜班

【注】△：长期医嘱 √：已执行，完全了解，达到预期结果 ×：不了解，需要重新指导及追踪 ▇：需要进一步处理及记录 N：无此需要

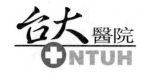

台湾大学医学院附属医院

肝脏部分切除术　临床路径

临床路径代码：100010

住院日期：＿＿＿＿年＿＿＿月＿＿＿日

病人名条粘贴处

预定住院天数：11天10夜

	第1天(术前1天) ＿＿＿年＿＿＿月＿＿＿日			第2天(手术当日)＿＿＿年＿＿＿月＿＿＿日 麻醉方式：□全身　□＿＿＿，手术方式：＿＿＿＿＿			
	入院时间：＿＿＿＿＿am/pm	白班	小夜班	送手术室时间：＿＿＿＿	大夜班	白班	小夜班
监测评估	常规测量体温、脉搏、呼吸、血压	□	□	常规测量体温、脉搏、呼吸、血压	□	□	□
检验	确认检查： □心电图　□胸片　□腹部超声 □血常规　□空腹血糖　□凝血酶原时间,凝血激酶时间 □总胆红素、谷草转氨酶、尿素氮、肌酐、钠、钾、氯、钙 □肝功能　□ICG试验(吲哚氰绿)排泄试验 □甲胎蛋白 □CT　□血管造影＋门脉造影CT □＞70岁　□肺量计　□心超						
药物	依医嘱给药			病人入手术室前： 2.5%葡萄糖溶液＋0.45%氯化钠溶液（500 mL/瓶）500 mL静脉点滴,时间＿＿＿＿ 术前抗生素(带入手术室) 头孢唑啉(1 g)2瓶带入手术室	□ □		
治疗	置入静脉导管,共＿＿支(＿＿＿#)部位：＿＿时间：＿＿ 血型＿＿＿备血浓缩红细胞＿＿＿,新鲜冰冻血浆＿＿＿,血小板＿＿＿单位	□		鼻胃管置入 ＿＿＿Fr.时间＿＿＿ 静脉导管置入,共＿＿支(型号＿＿＿#)部位：＿＿＿	□ □		
活动				正常活动			
饮食				继续禁食	□		
排泄				排空膀胱	□		
护理照护	同意书填写及回收 麻醉科访视 告知凌晨12:00后禁食 乐可舒(10 mg/片)2片,睡前服用	□ □ □ □		去除附属物 换妥手术衣、纸裤 确保病历资料及X光片齐全 △依麻醉科医生指示,必要时吞服原本使用的药物	□ □ □ □		
护理指导出院规划	术前宣教(配合手术前后须知健康宣教单)： 1. 指导深呼吸及咳嗽 2. 身体及腹部清洁 3. 说明术后须禁食及身上的管路装置 4. 说明早期下床活动的重要及限制 5. 说明术后疼痛情形及如何解决处理： 　△病人疼痛自控泵使用：□是,同意书＿＿□否 6. 请家属准备棉质前扣的宽松睡衣、束腹带等 7. 提供病人家属情绪支持,向病人及家属说明护理计划 8. 教导不倒翁运动(预防跌倒) 9. 给予病人版路径单及说明,说明住院治疗过程及预计出院日期	□ □ □ □ □ □ □ □ □		术前宣教： 1. 指导深且长的呼吸,以助放松紧张情绪 2. 携同家属前往开刀房,并说明等候区位置及术后将于恢复室留置观察约一小时	□ □		
评估其他	1. 生命体征正常 2. 检验完成 3. 病人了解术前宣教内容及不倒翁运动,预防跌倒宣教内容 4. 病人了解住院治疗过程及预计出院日期	□ □ □ □		1. 术前准备完整 2. 准时送病人到手术室	□ □		
签章	白班		小夜班	大夜班	白班		小夜班

【注】△:长期医嘱　√:已执行,完全了解,达到预期结果　×:不了解,需要重新指导及追踪　■:需要进一步处理及记录　N:无此需要

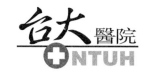

台湾大学医学院附属医院

肝脏部分切除术 临床路径(续)

临床路径代码：100010

住院日期：_____年_____月_____日

病人名条粘贴处

预定住院天数：11 天 10 夜

	第 2 天(手术当日) ___年___月___日			第 3 天(术后第 1 天) ___年___月___日			
	返病房时间：_____	白班	小夜班	送手术室时间：_____	大夜班	白班	小夜班
监测评估	术后即刻及术后 1 小时测量体温、脉搏、呼吸、血压，之后常规测量 伤口评估—敷料： 渗湿：1. 无 2. <10 cm __色 3. >10 cm __色 引流管：部位：____侧____条，颜色____ 疼痛指数(0~10 分)	□ — —	□ — —	常规测量体温、脉搏、呼吸、血压 伤口评估—敷料： 渗湿：1. 无 2. <10 cm __色 　　3. >10 cm __色 引流管：部位：____侧____条，颜色____ 疼痛指数(0~10 分)	□ — —	□ — —	□ — —
检验				△抽血— 血常规+血糖+肝功能+凝血酶原时间、凝血激酶时间			
药物	依医嘱给药			依医嘱给药			
治疗	导管 1. 中心静脉导管留置，部位：____外观____ 2. 静脉导管留置，部位：____外观____	— —	— —	1. 中心静脉导管留置，部位：____外观____ 2. 静脉导管留置，部位：____外观____ △伤口换药，时间： △每周二、周五中心静脉导管护理(长期医嘱)	□	□	□
活动	活动情况：1. 卧床休息，每 2 小时翻身 2. 卧床并可坐起			1. 卧床休息及每 2 小时翻身 2. 卧床并可坐起 3. 可下床坐及轮椅活动 4. 可下床行走			
饮食	饮食情况：1. 禁食 2. 禁食并胃肠减压 △鼻胃管护理及指导口腔护理	□	□	1. 禁食 2. 禁食且胃肠减压 3. 夹鼻胃管，试验性饮水 4. 移除鼻胃管，尝试饮水，流食 △鼻胃管护理、教导口腔护理		□	
排泄	排气情况： 1. 无 2. 有 3. 解便 4. 有排气+解便 解尿情况： 1. 尿管留置，颜色____，性质____ 2. 其他____	—	—	排气情况：1. 未排气，且无腹胀感 2. 有排气 3. 解便 4. 有排气+解便 △腹胀，薄荷脑使用(长期医嘱) 解尿：1. 尿管留置，颜色____，性质____ 2. 其他____ △导尿管护理	—	—	—
护理照护	伤口疼痛处理： 1. 微痛 2. 打止痛针可缓解 3. 病人疼痛自控泵使用 △经疼痛处理后的疼痛指数(0~10 分) 蒸气喷雾使用及胸腔护理(长期医嘱) 1. 无痰 2. 能自咳痰，色____，性质____，量____ 3. 无法自咳痰液，加强胸腔护理 △每小时三球肺活量练习+复原运动		□	伤口疼痛处理： 1. 微痛 2. 打止痛针可缓解 3. 病人疼痛自控泵使用 △经疼痛处理后的疼痛指数(0~10 分) 蒸气喷雾使用及胸腔护理(长期医嘱) 1. 无痰 2. 能自咳痰，色____，性质____，量____ 3. 自咳痰液差，加强胸腔护理 △每 2 小时三球肺活量练习+复原运动			□
护理指导出院规划	术后宣教： 1. 说明身上现有管路的功能及注意事项，和可能留置时间 2. 说明每小时翻身的重要性，并协助维持舒适卧姿 3. 教导深呼吸咳嗽的重要，并配合蒸气喷雾的使用及胸腔护理 4. 说明疼痛控制方法 5. 提供病人家属心理支持 6. 向病人家属说明护理计划	□ □ □ □ □ □	□ □ □ □ □ □	术后宣教： 1. 指导并协助执行卧床期间的身体清洁与更衣 2. 说明每 2 小时翻身的重要性，教导并协助舒适摆位并顾及管路安全 3. 指导使用床上便盆及尿壶 4. 说明深呼吸咳嗽的重要性，并加强执行胸腔护理 5. 提供病人家属精神支持，向病人及家属说明护理计划		□ □ □ □ □	
评估其他	术后状态： 1. 生命体征正常 2. 伤口无血肿 3. 疼痛评估：经处理后疼痛指数<5 分 4. 协助下可每 2 小时翻身 5. 鼻胃管、引流管、导尿管等管路引流顺畅 6. 能有效咳嗽、咳痰	□ □ □ □ □ □	□ □ □ □ □ □	术后状态： 1. 生命体征正常 2. 伤口无血肿 3. 疼痛评估：经处理后疼痛指数<5 分 4. 协助下可翻身，坐起 5. 鼻胃管、引流管、导尿管等管路引流顺畅 6. 能有效咳嗽、咳痰 7. 身体经清洁后无残留优碘痕迹，胶布痕迹，病人感觉舒适	□ □ □ □ □ □ □	□ □ □ □ □ □ □	□ □ □ □ □ □ □
签章	白班		小夜班	大夜班		白班	小夜班

【注】△：长期医嘱 √：已执行，完全了解，达到预期结果 ×：不了解，需要重新指导及追踪 ▓：需要进一步处理及记录 N：无此需要

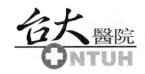

台湾大学医学院附属医院

肝脏部分切除术 临床路径（续）

临床路径代码：100010

住院日期：_____年_____月_____日

病人名条粘贴处

预定住院天数：11 天 10 夜

		第 4 天（术后第 2 天） ___年___月___日			第 5 天（术后第 3 天） ___年___月___日		
		大夜班	白班	小夜班	大夜班	白班	小夜班
监测评估	常规测量体温、脉搏、呼吸、血压 伤口评估—敷料： 渗湿：1. 无 2. < 10 cm __色 3. > 10 cm __色 引流管：部位：____侧____条，颜色____ 疼痛指数（0~10 分）	□ __ __ __	□ __ __ __	□ __ __ __	常规测量体温、脉搏、呼吸、血压 伤口评估—敷料： 渗湿：1. 无 2. < 10 cm __色 3. > 10 cm __色 引流管：部位：____侧____条，颜色____ 疼痛指数（0~10 分）	□ __ __ __	□ __ __ __	□ __ __ __
检验	△抽血— 血常规＋血糖＋肝功能＋凝血酶原时间、凝血激酶时间	□			△抽血— 血常规＋血糖＋肝功能＋凝血酶原时间、凝血激酶时间	□		
药物	依医嘱给药				依医嘱给药			
治疗	导管 1. 中心静脉导管留置，部位：____外观__ 2. 静脉导管留置，部位：____外观__ △伤口换药时间____、____ △每周二、周五中心静脉导管护理（长期医嘱）	□ □	□ □	□ □	导管 1. 中心静脉导管留置，部位：____外观__ 2. 静脉导管留置，部位：____外观__ △伤口换药时间____、____ △每周二、周五中心静脉导管护理（长期医嘱）	□ □	□ □	□ □
活动	1. 卧床休息及每 2 小时翻身 2. 卧床并可坐起 3. 可下床坐及轮椅活动 4. 可下床行走	__	__	__	1. 卧床休息及每 2 小时翻身 2. 卧床并可坐起 3. 可下床坐及轮椅活动 4. 可下床行走	__	__	__
饮食	△1. 禁食 2. 禁食并胃肠减压 3. 夹闭鼻胃管，试验性饮水 4. 移除鼻胃管，试验性饮水，流食 △鼻胃管护理，指导口腔护理	__ □	__ □	__ □	△1. 禁食 2. 禁食并胃肠善减压 3. 夹闭鼻胃管，试验性饮水 4. 移除鼻胃管，尝试饮水，流食 △鼻胃管护理，指导口腔护理	__ □	__ □	__ □
排泄	排气情况：1. 未排气，且无腹胀感 2. 有排气 3. 解便 4. 有排气与解便 △腹胀薄荷脑使用（长期医嘱） 解尿情况： 1. 尿管留置，颜色____，性质____ 2. 其他__	__ □	__ □	__ □	排气情况：1. 未排气，且无腹胀感 2. 有排气 3. 解便 4. 有排气与解便 △腹胀薄荷脑使用（长期医嘱）	__ □	__ □	__ □
护理照护	伤口疼痛处理： 1. 微痛 2. 打止痛针可缓解 3. 病人疼痛自控泵使用 △经疼痛处理后的疼痛指数（0~10 分） 蒸气喷雾使用及胸腔护理（长期医嘱） 1. 无痰 2. 能自咳痰，____色，性质____，量____ 3. 自咳痰液差，加强胸腔护理 △每 2 小时三球肺活量练习＋复原运动	__	__	__	伤口疼痛处理： 1. 微痛 2. 打止痛针可缓解 3. 病人疼痛自控泵使用 △经疼痛处理后的疼痛指数（0~10 分） 蒸气喷雾使用及胸腔护理（长期医嘱） 1. 无痰 2. 能自咳痰，____色，性质____，量____ 3. 自咳痰液差，加强胸腔护理 △每 2 小时三球肺活量练习＋复原运动	__	__	__
护理指导出院规划	术后宣教： 1. 说明深呼吸咳嗽的重要性 2. 教导并协助安全下床和轮椅使用方法，顾及管路安全 3. 提供病人家属情绪支持，向病人及家属说明护理计划		□ □ □		术后宣教： 1. 饮食指导，提醒进食宜少量多餐及避免产气食物，以减少避免腹胀 2. 鼓励渐进下床活动，并留意管路通畅 3. 教导伤口勿弄湿，宜保持干燥 4. 教导认识药物作用及按时服用的重要性 5. 提供病人家属精神支持，向病人及家属说明护理计划		□ □ □ □ □	
评估其他	术后状态： 1. 生命体征正常 2. 伤口无血肿 3. 疼痛评估：经处理后疼痛指数 < 5 分 4. 协助可下翻身，坐起 5. 管路引流顺畅 6. 能有效咳嗽、咳痰	□ □ □ □ □ □	□ □ □ □ □ □	□ □ □ □ □ □	术后状态： 1. 生命体征正常 2. 伤口无血肿、渗液 3. 疼痛评估：经处理后疼痛指数 < 5 分 4. 可坐起及渐进下床活动 5. 管路引流顺畅 6. 能有效咳嗽、咳痰	□ □ □ □ □ □	□ □ □ □ □ □	□ □ □ □ □ □
签章	大夜班		白班		小夜班	大夜班	白班	小夜班

【注】△：长期医嘱   √：已执行，完全了解，达到预期结果   ×：不了解，需要重新指导及追踪   ■：需要进一步处理及记录   N：无此需要

台湾大学医学院附属医院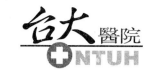

肝脏部分切除术 临床路径(续)

临床路径代码：100010　　　　　　　　　　　　　　　　　　　　病人名条粘贴处

住院日期：＿＿＿年＿＿＿月＿＿＿日　　　　　　　　　　　预定住院天数：11 天 10 夜

	第 6 天 (术后第 4 天) ＿＿年＿＿月＿＿日				第 7 天 (术后第 5 天) ＿＿年＿＿月＿＿日			
		大夜班	白班	小夜班		大夜班	白班	小夜班
监测评估	常规测量体温、脉搏、呼吸、血压 伤口评估—敷料： 渗湿：1. 无 2. <10 cm ＿色 3. >10 cm ＿色 引流管：部位：＿＿侧＿＿条，颜色＿＿＿ 疼痛指数(0~10 分)	□ — — □	□ — — □	□ — — □	常规测量体温、脉搏、呼吸、血压 伤口评估—敷料： 渗湿：1. 无 2. <10 cm ＿色 3. >10 cm ＿色 引流管：部位：＿＿侧＿＿条，颜色＿＿＿ 疼痛指数(0~10 分)	□ — — □	□ — — □	□ — — □
检验	△抽血— 血常规＋血糖＋肝功能＋凝血酶原时间，凝血激酶时间	□			△抽血— 血常规＋血糖＋肝功能＋凝血酶原时间，凝血激酶时间	□		
药物	依医嘱给药				依医嘱给药			
治疗	导管 1. 中心静脉导管留置，部位：＿＿＿外观＿＿ 2. 静脉导管留置，部位：＿＿＿外观＿＿ △伤口换药时间＿＿＿、＿＿＿ △每周二、周五中心静脉管护理(长期医嘱)	— — □	— — □	— — □	导管 1. 中心静脉导管留置，部位：＿＿＿外观＿＿ 2. 静脉导管留置，部位：＿＿＿外观＿＿ △伤口换药时间＿＿＿、＿＿＿ △每周二、周五中心静脉管护理(长期医嘱)	— — □	— — □	— — □
活动	1. 卧床并可坐起 2. 可下床坐及轮椅活动 3. 可下床行走	—	—	—	1. 卧床并可坐起 2. 可下床坐及轮椅活动 3. 可下床行走	—	—	—
饮食	1. 软食，进食量＿＿＿＿＿ 2. 其他＿＿＿＿＿	—	—	—	1. 软食，进食量＿＿＿＿＿ 2. 其他＿＿＿＿＿	—	—	—
排泄	1. 未排气，且无腹胀感 2. 有排气 3. 解便 4. 有排气＋解便 △腹胀薄荷脑使用(长期医嘱)	— □	— □	— □	1. 未排气，且无腹胀感 2. 有排气 3. 解便 4. 有排气＋解便 △腹胀薄荷脑使用(长期医嘱)	— □	— □	— □
护理照护	伤口疼痛处理： 1. 微痛 2. 服止痛药可缓解 3. 打止痛针可缓解 4. 病人疼痛自控泵使用(移除时间＿＿＿) △经疼痛处理后的疼痛指数(0~10 分) △三球肺活量练习(每 2 小时)＋复原运动	— — □	— — □	— — □	伤口疼痛处理： 1. 微痛 2. 服止痛药可缓解 3. 打止痛针可缓解 4. 病人疼痛自控泵使用(移除时间＿＿＿) △经疼痛处理后的疼痛指数(0~10 分) △三球肺活量练习(每 2 小时)＋复原运动	— — □	— — □	— — □
护理指导出院规划	术后宣教： 1. 饮食指导 2. 鼓励增加下床活动时间 3. 指导观察伤口 4. 认识药物及按时服用 5. 提供病人家属心理支持，向病人及家属说明护理计划		□ □ □ □ □		术后宣教： 1. 饮食指导 2. 鼓励增加下床活动时间 3. 指导观察伤口 4. 认识药物及按时服用 5. 提供病人家属心理支持，向病人及家属说明护理计划		□ □ □ □ □	
评估其他	术后状态： 1. 生命体征正常 2. 伤口无渗液 3. 疼痛评估：经处理后疼痛指数 <5 分 4. 可下床活动 5. 管路引流顺畅 6. 可正常进食	□ □ □ □ □ □	□ □ □ □ □ □	□ □ □ □ □ □	术后状态： 1. 生命体征正常 2. 伤口无渗液 3. 疼痛评估：经处理后疼痛指数 <5 分 4. 可自行完成日常活动 5. 管路引流顺畅 6. 可正常进食	□ □ □ □ □ □	□ □ □ □ □ □	□ □ □ □ □ □
签章	大夜班	白班		小夜班	大夜班	白班		小夜班

【注】△：长期医嘱　√：已执行，完全了解，达到预期结果　×：不了解，需要重新指导及追踪　▇：需要进一步处理及记录　N：无此需要

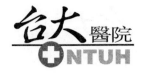

台湾大学医学院附属医院

肝脏部分切除术　临床路径(续)

临床路径代码:100010　　　　　　　　　　　　　　　　　　　　病人名条粘贴处

住院日期:_____年_____月_____日　　　　　　预定住院天数:11 天 10 夜

	第 8 天(术后第 6 天) ____年____月____日				第 9 天(术后第 7 天) ____年____月____日			
		大夜班	白班	小夜班		大夜班	白班	小夜班
监测评估	常规测量体温、脉搏、呼吸、血压 伤口评估—敷料: 渗湿:1.无 2.＜10 cm __ 色 　　　3.＞10 cm __ 色 引流管:部位:____侧____条,颜色____ 疼痛指数(0~10分)	□ __ __ □ __	□ __ __ □ __	□ __ __ □ __	常规测量体温、脉搏、呼吸、血压 伤口评估—敷料: 渗湿:1.无 2.＜10 cm __ 色 　　　3.＞10 cm __ 色 引流管:部位:____侧____条,颜色____ 疼痛指数(0~10分)	□ __ __ □ __	□ __ __ □ __	□ __ __ □ __
检验	△抽血— 血常规+血糖+肝功能+凝血酶原时间、 凝血激酶时间		□		△抽血— 血常规+血糖+肝功能+凝血酶原时间、 凝血激酶时间		□	
药物	依医嘱给药				依医嘱给药			
治疗	导管 1. 中心静脉导管留置,部位:____外观____ 2. 静脉导管留置,部位:____外观____ 3. 移除中心静脉导管(导管) △伤口换药时间____、____、____ △每周二、周五中心静脉导管护理(长期医嘱)	□ □	□ □	□ □	导管 1. 中心静脉导管留置,部位:____外观____ 2. 静脉导管留置,部位:____外观____ 3. 移除中心静脉导管(导管) △伤口换药时间____、____、____ △每周二、周五中心静脉导管护理(长期医嘱)	□ □	□ □	□ □
活动	1. 可下床坐及轮椅活动 2. 可下床行走	__	__	__	1. 可下床坐及轮椅活动 2. 可下床行走	__	__	__
饮食	1. 耐受饮食 2. 其他_____	__	__	__	1. 耐受饮食 2. 其他_____	__	__	__
排泄	1. 解便 2. 有排气+解便 △腹胀薄荷脑使用(长期医嘱)	□	□	□	1. 解便 2. 有排气+解便 △腹胀薄荷脑使用(长期医嘱)	□	□	□
护理照护	伤口疼痛处理: 1. 微痛 2. 服止痛药可缓解 3. 打止痛针可缓解 4. 病人疼痛自控泵使用(移除时间____) △经疼痛处理后的疼痛指数(0~10分)	__ __	__ __	__ __	伤口疼痛处理: 1. 微痛 2. 服止痛药可缓解 △经疼痛处理后的疼痛指数(0~10分)	__ __	__ __	__ __
护理指导出院规划	术后宣教: 1. 饮食指导 2. 鼓励下床活动,避免过于剧烈 3. 说明伤口护理及渗湿处置方法 4. 认识药物及按时服用 5. 提供病人家属心理支持,向病人及家属说明护理计划		□ □ □ □ □		术后宣教: 1. 饮食指导 2. 鼓励下床活动,避免过于剧烈 3. 说明伤口护理及渗湿处理 4. 提供病人家属心理支持,向病人及家属说明护理计划 5. 协助申请重大伤病卡		□ □ □ □ □	
评估其他	术后状态: 1. 正常生命体征 2. 伤口无渗液 3. 疼痛评估:经处理后疼痛指数＜5分 4. 可做日常活动 5. 管路引流顺畅,知道伤口渗湿护理方法 6. 可正常进食	□ □ □ □ □ □	□ □ □ □ □ □	□ □ □ □ □ □	术后状态: 1. 生命体征正常 2. 伤口无渗液 3. 疼痛评估:经处理后疼痛指数＜5分 4. 可自行完成日常活动 5. 管路引流顺畅 6. 可正常进食	□ □ □ □ □ □	□ □ □ □ □ □	□ □ □ □ □ □
签章	大夜班		白班		小夜班	大夜班	白班	小夜班

【注】△:长期医嘱　√:已执行,完全了解,达到预期结果　×:不了解,需要重新指导及追踪　■:需要进一步处理及记录　N:无此需要

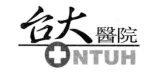

台湾大学医学院附属医院

肝脏部分切除术 临床路径(续)

临床路径代码:100010

住院日期:_____年_____月_____日

病人名条粘贴处

预定住院天数:11天10夜

	第10天(术后第8天) ___年___月___日				第11天(术后第9天) ___年___月___日			
		大夜班	白班	小夜班		大夜班	白班	小夜班
监测评估	常规测量体温、脉搏、呼吸、血压 伤口评估—敷料: 渗湿:1.无 2.<10 cm __色 3.>10 cm __色 引流管:部位:____侧____条,颜色____ 疼痛指数(0~10分)	□ — □ —	□ — □ —	□ — □ —	常规测量体温、脉搏、呼吸、血压 伤口评估—敷料: 渗湿:1.无 2.<10 cm __色 3.>10 cm __色 引流管:部位:____侧____条,颜色____ 疼痛指数(0~10分)	□ — □ —	□ — □ —	□ — □ —
检验	△抽血— 血常规+血糖+肝功能+凝血酶原时间、凝血激酶时间		□		△抽血— 血常规+血糖+肝功能+凝血酶原时间、凝血激酶时间		□	
药物	依医嘱给药				依医嘱给药			
治疗	导管 1. 中心静脉导管留置,部位:____外观__ 2. 静脉导管留置,部位:____外观__ 3. 移除中心静脉导管(导管) △伤口换药时间____、____、____ △移除____引流管	— □ □	— □ □	— □ □	导管 1. 中心静脉导管留置,部位:____外观__ 2. 静脉导管留置,部位:____外观__ 3. 移除中心静脉导管(导管) △伤口换药时间____、____、____ △移除____引流管	— □ □	— □ □	— □ □
活动	1. 可下床坐及轮椅活动 2. 可下床行走	— —	— —	— —	1. 可下床坐及轮椅活动 2. 可下床行走	— —	— —	— —
饮食	1. 耐受饮食 2. 其他_____	— —	— —	— —	1. 耐受饮食 2. 其他_____	— —	— —	— —
排泄	1. 解便 2. 有排气+解便 △腹胀薄荷脑使用(长期医嘱)	□	□	□	1. 解便 2. 有排气+解便 △腹胀薄荷脑使用(长期医嘱)	□	□	□
护理照护	伤口疼痛处理: 1. 微痛 2. 服止痛药可缓解 △经疼痛处理后的疼痛指数(0~10分) △每2小时三球肺活量练习+复原运动	— □	— □	— □	伤口疼痛处理: 1. 微痛 2. 服止痛药可缓解 △经疼痛处理后的疼痛指数(0~10分)	— □	— □	— □
护理指导出院规划	术后宣教: 1. 饮食指导 2. 鼓励下床活动,避免过于剧烈 3. 说明伤口护理及渗湿处理 4. 提供病人家属心理支持,向病人及家属说明护理计划		□ □ □ □		术后宣教: 1. 告知按时服药 2. 说明伤口护理及渗湿时的处置方法 3. 指导判别宜即时求医的状况:如发烧>39℃、伤口出血、剧烈疼痛、黄疸等 4. 依医嘱返院复查 5. 恢复正常作息,正常饮食及充足睡眠		□ □ □ □ □	
评估其他	术后状态: 1. 生命体征正常 2. 伤口无渗液 3. 疼痛评估:经处理后疼痛指数<5分 4. 可下床活动 5. 管路引流顺畅 6. 可正常进食	□ □ □ □ □ □	□ □ □ □ □ □	□ □ □ □ □ □	△出院状态评估: 1. 无发烧(<37.5℃) 2. 伤口干净平整,无红肿、渗液或感染 3. 疼痛指数<5分,活动无碍 4. 可正常进食解尿排便 5. 知道伤口护理方法 6. 知道下次返诊时间 7. 了解应求医状况		□ □ □ □ □ □ □	□ □ □ □ □ □ □
签章	大夜班		白班		小夜班	大夜班	白班	小夜班

【注】△:长期医嘱 √:已执行,完全了解,达到预期结果 ×:不了解,需要重新指导及追踪 ■:需要进一步处理及记录 N:无此需要

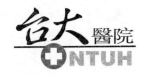

台湾大学医学院附属医院

血液透析的动静脉瘘管术 临床路径

临床路径代码：　　　　　　　　　　　　　　　　　　　　病人名条粘贴处

住院日期：　　　年　　　月　　　日　　　　　　　　　预定住院天数：3天2夜

		第1天（术前1天） 　　年　　月　　日 入院时间：　　　am/pm	白班	小夜班	第2天（手术当日） 　　年　　月　　日 送手术室时间：	大夜班	白班	小夜班
监测评估	常规测量体温、脉搏、呼吸、血压 第一次作动静脉瘘管术 1. 是 2. 否，曾作的部位		□	—	术前监测生命体征		□	
检验	确定以下检查是否齐全： △胸片 △心电图 △血常规+血小板 △凝血酶原时间/凝血激酶时间 △白球比、总胆红素、谷草转氨酶、尿素氮、肌酐、 　钠、钾、氯、钙、磷 △血管超声		□ □ □ □ □ □		检查结果： 血红蛋白　　　　g/dL 血小板　　　　×10³ 凝血酶原时间　　　　秒 凝血激酶时间　　　　秒		□	
药物	依医嘱给药（详见给药记录单） 药物自备：1. 是 2. 否		□	—	头孢唑啉1g，静脉注射，送手术室前时间　　　 △其他药物　　　　静脉注射，入手术室前，时间　　　 △携带药物		□	
治疗	△氧气吸入　　　L/分 △常规血液透析每周　　　次 禁做治疗的部位： 1. 右手 2. 左手 3. 双手 4. 其他		□ □ —	□	△置静脉管夹，时间　　　型号　　　 △氧气吸入　　　　L/分 △常规血液透析，每周　　次 禁做治疗的部位： 1. 右手 2. 左手 3. 双手 4. 其他	□	□ □ □ —	□
活动	无限制				无限制			
饮食	饮食依医嘱：□低蛋白，低钠，低钾，低磷 　　　　　　□普食 □其他：　　　 △告知凌晨12:00后禁食		□		△继续禁食		□	
排泄	一般				一般			
护理照护	医护人员说明手术过程 填写手术及麻醉同意书 △皮肤准备：1. 腋毛 □右侧 □左侧 　　　　　　2. 阴毛 联络家人到院时间 提醒病人全身沐浴		□ □ □ □ □		协助更换手术衣，戴手圈，移除饰物，假牙等 送手术室前排空膀胱 确定家人已到院 带新旧病历，X光片及指定药物到手术室 送病人到手术室		□ □ □ □ □	
护理指导出院规划	予环境介绍 说明术前准备 说明预定住院天数 说明动静脉瘘管手术宣教		□ □ □ □					
评估其他	体温≤37.5℃ 完成术前检查 完成术前准备工作		□ □	□ □	体温≤37.5℃ 完成术前准备工作	□	□ □	□
签章		白班		小夜班	大夜班	白班		小夜班

【注】△：长期医嘱　√：已执行，完全了解，达到预期结果　×：不了解，需要重新指导及追踪　■：需要进一步处理及记录　N：无此需要

台湾大学医学院附属医院

血液透析的动静脉瘘管术 临床路径(续)

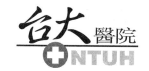

临床路径代码：

住院日期：_____年_____月_____日

病人名条粘贴处

预定住院天数：3天2夜

	第 2 天(手术当日) ___年___月___日			第 3 天(术后第 1 天)(出院日) ___年___月___日			
	返回病房时间：_____	白班	小夜班		大夜班	白班	小夜班
监测评估	测生命体征：(回病房时测体温、脉搏、呼吸、血压；分别于术后 1 小时、2 小时、3 小时各测一次心率、血压) 麻醉方式：1. 局麻 2. 半身 3. 经静脉麻醉 4. 其他_____ 手术方式：1. 动静脉瘘管 2. 人工血管 手术部位：1. 左手 2. 右手 3. 其他_____ 状况：1. 正常 2. 渗血 3. 淤血 4. 血肿 5. 其他_____ 患肢温度：1. 温暖 2. 发凉 3. 发冷 伤口疼痛评估：疼痛指数(0~10 分) 听诊杂音：1. 有 2. 无 触诊震颤：1. 有 2. 无 其他异常：1. 无 2. 有_____	□ — — — — — — — —	□ — — — — — — — —	常规测量体温、脉搏、呼吸、血压 体温：1. 正常 2. ≥ 37.5℃ 手术部位：1. 左手 2. 右手 3. 其他_____ 状况：1. 正常 2. 渗血 3. 淤血 4. 血肿 5. 其他_____ 患肢温度：1. 温暖 2. 发凉 3. 发冷 伤口疼痛评估：疼痛指数(0~10 分) 听诊杂音：1. 有 2. 无 触诊震颤：1. 有 2. 无 其他异常：1. 无 2. 有_____	□ — — — — — — —		
药物	核对术后医嘱	□		依医嘱给药 见给药治疗记录单			
治疗	△氧气吸入 ____L/ 分 △静脉路径：1. 移除点滴 2. 拔除导管夹 △伤口换药(长期医嘱)	□ □ □	□ □ □	△氧气吸入 ____L/ 分 △静脉路径：1. 移除点滴 2. 拔除导管夹 △伤口换药(长期医嘱)	— — —	— — —	— — —
活动	无限制			无限制			
饮食	经试验性饮水后进食 进食情况：1. 佳 2. 尚可 3. 差	□ —	□ —	进食情况：1. 佳 2. 尚可 3. 差	—	—	—
排泄	一般			一般			
护理照护	抬高患肢减少水肿 严禁在血管通路上做任何治疗 伤口疼痛处理 1. 微痛 2. 服止痛药可缓解 3. 打止痛针可缓解 △处置后疼痛指数(0~10 分)	□ □ — —	□ □ — —	抬高患肢减少水肿 严禁在血管通路上做任何治疗 伤口疼痛处理 1. 微痛 2. 服止痛药可缓解 3. 打止痛针可缓解 △处置后疼痛指数(0~10 分)	□ □ — —	□ □ — —	□ □ — —
护理指导出院规划	说明手术后应注意事项： 1. 严禁在血管通路上打针、量血压等治疗 2. 抬高患部避免水肿	□	□	指导伤口照顾方法 指导患肢手臂做握球运动>3 000 次/天(针对原发动静脉分流) 指导每日触摸血管通路，监测有无血流冲激，确认动静脉分流供能良好	□ □ □		
评估其他	体温≤ 37.5℃ 患肢温度正常 手术部位正常或出血无持续扩大 患肢触诊有震颤	□ □ □ □	□ □ □ □	体温≤ 37.5℃ 患肢触诊有震颤 伤口无感染，愈合良好 病人或家属了解伤口护理方法 病人能执行握球运动	□ □ □ □ □		
签章	白班		小夜	大夜班		白班	小夜

【注】△：长期医嘱　√：已执行，完全了解，达到预期结果　×：不了解，需要重新指导及追踪　■：需要进一步处理及记录　N：无此需要

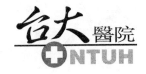

台湾大学医学院附属医院

腹式胆囊切除术 临床路径

临床路径代码：_____

住院日期：_____年_____月_____日

预定住院天数：7天6夜

病人名条粘贴处

		第1天(术前1天) ___年___月___日			第2天(手术当日)___年___月___日 麻醉方式：□全身 □_____，手术方式：_____			
		入院时间：_____am/pm	白班	小夜班	送手术室时间：_____	大夜班	白班	小夜班
监测评估	常规测量体温、脉搏、呼吸、血压		□	□	常规测量体温、脉搏、呼吸、血压	□	□	□
检验	检查项目： □心电图 □胸片 □腹部超声 □血常规 □白细胞分类计数 □凝血酶原时间、凝血激酶时间 □总胆红素、直接胆红素、谷草转氨酶、碱性磷酸酶、淀粉酶 □尿素氮、肌酐、钠、钾、氯、钙 □空腹血糖 □其他_____							
药物	依医嘱给药		□		2.5%葡萄糖,0.45%氯化钠溶液(500 mL/瓶)500 mL静脉点滴,时间_____ 术前抗生素(带入手术室):_____		□ □	
治疗	静脉导管置入,共___支(型号___#) 部位:_____		□		置入鼻胃管____Fr.时间_____ 置入静脉导管,共___支(型号___#) 部位:_____		□ □	
活动					正常			
饮食	告知凌晨12:00后禁食		□		继续禁食		□	
护理照护	同意书填写及回收 乐可舒(10 mg/片)2片,睡前应用,时间_____ 麻醉科访视		□ □ □		排空膀胱 去除附属物 换好手术衣、纸裤 检查手圈 确认病历资料及X光片齐全		□ □ □ □ □	
护理指导出院规划	术前—给予"手术前后注意事项须知"宣教单： 1. 指导深呼吸及咳嗽 2. 身体及腹部清洁 3. 说明术后须禁食及身上的管路装置 4. 说明早期下床活动的重要及限制 5. 说明术后疼痛情形及如何解决处理 6. 指导疼痛量表的使用、疼痛指数的意义 7. 请家属准备棉质前扣的宽松睡衣、束腹带等 8. 给予病人家属心理支持 9. 教导不倒翁预防跌倒相关宣教 10. 配合病人版路径宣教单,说明住院治疗过程及预计出院日期		□ □ □ □ □ □ □ □ □ □ □		术前宣教： 1. 指导深且长的呼吸,以助放松紧张情绪 2. 携同家属前往手术室,并说明等候区位置及术后将于恢复室留观约1小时		□ □	
评估其他	1. 生命体征正常 2. 检验完成 3. 病人了解术前宣教内容及不倒翁运动注意事项 4. 病人了解住院治疗过程及预计出院日期		□ □ □		1.术前准备完整		□	
签章		白班		小夜班	大夜班	白班		小夜班

【注】△：长期医嘱　√：已执行,完全了解,达到预期结果　×：不了解,需要重新指导及追踪　■：需要进一步处理及记录　N：无此需要

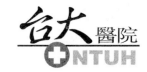

台湾大学医学院附属医院

腹式胆囊切除术 临床路径(续)

临床路径代码：

住院日期：_____年_____月_____日

病人名条粘贴处

预定住院天数：7天6夜

	第2天(手术当日) ___年___月___日 返回病房时间：_____	白班	小夜班	第3天(术后第1天) ___年___月___日	大夜班	白班	小夜班
监测评估	术后即刻及术后1小时测量体温、脉搏、呼吸、血压，接下来常规测量 伤口评估—敷料 渗湿：1. 无 2. < 10 cm ___色 3. > 10cm ___色 引流管留置：1. 有___条，位置___ 2. 无 3. 其他：_____ 引流液颜色：___，量：___mL 疼痛指数(0~10分)	□	□	常规测量体温、脉搏、呼吸、血压 伤口评估—敷料 渗湿：1. 无 2. < 10 cm ___色 3. > 10 cm ___色 引流管留置：1. 有___条，位置___ 2. 无 3. 其他： 引流液颜色：___，量：___mL 疼痛指数(0~10分)	□	□	□
药物	依医嘱给药			依医嘱给药			
治疗	导管：1. 中心静脉导管 2. 静脉导管留置 部位：_____，外观：_____			导管：1. 中心静脉导管 2. 静脉导管留置 部位：_____，外观：_____ △伤口换药，时间___、___ △中心静脉导管护理	□ □	□ □	□ □
活动	1. 卧床休息及每2小时翻身 2. 卧床并可坐起			1. 卧床休息及每2小时翻身 2. 卧床并可坐起 3. 可下床坐及轮椅活动 4. 可下床行走			
饮食	1. 禁食 2. 禁食且胃肠减压 3. 移除鼻胃管并试验性饮水			1. 禁食 2. 禁食且胃肠减压 3. 移除鼻胃管并试验性饮水，流食 4. 其他 △鼻胃管护理、教导口腔护理			□
排泄	排气情况： 1. 无排气 2. 有排气 3. 解便 4. 有排气+解便 解尿情况： 1. 尿管留置，颜色___，性质___ 2. 尿管拔除 6小时内小便自解：1. 有 2.无 △导尿___mL，时间___	□	□	排气情况： 1. 无排气 2. 有排气 3. 解便 4. 有排气+解便 △腹胀、薄荷脑应用(长期医嘱) 解尿情况： 1. 尿管留置，颜色___，性质___ 2. 尿管拔除 6小时内小便自解：1. 有 2.无 △导尿___mL，时间___ △导尿管护理	□ □ □	□ □ □	□ □ □
护理照护	伤口疼痛处理：1. 微痛可忍 2. 打止痛针可缓解 3. 病人自控镇痛泵使用 △经疼痛处理后的疼痛指数(0~10分)			伤口疼痛处理：1. 微痛可忍 2. 服止痛药可缓解 3. 打止痛针可缓解 4. 病人自控镇痛泵使用 △经疼痛处理后的疼痛指数(0~10分)			
护理指导 出院规划	术后宣教： 1. 说明身上现有管路的功能及注意事项，和可能留置的时间 2. 说明每2小时翻身的重要性，并协助维持舒适卧姿 3. 教导深呼吸咳嗽的重要性 4. 说明疼痛控制的方法 5. 给予病人家属心理支持 6. 向病人及家属说明护理计划	□ □ □ □ □ □	□ □ □ □ □ □	1. 教导并协助术后身体清洁与更衣、移除恢复室黄被单 2. 教导并协助舒适体位，并顾及管路安全 3. 教导使用床上便盆 4. 说明深呼吸、咳嗽的重要性 5. 说明每2小时翻身的重要性，并协助维持舒适卧姿 6. 给予病人家属心理支持 7. 向病人及家属说明护理计划		□ □ □ □ □ □ □	
评估其他	术后状态： 1. 生命体征正常 2. 伤口无渗血 3. 经处理后疼痛指数< 5分 4. 协助下可每2小时翻身 5. 鼻胃管、引流管、导尿管等管路引流顺畅 6. 能执行有效咳嗽	□ □ □ □ □ □	□ □ □ □ □ □	术后状态： 1. 生命体征正常 2. 伤口无渗血 3. 经处理后疼痛指数< 5分 4. 协助下可翻身、半坐卧 5. 鼻胃管、引流管、导尿管等管路引流顺畅 6. 能有效咳嗽、咳痰 7. 身体经清洁后无残留优碘痕迹、胶布痕迹，病人感觉舒适	□ □ □ □ □ □ □	□ □ □ □ □ □ □	□ □ □ □ □ □ □
签章	白班	小夜班		大夜班	白班		小夜班

【注】△：长期医嘱 √：已执行，完全了解，达到预期结果 ×：不了解，需要重新指导及追踪 ■：需要进一步处理及记录 N：无此需要

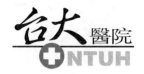

台湾大学医学院附属医院

腹式胆囊切除术　临床路径（续）

临床路径代码：

住院日期：_____年_____月_____日

病人名条粘贴处

预定住院天数：7 天 6 夜

	第 4 天（术后第 2 天）___年___月___日				第 5 天（术后第 3 天）___年___月___日			
		大夜班	白班	小夜班		大夜班	白班	小夜班
监测评估	常规测量体温、脉搏、呼吸、血压 伤口评估—敷料： 渗湿：1. 无　2. ＜ 10 cm ____色 　　　3. ＞ 10 cm ____色 引流管留置：1. 有_____条，位置 　　　　　　 2. 无　3. 移除 引流液颜色：____，量：____ mL 疼痛指数（0~10 分）	□ — — — —	□ — — — —	□ — — — —	常规测量体温、脉搏、呼吸、血压 伤口评估—敷料： 渗湿：1. 无　2. ＜ 10 cm ____色 　　　3. ＞ 10 cm ____色 引流管留置：1. 有_____条，位置 　　　　　　 2. 无　3. 移除 引流液颜色：____，量：____ mL 疼痛指数（0~10 分）	□ — — — —	□ — — — —	□ — — — —
药物	依医嘱给药				依医嘱给药			
治疗	导管 1. 中心静脉导管　2. 静脉导管留置， 　部位：____外观____ △伤口换药时间____、____、____	— □	— □	— □	导管 1. 静脉导管留置，部位：____外观____ 2. 移除 △伤口换药时间____、____、____	— □	— □	— □
活动	1. 卧床休息并可坐起 2. 可下床坐或轮椅活动　3. 可下床行走	—	—	—	1. 可下床坐或轮椅活动 2. 可下床行走	—	—	—
饮食	1. 禁食　2. 禁食且胃肠减压 3. 鼻胃管移除后试验性饮水，流质饮食 4. 软食 △鼻胃管护理、口腔护理	— □	— □	— □	1. 禁食　2. 禁食且胃肠减压 3. 鼻胃管移除后试验性饮水，流质饮食 4. 软食 △鼻胃管护理、口腔护理	— □	— □	— □
排泄	排气情况： 1. 无排气　2. 有排气　3. 解便 4. 有排气 + 解便 △腹胀，薄荷脑使用（长期医嘱） 解尿情况：1. 尿管拔除　2. 其他____ 6 小时内小便自解：1. 有　2. 无 △导尿管 ____mL，时间____	— □ — —	— □ — —	— □ — —	排气情况： 1. 无排气　2. 有排气　3. 解便 4. 有排气 + 解便 △腹胀，薄荷脑使用（长期医嘱）	— □	— □	— □
护理照护	伤口疼痛处理： 1. 微痛可忍　2. 服止痛药可缓解 3. 打止痛针可缓解 4. 病人疼痛自控泵使用 △经疼痛处理后的疼痛指数（0~10 分）	— —	— —	— —	伤口疼痛处理： 1. 微痛可忍　2. 服止痛药可缓解 3. 打止痛针可缓解 4. 病人疼痛自控泵使用 △经疼痛处理后的疼痛指数（0~10 分）	— —	— —	— —
护理指导出院规划	1. 教导渐进式饮食 2. 说明深呼吸咳嗽的重要性 3. 教导并协助舒适摆位，并顾及管路安全 4. 教导可坐起，并协助安全下床 5. 给予病人家属心理支持 6. 向病人及家属说明护理计划		□ □ □ □ □ □		1. 教导渐进式饮食 2. 教导并协助安全下床 3. 给予病人家属心理支持 4. 向病人及家属说明护理计划		□ □ □ □	
评估其他	术后状态： 1. 生命体征正常 2. 伤口无渗血 3. 经处理后疼痛指数 ＜ 5 分 4. 协助下可翻身，坐起 5. 鼻胃管、引流管等管路引流畅 6. 能有效咳嗽、咳痰	□ □ □ □ □ □	□ □ □ □ □ □	□ □ □ □ □ □	术后状态： 1. 生命体征正常 2. 伤口无渗血 3. 经处理后疼痛指数 ＜ 5 分 4. 可自行坐起及下床活动 5. 能有效咳嗽、咳痰	□ □ □ □ □	□ □ □ □ □	□ □ □ □ □
签章	大夜班		白班		小夜班	大夜班	白班	小夜班

【注】△：长期医嘱　　√：已执行，完全了解，达到预期结果　　×：不了解，需要重新指导及追踪　　■：需要进一步处理及记录　　N：无此需要

台湾大学医学院附属医院

腹式胆囊切除术 临床路径(续)

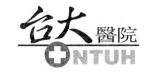

临床路径代码:

住院日期: _____年_____月_____日

病人名条粘贴处

预定住院天数: 7天6夜

	第6天(术后第4天) ___年___月___日				第7天(出院日)(术后第5天) ___年___月___日			
		大夜班	白班	小夜班		大夜班	白班	小夜班
监测评估	常规测量体温、脉搏、呼吸、血压 伤口评估—敷料: 渗湿:1.无 2.＜10 cm ____色 3.＞10 cm ____色 引流管留置:1.有_____条,位置____ 2.无 引流液颜色:____,量:____mL 疼痛指数(0~10分)	□ — — — —	□ — — — —	□ — — — —	常规测量体温、脉搏、呼吸、血压 伤口评估—敷料: 渗湿:1.无 2.＜10 cm ____色 3.＞10 cm ____色 引流管留置:1.有_____条,位置____ 2.无 引流液颜色:____,量:____mL 疼痛指数(0~10分)	□ — — — —	□ — — — —	□ — — — —
药物	依医嘱给药				依医嘱给药			
治疗	导管:1.静脉导管留置,部位:____ 外观____ 2.移除 △伤口换药时间____、____、____	— □	— □	— □	导管:1.静脉导管留置,部位:____ 外观____ 2.移除 △伤口换药时间____、____、____	— □	— □	— □
活动	1.可下床坐及轮椅活动 2.可下床行走	— —	— —		1.可下床坐及轮椅活动 2.可下床行走	— —	— —	
饮食	1.鼻胃管移除后试验性饮水,流质饮食 2.软食	—	—		1.流质饮食 2.软食	—	—	
排泄	排气情况: 1.未排气 2.有排气 3.解便 4.有排气+解便 △腹胀,薄荷脑使用(长期医嘱)	— □	— □	— □	排气情况: 1.未排气 2.有排气 3.解便 4.有排气+解便 △腹胀,薄荷脑使用(长期医嘱)	— □	— □	— □
护理照护	伤口疼痛处理: 1.微痛可忍 2.服止痛药可缓解 3.打止痛针可缓解 4.病人疼痛自控泵使用 △经疼痛处理后的疼痛指数(0~10分)				伤口疼痛处理: 1.微痛可忍 2.服止痛药可缓解 3.打止痛针可缓解 4.病人疼痛自控泵使用 △经疼痛处理后的疼痛指数(0~10分)			
护理指导出院规划	1.协助安全下床 2.给予病人家属心理支持 3.向病人说明护理计划			□ □ □	出院宣教: 1.教导病人或家属伤口护理 2.教导出院药物作用及服用方法 3.告知病人如有伤口裂开、异常疼痛及 其他任何不适,须立即返院检查 4.告知返诊日期		□ □ □ □	
评估其他	术后状态: 1.生命体征正常 2.伤口无渗血 3.经处理后疼痛指数＜5分 4.可自行坐起及下床活动	□ □ □ □	□ □ □ □	□ □ □ □	出院状态: 1.生命体征正常 2.伤口无渗血 3.疼痛指数＜5分 4.可自行下床活动 5.病人明了出院宣教内容	□ □ □ □ □	□ □ □ □ □	□ □ □ □ □
签章	大夜班	白班		小夜班	大夜班	白班		小夜班

【注】△:长期医嘱 √:已执行,完全了解,达到预期结果 ×:不了解,需要重新指导及追踪 ■:需要进一步处理及记录 N:无此需要

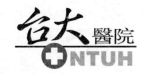

台湾大学医学院附属医院

胃部分切除与空肠吻合术 临床路径

□胃癌　□其他_____

病人名条粘贴处

临床路径代码：100190

住院日期：_____年_____月_____日

预定住院天数：17天16夜

	第1天(术前1天) ___年___月___日 入院时间：_____am/pm	白班	小夜班	第2天(手术当日)___年___月___日 麻醉方式：□全身 □_____,手术方式：_____ 送手术室时间：_____	大夜班	白班	小夜班
监测评估	常规测量体温、脉搏、呼吸、血压	□	□	常规测量体温、脉搏、呼吸、血压	□	□	□
检验	□胸片 □心电图 □血常规、白细胞+白细胞分类计数 □凝血酶原时间、凝血激酶时间 □空腹血糖 □白蛋白、胆红素(总/直接)、谷草转氨酶、谷丙转氨酶、血清尿素氮、肌酐、钠、钾、氯、钙 □癌胚抗原 □腹部超声 □胃镜检查&活检 □上消化道平片 △肺活量测定_____						
药物				头孢唑啉1g静脉注射或_____ 头孢拉定1g静脉注射带至手术室 2.5%葡萄糖溶液1 000 mL静脉滴注,时间_____	□ □ □	□ □ □	□ □ □
治疗	结肠准备— (术前清洁)时间：下午2点,下午4点	□	□	置静脉导管___号+置T管 时间___部位___ 置鼻胃管16号,时间___			
饮食	1. 耐受饮食 2. 禁食	—	—	禁食	□	□	□
护理照护	1. 手术同意书填写及回收 2. 麻醉科访视 3. 备血完成 4. 告知凌晨12:00后禁食 5. 检查病历资料及X光片齐全	□ □ □ □ □		1. 继续禁食 2. 更换手术衣 3. 排空膀胱 4. 去除附属物 5. 检查病历资料及X光片齐全 6. 携带束腹带			
护理指导出院规划	术前宣教： 1. 介绍手术流程 2. 指导深呼吸及咳嗽,皮肤准备,身体清洁 3. 说明术后可能的装置,进食情况及早期活动的重要及限制 4. 说明术后疼痛情形及如何寻求解决,教会疼痛评分尺使用 △使用病人自控镇痛泵 □是,同意书___ □否 5. 请家属准备前扣睡衣、束腹带、棉棒	□ □ □ □ □		1. 指导深且长的呼吸,助放松紧张情绪 2. 说明手术室位置及术后停留恢复室或加护病房 3. 协同家属前往手术室并说明停留等候区		□ □ □	
评估其他	术前准备完整 病人了解住院治疗过程及出院日期	□ □	□ □	术前准备备完整	□	□	□
签章	白班		小夜班	大夜班	白班		小夜班

【注】△：长期医嘱　√：已执行,完全了解,达到预期结果　×：不了解,需要重新指导及追踪　■：需要进一步处理及记录　N：无此需要

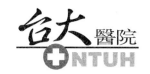

台湾大学医学院附属医院

胃部分切除与空肠吻合术　临床路径(续)

☐胃癌　☐其他_____

临床路径代码：100190

住院日期：_____年_____月_____日

预定住院天数：17天16夜

病人名条粘贴处

	第1天(手术当日) ___年___月___日			第2天(术后第1天) ___年___月___日			
	返回病房时间：_____	白班	小夜班		大夜班	白班	小夜班
监测评估	1.测量体温、脉搏、呼吸、血压：即刻，每1小时1次执行1次，每2小时1次执行1次，每3小时1次执行3次，后按常规时间测量体温、脉搏、呼吸、血压 2.疼痛评估(0~10分) 处置后疼痛指数____ 3.伤口敷料外观：(1)净 (2)渗湿 4.左侧引流管颜色：(1)淡黄 (2)淡红 (3)暗红 (4)红 (5)切口瘘 5.左侧引流管引流量：(1)少(＜50 mL) (2)中(50~200 mL) (3)多(＞200 mL) 6.右侧引流管颜色：(1)淡黄 (2)淡红 (3)暗红 (4)红 (5)切口瘘 7.右侧引流管引流量：(1)少(＜50 mL) (2)中(50~200 mL) (3)多(＞200 mL) 8.鼻胃管引流液：(1)无 (2)绿/黄/胆汁 (3)咖啡样 (4)红液 9.鼻胃管引流量：(1)少(＜50 mL) (2)中(50~200 mL) (3)多(＞200 mL)	☐	☐	1.常规测量体温、脉搏、呼吸、血压 2.疼痛评估(0~10分) 处置后疼痛指数____ 3.伤口敷料外观：(1)净 (2)渗湿 4.观察伤口：(1)干净 (2)红肿 (3)有分泌物 5.左侧引流管颜色：(1)淡黄 (2)淡红 (3)暗红 (4)红 (5)切口瘘 6.左侧引流管引流量： (1)少(＜50 mL) (2)中(50~200 mL) (3)多(＞200 mL) 7.右侧引流管颜色：(1)淡黄 (2)淡红 (3)暗红 (4)红 (5)切口瘘 8.右侧引流管引流量： (1)少(＜50 mL) (2)中(50~200 mL) (3)多(＞200 mL) 9.鼻胃管引流液：(1)无 (2)绿/黄/胆汁 (3)咖啡样 (4)红液 10.鼻胃管引流量： (1)少(＜50 mL) (2)中(50~200 mL) (3)多(＞200 mL) 11.观察中心静脉导管伤口：(1)净 (2)红肿 (3)有分泌物	☐	☐	☐
检验	麻醉是否已清醒：1.是 2.否 1.叫姓名可反应：(1)是 (2)否 2.可依指示移动手脚：(1)是 (2)否	—	—	△依医嘱抽血	☐		
药物	依医嘱给药			依医嘱给药			
治疗	△给氧 △伤口换药	☐	☐	△给氧 △伤口换药		☐	
活动	可在协助下翻身	☐	☐	可在协助下翻身			
饮食	禁食	☐	☐	禁食		☐	☐
排泄	置导尿管	☐		膀胱功能训练		☐	☐
护理照护	1.伤口疼痛处理： (1)微痛 (2)使用自控镇痛泵 (3)使用杜冷丁 2.协助每2小时翻身及呼吸训练，痰液情况： (1)无痰 (2)自咳，颜色___量___质(3)自咳需加强 (4)吸痰 3.倾倒并记录尿量及颜色 4.挤捏引流管	☐	☐	1.伤口疼痛处理： (1)微痛 (2)使用自控镇痛泵 (3)使用杜冷丁 2.协助每2小时翻身及呼吸训练，痰液情况： (1)无痰 (2)自咳，颜色___量___质___ (3)自咳需加强 (4)吸痰 3.协助擦澡及更衣 4.导尿管护理 5.口腔护理及鼻胃管护理 6.挤捏引流管 △中心静脉导管护理		☐ ☐ ☐ ☐	
护理指导出院规划	1.指导家属以棉棒沾开水润唇或漱口 2.告知禁食情况 3.说明身上所有管道功能、留置时间及注意事项 4.指导以鼻深吸气再由口吐气后，做有效咳嗽，清除肺部分泌物 5.指导翻身的方法及腿部运动 6.指导止痛剂的使用方法或寻求止痛方法 7.指导使用蒸气吸入及背部叩击拍痰法	☐ ☐ ☐ ☐ ☐ ☐ ☐		指导家属训练尿管的方法 指导使用蒸气吸入及背部叩击拍痰法 指导固定腰部伤口再行深呼吸咳嗽 指导翻身的方法及腿部运动 指导止痛剂的使用方法及寻求止痛方法		☐ ☐ ☐ ☐ ☐	
评估其他	处置后状态：如生命体征不稳定、伤口渗血、引流管色红、胃管色红等			处置后状态：如生命体征不稳定、伤口淤血、引流管色红、胃管色红等			
签章	白班	小夜班		大夜班		白班	小夜班

【注】△:长期医嘱　√:已执行,完全了解,达到预期结果　×:不了解,需要重新指导及追踪　■:需要进一步处理及记录　N:无此需要

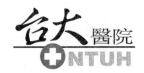

台湾大学医学院附属医院

胃部分切除与空肠吻合术 临床路径（续）

□胃癌　□其他_____

病人名条粘贴处

临床路径代码：100190

住院日期：_____年_____月_____日

预定住院天数：17天16夜

		第4天（术后第2天）_____年___月___日				第5天（术后第3天）_____年___月___日			
			大夜班	白班	小夜班		大夜班	白班	小夜班
监测评估		1. 常规测量体温、脉搏、呼吸、血压 2. 疼痛评估（0~10分） 　处置后疼痛指数_____ 3. 观察伤口敷料外观：(1)净 (2)渗湿 4. 观察伤口：(1)干净 (2)红肿 　(3)有分泌物 5. 左侧引流管颜色：(1)淡黄 (2)淡红 (3)暗红 (4)红 (5)切口瘘 6. 左侧引流管引流量： 　(1)少（<50 mL）(2)中（50~200 mL） 　(3)多（>200 mL） 7. 右侧引流管颜色：(1)淡黄 (2)淡红 (3)暗红 (4)红 (5)切口瘘 8. 右侧引流管引流量： 　(1)少（<50 mL）(2)中（50~200 mL） 　(3)多（>200 mL） 9. 鼻胃管引流液：(1)无 (2)绿/黄/胆汁 (3)咖啡样 (4)红液 10. 鼻胃管引流量：(1)少（<50 mL） 　(2)中（50~200 mL） 　(3)多（>200 mL） 11. 观察中心静脉导管伤口：(1)净 　(2)红肿 (3)有分泌物	□ — — — — — — — — — —	□ — — — — — — — — — —	□ — — — — — — — — — —	1. 常规测量体温、脉搏、呼吸、血压 2. 疼痛评估（0~10分） 　处置后疼痛指数_____ 3. 观察伤口敷料外观：(1)净 (2)渗湿 4. 观察伤口：(1)干净 (2)红肿 　(3)有分泌物 5. 左侧引流管颜色：(1)淡黄 (2)淡红 (3)暗红 (4)红 (5)切口瘘 6. 左侧引流管引流量： 　(1)少（<50 mL）(2)中（50~200 mL） 　(3)多（>200 mL） 7. 右侧引流管颜色：(1)淡黄 (2)淡红 (3)暗红 (4)红 (5)切口瘘 8. 右侧引流管引流量： 　(1)少（<50 mL）(2)中（50~200 mL） 　(3)多（>200 mL） 9. 鼻胃管引流液：(1)无 (2)绿/黄/胆汁 (3)咖啡样 (4)红液 10. 鼻胃管引流量：(1)少（<50 mL） 　(2)中（50~200 mL）(3)多（>200 mL） 11. 观察中心静脉导管伤口：(1)净 　(2)红肿 (3)有分泌物	□ — — — — — — — — — —	□ — — — — — — — — — —	□ — — — — — — — — — —
检验		△依医嘱抽血	□			△依医嘱抽血	□		
药物		依医嘱给药				依医嘱给药			
治疗		△给氧 △伤口换药		□ □		△给氧 △伤口换药		□ □	
活动		可在协助下翻身 △协助采取半坐卧		□ □		可在协助下翻身 △协助采取半坐卧		□ □	
饮食		禁食	□	□	□	禁食	□	□	□
排泄		△导尿管：1. 训练 2. 已拔除 △小便自解情形： 1. 自解，时间____量____mL (1)自觉：□净 □有余尿 (2)触诊：□不涨 □涨 2. 无，<6小时 3. 诱尿失败，单次导尿时间____	— —			△导尿管：1. 训练 2. 已拔除 △小便自解情形： 1. 自解，时间____量____mL (1)自觉：□净 □有余尿 (2)触诊：□不涨 □涨 2. 无，<6小时 3. 诱尿失败，单次导尿时间____ (1)排气：1. 无 2. 有 (2)排便：1. 无 2. 有	— —		
护理照护		1. 伤口疼痛处理：(1)微痛 (2)使用自控镇痛泵 (3)使用哌替啶 2. 协助每2小时翻身及呼吸训练，痰液：(1)无痰 (2)自咳颜色____量____质____ (3)自咳差需加强 (4)吸痰 3. 导尿管护理 4. 口腔护理及鼻胃管护理 5. 挤捏引流管 △中心静脉导管护理	—	 — □ □ □		1. 伤口疼痛处理：(1)微痛 (2)使用自控镇痛泵 (3)使用哌替啶 2. 协助每2小时翻身及呼吸训练，痰液：(1)无痰 (2)自咳颜色____量____质____ (3)自咳差需加强 (4)吸痰 3. 导尿管护理 4. 口腔护理及鼻胃管护理 5. 挤捏引流管 △中心静脉导管护理	—	 — □ □ □	
护理指导出院规划		指导家属训练尿管的方法 指导使用蒸气吸入及背部叩击拍痰法 指导固定腹部伤口再行深呼吸咳嗽 指导采取半坐或坐姿		□ □ □ □		指导渐进性下床 指导保持伤口干燥		□ □	
评估其他		处置后状态：如生命体征不稳定、伤口渗血、引流管色红、胃管色红等				处置后状态：如生命体征不稳定、伤口渗血、引流管色红、胃管色红等			
签章		大夜班	白班		小夜班	大夜班	白班		小夜班

【注】△：长期医嘱　√：已执行，完全了解，达到预期结果　×：不了解，需要重新指导及追踪　■：需要进一步处理及记录　N：无此需要

台湾大学医学院附属医院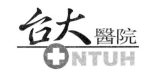

胃部分切除与空肠吻合术 临床路径(续)

☐胃癌 ☐其他_____

临床路径代码：100190

住院日期：____年____月____日

预定住院天数：17天16夜

病人名条粘贴处

		第6天(术后第4天) ___年___月___日				第7天(术后第5天) ___年___月___日			
			大夜班	白班	小夜班		大夜班	白班	小夜班
监测评估	1. 常规测量体温、脉搏、呼吸、血压 2. 疼痛评估（0~10分） 　处置后疼痛指数____ 3. 观察伤口敷料外观：(1)净 (2)渗湿 4. 观察伤口：(1)干净 (2)红肿 　(3)有分泌物 5. 左侧引流管颜色：(1)淡黄 (2)淡红 (3)暗红 (4)红 (5)切口瘘 6. 左侧引流管引流量： 　(1)少(<50 mL) (2)中(50~200 mL) 　(3)多(>200 mL) 7. 右侧引流管颜色：(1)淡黄 (2)淡红 (3)暗红 (4)红 (5)切口瘘 8. 右侧引流管引流量： 　(1)少(<50 mL) (2)中(50~200 mL) 　(3)多(>200 mL) 9. 鼻胃管引流液：(1)无 (2)绿/黄/胆汁 (3)咖啡样 (4)红液 10. 鼻胃管引流量： 　(1)少(<50 mL) (2)中(50~200 mL) 　(3)多(>200 mL) 11. 观察中心静脉导管伤口：(1)净 (2)红肿 (3)有分泌物	☐ __ __ __ __ __ __ __ __ __ __	☐ __ __ __ __ __ __ __ __ __ __	☐ __ __ __ __ __ __ __ __ __ __	1. 常规测量体温、脉搏、呼吸、血压 2. 疼痛评估（0~10分） 　处置后疼痛指数____ 3. 观察伤口敷料外观：(1)净 (2)渗湿 4. 观察伤口：(1)干净 (2)红肿 　(3)有分泌物 5. 左侧引流管颜色：(1)淡黄 (2)淡红 (3)暗红 (4)红 (5)切口瘘 6. 左侧引流管引流量： 　(1)少(<50 mL) (2)中(50~200 mL) 　(3)多(>200 mL) 7. 右侧引流管颜色：(1)淡黄 (2)淡红 (3)暗红 (4)红 (5)切口瘘 8. 右侧引流管引流量： 　(1)少(<50 mL) (2)中(50~200 mL) 　(3)多(>200 mL) 9. 鼻胃管引流液：(1)无 (2)绿/黄/胆汁 (3)咖啡样 (4)红液 10. 鼻胃管引流量： 　(1)少(<50 mL) (2)中(50~200 mL) 　(3)多(>200 mL) 11. 观察中心静脉导管伤口：(1)净 (2)红肿 (3)有分泌物	☐ __ __ __ __ __ __ __ __ __ __	☐ __ __ __ __ __ __ __ __ __ __	☐ __ __ __ __ __ __ __ __ __ __
检验	△依医嘱抽血		☐		△依医嘱抽血		☐	
药物	依医嘱给药				依医嘱给药			
治疗	△伤口换药		☐	☐	△伤口换药		☐	☐
活动	△协助下床		☐		△协助下床		☐	
饮食	禁食	☐	☐	☐	1. 禁食 2.尝试饮水	__	__	__
排泄	小便自解 排气：1. 无 2. 有 排便：1. 无 2. 有	☐ __ __	☐ __ __	☐ __ __	小便自解 排气：1. 无 2. 有 排便：1. 无 2. 有	☐ __ __	☐ __ __	☐ __ __
护理照护	伤口疼痛处理： 1. 微痛 2. 使用病人自控镇痛泵 3. 使用哌替啶 口腔护理及鼻胃管护理 挤捏引流管 △中心静脉导管护理	__	__ ☐ ☐ ☐	__	伤口疼痛处理： 1. 微痛 2. 使用病人自控镇痛泵 3. 使用哌替啶 口腔护理及鼻胃管护理 挤捏引流管 △中心静脉导管护理	__	__ ☐ ☐ ☐	__
护理指导出院规划	指导渐进性下床		☐		指导渐进性下床 △饮食宣教： 1. 营养摄取：均衡，但为适应胃容量变小，消化力减少，食物质与量要调整 2. 食物量调节：从开水开始，少量多餐，逐渐增加量且加长时间 3. 食物性质调节：由稀而浓，由液体至软质到固体		☐ ☐ ☐	
评估其他	处置后状态：如发烧、伤口渗血、引流管色红、胃管色红等				处置后状态：如发烧、伤口渗血、引流管色红、胃管色红、喝水后腹胀等			
签章	大夜班	白班		小夜班	大夜班		白班	小夜班

【注】△：长期医嘱　√：已执行，完全了解，达到预期结果　×：不了解，需要重新指导及追踪　■：需要进一步处理及记录　N：无此需要

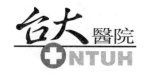

台湾大学医学院附属医院

胃部分切除与空肠吻合术 临床路径（续）

□胃癌　□其他_____

临床路径代码：100190

住院日期：_____年_____月_____日

预定住院天数：17天16夜

病人名条粘贴处

	第8天(术后第6天) ___年___月___日	大夜班	白班	小夜班	第9天(术后第7天) ___年___月___日	大夜班	白班	小夜班
监测评估	1.常规测量体温、脉搏、呼吸、血压 2.疼痛评估（0~10分） 　处置后疼痛指数_____ 3.观察伤口敷料外观：(1)净（2)渗湿 4.观察伤口：(1)干净（2)红肿 　(3)有分泌物 5.左侧引流管颜色：(1)淡黄（2)淡红（3)暗红（4)红（5)切口瘘 6.左侧引流管引流量： 　(1)少(<50 mL)（2)中(50~200 mL) 　(3)多(>200 mL) 7.右侧引流管颜色：(1)淡黄（2)淡红（3)暗红（4)红（5)切口瘘 8.右侧引流管引流量： 　(1)少(<50 mL)（2)中(50~200 mL) 　(3)多(>200 mL) 9.鼻胃管引流液：(1)无（2)绿/黄/胆汁（3)咖啡样（4)红液 10.鼻胃管引流量： 　(1)少(<50 mL)（2)中(50~200 mL) 　(3)多(>200 mL) 11.观察中心静脉导管伤口：(1)净（2)红肿（3)有分泌物	□ — — — — — — — — — —	□ — — — — — — — — — —	□ — — — — — — — — — —	1.常规测量体温、脉搏、呼吸、血压 2.疼痛评估（0~10分） 　处置后疼痛指数_____ 3.观察伤口敷料外观：(1)净（2)渗湿 4.观察伤口：(1)干净（2)红肿 　(3)有分泌物 5.左侧引流管颜色：(1)淡黄（2)淡红（3)暗红（4)红（5)切口瘘 6.左侧引流管引流量： 　(1)少(<50 mL)（2)中(50~200 mL) 　(3)多(>200 mL) 7.右侧引流管颜色：(1)淡黄（2)淡红（3)暗红（4)红（5)切口瘘 8.右侧引流管引流量： 　(1)少(<50 mL)（2)中(50~200 mL) 　(3)多(>200 mL) 9.观察中心静脉导管伤口：(1)净（2)红肿（3)有分泌物	□ — — — — — — — —	□ — — — — — — — —	□ — — — — — — — —
检验	△依医嘱抽血	□			△依医嘱抽血	□		
药物	依医嘱给药				依医嘱给药			
治疗	△伤口换药 △拔除鼻胃管		□ □	□ □	△伤口换药 △拔除鼻胃管		□ □	□ □
活动	△协助下床		□		△协助下床		□	
饮食	1.禁食　2.尝试饮水 3.胃切饮食　序号(　　)　4.软食				1.禁食　2.尝试饮水 3.胃切饮食　序号(　　)　4.软食			
排泄	小便自解 排气：1.无　2.有 排便：1.无　2.有	□ — —	□ — —	□ — —	小便自解 排气：1.无　2.有 排便：1.无　2.有	□ — —	□ — —	□ — —
护理照护	伤口疼痛处理： 1.微痛 2.使用病人自控镇痛泵 3.使用哌替啶 口腔护理及鼻胃管护理 挤捏引流管 △中心静脉导管护理	— 	— □ □ □	— 	伤口疼痛处理： 1.微痛 2.使用病人自控镇痛泵 3.使用哌替啶 △中心静脉导管护理	— 	— □	—
护理指导出院规划	指导渐进性下床 △预防进食后不适的方法(倾倒综合征)： 1.少量多餐，勿吃太甜太浓的汤，避免进餐时喝水 2.饭后勿做太剧烈活动 3.进食规律，细嚼慢咽，心情轻松 4.避免刺激性食物		□ □		△饮食宣教		□	
评估其他	处置后状态：如生命体征不稳定、伤口渗血、引流管渗漏、喝水后腹胀等				处置后状态：如生命体征不稳定、伤口渗血、引流管渗漏、进食不适等			
签章	大夜班		白班		小夜班	大夜班	白班	小夜班

【注】△:长期医嘱　√:已执行,完全了解,达到预期结果　×:不了解,需要重新指导及追踪　■:需要进一步处理及记录　N:无此需要

台湾大学医学院附属医院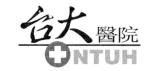

胃部分切除与空肠吻合术 临床路径(续)

□胃癌　□其他_____

临床路径代码:100190

病人名条粘贴处

住院日期:_____年_____月_____日　　　预定住院天数:17天16夜

		第10天(术后第8天) ___年___月___日			第11天(术后第9天) ___年___月___日		
		大夜班	白班	小夜班	大夜班	白班	小夜班
监测评估	1. 常规测量体温、脉搏、呼吸、血压 2. 观察伤口敷料外观:(1)净 (2)渗湿 3. 观察伤口:(1)干净 (2)红肿 　(3)有分泌物 4. 左侧引流管颜色:(1)淡黄 (2)淡红 (3)暗红 (4)红 (5)切口瘘 5. 左侧引流管引流量: 　(1)少(<50 mL) (2)中(50~200 mL) 　(3)多(>200 mL) 6. 右侧引流管颜色:(1)淡黄 (2)淡红 (3)暗红 (4)红 (5)切口瘘 7. 右侧引流管引流量: 　(1)少(<50 mL) (2)中(50~200 mL) 　(3)多(>200 mL) 8. 观察中心静脉导管伤口:(1)净 　(2)红肿 (3)有分泌物	□ — — — — — — —	□ — — — — — — —	□ — — — — — — —	1. 常规测量体温、脉搏、呼吸、血压 2. 观察伤口敷料外观:(1)净 (2)渗湿 3. 观察伤口:(1)干净 (2)红肿 　(3)有分泌物 4. 左侧引流管颜色:(1)淡黄 (2)淡红 (3)暗红 (4)红 (5)切口瘘 5. 左侧引流管引流量: 　(1)少(<50 mL) (2)中(50~200 mL) 　(3)多(>200 mL) 6. 右侧引流管颜色:(1)淡黄 (2)淡红 (3)暗红 (4)红 (5)切口瘘 7. 右侧引流管引流量: 　(1)少(<50 mL) (2)中(50~200 mL) 　(3)多(>200 mL) 8. 观察中心静脉导管伤口:(1)净 　(2)红肿 (3)有分泌物	□ — — — — — — —	□ — — — — — — —	□ — — — — — — —
检验	△依医嘱抽血		□		△依医嘱抽血		□	
药物	依医嘱给药				依医嘱给药			
治疗	△伤口换药 △拔除鼻胃管 △拔除引流管:1. 左侧 2. 右侧		□ □ —	□ —	△伤口换药 △拔除引流管:1. 左侧 2. 右侧 △拔除中心静脉导管		□ — —	□ — —
活动	协助下床		□		协助下床		□	
饮食	1. 禁食 2. 尝试饮水 3. 胃切饮食 序号( ) 4. 软食	— 	— 	— 	1. 禁食 2. 尝试饮水 3. 胃切饮食 序号( ) 4. 软食	— 	— 	—
排泄	小便自解 排气:1. 无 2. 有 排便:1. 无 2. 有	□ — —	□ — —	□ — —	小便自解 排气:1. 无 2. 有 排便:1. 无 2. 有	□ — —	□ — —	□ — —
护理照护	△中心静脉导管护理		□		△中心静脉导管护理		□	
护理指导出院规划	△饮食宣教		□		△饮食宣教		□	
评估其他	处置后状态:如生命体征不稳定、伤口渗血、引流管渗漏、进食不适等				处置后状态:如生命体征不稳定、伤口渗血、引流管渗漏、进食不适等			
签章	大夜班	白班		小夜班	大夜班	白班		小夜班

【注】△:长期医嘱　√:已执行,完全了解,达到预期结果　×:不了解,需要重新指导及追踪　■:需要进一步处理及记录　N:无此需要

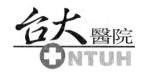

台湾大学医学院附属医院

胃部分切除与空肠吻合术 临床路径(续)

☐ 胃癌　☐ 其他_____

临床路径代码:100190

住院日期:_____年_____月_____日

预定住院天数:17天16夜

病人名条粘贴处

		第12天(术后第10日) ___年___月___日			第13天(术后第11日) ___年___月___日			
		大夜班	白班	小夜班		大夜班	白班	小夜班
监测评估	1. 常规测量体温、脉搏、呼吸、血压 2. 观察伤口敷料外观:(1)净 (2)渗湿 3. 观察伤口:(1)干净 (2)红肿 　(3)有分泌物 4. 左侧引流管颜色:(1)淡黄(2)淡红(3)暗红 (4)红 (5)切口瘘 5. 左侧引流管引流量: 　(1)少(<50 mL)(2)中(50~200 mL) 　(3)多(>200 mL) 6. 右侧引流管颜色:(1)淡黄(2)淡红(3)暗红 (4)红 (5)切口瘘 7. 右侧引流管引流量: 　(1)少(<50 mL)(2)中(50~200 mL) 　(3)多(>200 mL) 8. 观察中心静脉导管伤口:(1)净 　(2)红肿 (3)有分泌物	☐ ___ ___ ___ ___ ___ ___ ___	☐ ___ ___ ___ ___ ___ ___	☐ ___ ___ ___ ___ ___ ___	1. 常规测量体温、脉搏、呼吸、血压 2. 观察伤口敷料外观:(1)净 (2)渗湿 3. 观察伤口:(1)干净 (2)红肿 　(3)有分泌物 4. 左侧引流管颜色:(1)淡黄(2)淡红(3)暗红 (4)红 (5)切口瘘 5. 左侧引流管引流量: 　(1)少(<50 mL)(2)中(50~200 mL) 　(3)多(>200 mL) 6. 右侧引流管颜色:(1)淡黄(2)淡红(3)暗红 (4)红 (5)切口瘘 7. 右侧引流管引流量: 　(1)少(<50 mL)(2)中(50~200 mL) 　(3)多(>200 mL)	☐ ___ ___ ___ ___ ___ ___	☐ ___ ___ ___ ___ ___ ___	☐ ___ ___ ___ ___ ___ ___
检验	△依医嘱抽血	☐			△依医嘱抽血	☐		
药物	依医嘱给药				依医嘱给药			
治疗	△伤口换药 △拔除引流管:1. 左侧 2. 右侧 △拔除中心静脉导管		☐ ___	☐ ___	△伤口换药		☐	☐
活动	可下床活动		☐		可下床活动		☐	
饮食	1. 禁食 2. 尝试饮水 3. 胃切饮食 序号( ) 4. 软食	___	___	___	1. 禁食 2. 尝试饮水 3. 胃切饮食 序号( ) 4. 软食	___	___	___
排泄	小便自解 排气:1. 无 2. 有 排便:1. 无 2. 有	☐ ___ ___	☐ ___ ___	☐ ___ ___	小便自解 排气:1. 无 2. 有 排便:1. 无 2. 有	☐ ___ ___	☐ ___ ___	☐ ___ ___
护理照护	△中心静脉导管护理		☐					
护理指导出院规划	△饮食宣教 △指导伤口照护		☐ ☐		△饮食宣教 △指导伤口照护		☐ ☐	
评估其他	处置后状态:如伤口渗血、引流管渗漏、进食不适等				处置后状态:如伤口渗血、引流管渗漏、进食不适等			
签章	大夜班	白班		小夜班	大夜班	白班		小夜班

【注】△:长期医嘱　√:已执行,完全了解,达到预期结果　×:不了解,需要重新指导及追踪　■:需要进一步处理及记录　N:无此需要

台湾大学医学院附属医院

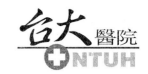

胃部分切除与空肠吻合术 临床路径(续)

□胃癌 □其他_____

病人名条粘贴处

临床路径代码：100190

住院日期：_____年_____月_____日　　　　　预定住院天数：17天16夜

	第14天(术后第12日) ___年___月___日				第15天(术后第13日) ___年___月___日			
		大夜班	白班	小夜班		大夜班	白班	小夜班
监测评估	1. 常规测量体温、脉搏、呼吸、血压 2. 观察伤口敷料外观：(1)净 (2)渗湿 3. 观察伤口：(1)干净 (2)红肿 (3)有分泌物 4. 左侧引流管颜色：(1)淡黄 (2)淡红 (3)暗红 (4)红 (5)切口瘘 5. 左侧引流管引流量：(1)少(<50 mL) (2)中(50~200 mL) (3)多(>200 mL) 6. 右侧引流管颜色：(1)淡黄 (2)淡红 (3)暗红 (4)红 (5)切口瘘 7. 右侧引流管引流量：(1)少(<50 mL) (2)中(50~200 mL) (3)多(>200 mL)	□ — — — — — —	□ — — — — — —	□ — — — — — —	1. 常规测量体温、脉搏、呼吸、血压 2. 观察伤口敷料外观：(1)净 (2)渗湿 3. 观察伤口：(1)干净 (2)红肿 (3)有分泌物	□ — —	□ — —	□ — —
检验	△依医嘱抽血		□		△依医嘱抽血		□	
药物	依医嘱给药				依医嘱给药			
治疗	△伤口换药		□	□	△伤口换药	□	□	□
活动	可下床活动		□		可下床活动		□	
饮食	1. 禁食 2. 尝试饮水 3. 胃切饮食 序号( ) 4. 软食	— —	— —	— —	1. 禁食 2. 尝试饮水 3. 胃切饮食 序号( ) 4. 软食	— —	— —	— —
排泄	小便自解 排气：1.无 2.有 排便：1.无 2.有	□ — —	□ — —	□ — —	小便自解 排气：1.无 2.有 排便：1.无 2.有	□ — —	□ — —	□ — —
护理照护								
护理指导出院规划	△饮食宣教 △指导伤口照护		□ □		△饮食宣教 △指导伤口照护		□ □	
评估其他	处置后状态：如伤口渗血、引流管渗漏、生命体征不稳定、进食不适等				处置后状态：如发烧、腹胀等			
签章	大夜班		白班		小夜班	大夜班	白班	小夜班

【注】△:长期医嘱　√:已执行,完全了解,达到预期结果　×:不了解,需要重新指导及追踪　■:需要进一步处理及记录　N:无此需要

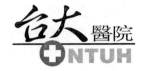

台湾大学医学院附属医院

胃部分切除与空肠吻合术 临床路径(续)

☐ 胃癌　☐ 其他_____

病人名条粘贴处

临床路径代码：100190

住院日期：_____年_____月_____日　　　　　　　预定住院天数：17天16夜

	第16天（术后第14日） ___年___月___日				第17天（术后第15日）（出院口） ___年___月___日			
		大夜班	白班	小夜班		大夜班	白班	小夜班
监测评估	1. 常规测量体温、脉搏、呼吸、血压 2. 观察伤口敷料外观：（1）净（2）渗湿 3. 观察伤口：（1）干净（2）红肿 （3）有分泌物	☐ __ __	☐ __ __	☐ __ __	1. 常规测量体温、脉搏、呼吸、血压 2. 观察伤口敷料外观：（1）净（2）渗湿 3. 观察伤口：（1）干净（2）红肿 （3）有分泌物	☐ __ __	☐ __ __	☐ __ __
检验								
药物	依医嘱给药				依医嘱给药			
治疗	△伤口换药	☐	☐	☐	△伤口换药 △拆线	☐ ☐	☐ ☐	☐ ☐
活动	可下床活动		☐		可下床活动		☐	
饮食	1. 禁食　2. 尝试饮水 3. 胃切饮食 序号（　　）4. 软食	__	__	__	1. 禁食　2. 尝试饮水 3. 胃切饮食 序号（　　）4. 软食	__	__	__
排泄	小便自解 排气：1. 无　2. 有 排便：1. 无　2. 有	☐	☐	☐	小便自解 排气：1. 无　2. 有 排便：1. 无　2. 有	☐	☐	☐
护理照护								
护理指导出院规划	△饮食宣教 △指导伤口照护		☐ ☐		出院宣教： 1. 告知饮食原则 2. 告知伤口照护原则 3. 告知药物作用及服药时间 4. 告知求医事项 5. 告知下次门诊时间		☐ ☐ ☐ ☐ ☐	
评估其他	处置后状态：如发烧、腹胀等				出院状态： 1. 生命体征正常 2. 疼痛指数＜3分 3. 引流管已拔除 4. 手术伤口干净，无红肿 5. 进食后无腹痛、腹胀 6. 进食后无恶心、头晕、冒汗		☐ ☐ ☐ ☐ ☐ ☐	
签章	大夜班	白班		小夜班	大夜班	白班		小夜班

【注】△：长期医嘱　√：已执行，完全了解，达到预期结果　×：不了解，需要重新指导及追踪　■：需要进一步处理及记录　N：无此需要

台湾大学医学院附属医院

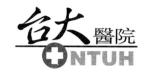

腹腔镜乙状结肠切除术 临床路径

□大肠癌 □憩室炎 □大肠息肉 □其他_____

病人名条粘贴处

临床路径代码：

住院日期：_____年_____月_____日

预定住院天数：9天8夜

		第1天(术前第1日) ___年___月___日			第2天(术前第2日) ___年___月___日			
		入院时间：_____am/pm	白班	小夜班		大夜班	白班	小夜班
监测评估		常规测量体温、脉搏、呼吸、血压	□	□	常规测量体温、脉搏、呼吸、血压	□	□	□
检验		检查数据： □心电图 □胸片 □抽全套血＋癌胚抗原 □腹部超声 位于_____ □结肠镜检查 位于_____ □腹部＋盆腔CT 位于_____ □下消化道摄影 位于_____ △肺活量测定 结果_____ △心脏超声 结果_____	□	□	备血：浓缩红细胞_____单位 　　　新鲜冷冻血浆_____单位 　　　血小板_____单位	□		
药物		结肠准备： 依医嘱给药	□		结肠准备： 依医嘱给药	□		
治疗		△安置静脉导管,共_____支,外观_____,位置_____ 注射部位评估：1.正常 2.微红肿 3.红肿疼痛	□	―	△安置静脉导管,共_____支,外观_____,位置_____ 注射部位评估：1.正常 2.微红肿 3.红肿疼痛	□		―
活动		正常活动			正常活动			
饮食		饮食宣教(配合宣教单)： 清流质饮食	□		饮食宣教(配合宣教单)： 清流质饮食	□		
排泄					大便解净情况：1.佳 2.尚可 3.差	―		―
护理照护					手术同意书填写及回收 麻醉访视单回收 病人自控镇痛泵同意书填写及回收 皮肤准备 腹腔镜自费同意书 午夜12点禁食	□ □ □ □ □ □		□ □
护理指导出院规划		环境介绍 告知病人入院须检查项目 各项检查宣教 告知预期的住院天数	□ □ □ □		准备束腹带 术前宣教(配合宣教单)： 1.指导深呼吸及咳嗽 2.身体及腹部清洁 3.说明术后须禁食及身上的管道装置 4.说明早期下床活动的重要性 5.说明术后疼痛情形、疼痛尺及处理方法	□ □ □ □ □ □		
评估其他		处置后状态 (生命体征、术前检验及准备……)			处置后状态 (生命体征、术前检验及准备……)			
签章		白班		小夜班	大夜班		白班	小夜班

【注】△：长期医嘱 √：已执行,完全了解,达到预期结果 ×：不了解,需要重新指导及追踪 ■：需要进一步处理及记录 N：无此需要

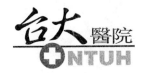

台湾大学医学院附属医院

腹腔镜乙状结肠切除术 临床路径(续)

□大肠癌 □憩室炎 □大肠息肉 □其他_____

病人名条粘贴处

临床路径代码：

住院日期：_____年_____月_____日

预定住院天数：9天8夜

	第3天(手术当日)____年____月____日 麻醉方式：□全身 □_____,手术方式：_____				第3天(手术当日) ____年____月____日		
	送手术室时间：_____	大夜班	白班	小夜班	返室时间：_____	白班	小夜班
监测评估	常规测量体温、脉搏、呼吸、血压	□	□	□	即刻测量1次体温、脉搏、呼吸、血压，接着按常规 意识状态：1.清 2.混乱 3.其他_____ 疼痛指数(0~10分) 伤口评估—敷料： 覆盖：棉垫,纱布＋束腹带使用 渗湿：1.无 2.＜5cm___色 3.＞5cm___色	□ — □	□ — □
药物	△依麻醉科医生指示,必要时吞服原本使用的慢性病用药 其他依医嘱给药		□		依医嘱给药		
治疗	送病人去手术室前： 2.5%葡萄糖溶液500 mL 静脉滴注,时间_____ 置鼻胃管_____导尿管 时间_____ 带抗生素至手术室				1. 中心静脉导管留置 外观_____位置_____ 　注射部位评估___(1)正常 　(2)微红肿 (3)红肿疼痛 2. 静脉导管留置 　注射部位评估___(1)正常 　(2)微红肿 (3)红肿疼痛		
活动	正常活动				术后疼痛可耐受之下,采取渐进式下床活动 (第一次或体力虚弱下床一定要有人协助扶持)	□	□
饮食	禁食				禁食		
排泄					排气情况：1.无 2.有 3.解便 4.有排气＋解便 解尿情况：1.尿管留置 2.其他_____	— —	— —
护理照护	继续禁食 排空膀胱,去除附属物 确认病历资料及X光片齐全				△伤口换药 时间_____ 伤口疼痛处理： 　1. 微痛 2. 哌替啶50 mg 肌内注射每4小时1次 长期医嘱 时间_____ 3.病人自控镇痛泵 长期医嘱 4.其他：_____ 处理后疼痛指数(0~10分) 伤口引流管留置部位 　性质颜色：1.淡红 2.暗红 3.其他 △蒸气喷雾使用及胸腔护理 长期医嘱： 　1.无痰 2.能自咳痰 3.无法自咳痰液,需加强胸腔护理 △腹胀,涂抹薄荷 长期医嘱 时间_____	□ — □	□ — □
护理指导出院规划	术前宣教： 指导深且长的呼吸,以助放松紧张情绪		□		1. 说明身上现有管道的功能及注意事项和可能留置时间 2. 说明每2小时翻身的重要性,并协助维持舒适卧姿 3. 教导深呼吸咳嗽的重要,并按长期医嘱配合蒸气喷雾的使用及胸腔护理 4. 说明疼痛控制方法	□ □ □	
评估其他	处置后状态 (生命体征、术前检验及准备、认知……)				处置后状态(生命体征、伤口、疼痛、进食、伤口引流管、导尿等管道引流顺畅及性质、量……)		
签章	大夜班		白班		小夜班	白班	小夜班

【注】△：长期医嘱　√：已执行,完全了解,达到预期结果　×：不了解,需要重新指导及追踪　■：需要进一步处理及记录　N：无此需要

台湾大学医学院附属医院

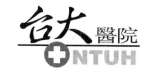

腹腔镜乙状结肠切除术 临床路径(续)

□大肠癌 □憩室炎 □大肠息肉 □其他_____

病人名条粘贴处

临床路径代码：

住院日期：_____年_____月_____日

预定住院天数：9天8夜

		第4天(术后第1日) ___年___月___日			第5天(术后第2日) ___年___月___日		
		大夜班	白班	小夜班		白班	小夜班
监测评估	常规测量体温、脉搏、呼吸、血压 伤口评估—敷料： 覆盖：棉垫,纱布+束腹带使用 渗湿：1.无 2.＜5cm_____色 3.＞5cm_____色 疼痛指数(0~10分)	□ □ __	□ □ __	□ □ __	常规测量体温、脉搏、呼吸、血压 伤口评估—敷料： 覆盖：棉垫,纱布+束腹带使用 渗湿：1.无 2.＜5cm_____色 3.＞5cm_____色 疼痛指数(0~10分)	□ □ __	□ □ __
检验	△每周一、四或抽血验血常规、血生化，长期医嘱		□		△每周一、四或抽血验血常规、血生化，长期医嘱	□	
药物	药物详见医嘱单及给药单				药物详见医嘱单及给药单		
治疗	△伤口换药时间____ 1.中心静脉导管留置外观____位置____ 注射部位评估____(1)正常 (2)微红肿 (3)红肿疼痛 2.静脉导管留置外观____位置____ 注射部位评估____(1)正常 (2)微红肿 (3)红肿疼痛	□ __	□ __	□ __	△伤口换药时间____ 1.中心静脉导管留置外观____位置____ 注射部位评估____(1)正常 (2)微红肿 (3)红肿疼痛 2.静脉导管留置外观____位置____ 注射部位评估____(1)正常 (2)微红肿 (3)红肿疼痛	□ __	□ __
活动	术后疼痛可耐受之下,采取渐进式下床活动 (第一次或体力虚弱下床一定要有人协助扶持)		□		术后疼痛可耐受之下,采取渐进式下床活动 (第一次或体力虚弱下床一定要有人协助扶持)	□	
饮食	1.禁食、胃肠减压(口腔护理、鼻胃管护理) 2.排除鼻胃管时间_____尝试饮水 3.其他：	__			1.禁食、胃肠减压(口腔护理、鼻胃管护理) 2.排除鼻胃管时间_____尝试饮水 3.其他：	__	
排泄	排气情况：1.无 2.有 3.解便 4.有排气+解便 解尿情况： 1.尿管留置 2.膀胱训练每____小时(+) 3.膀胱训练每____小时(-) 4.拔除导尿管时间____ 5.自解畅时间____ 量____mL 6.其他____ 导尿管护理	__ __ 	__ __ 	__ __ □	排气情况：1.无 2.有 3.解便 4.有排气+解便 解尿情况： 1.尿管留置 2.膀胱训练每____小时(+) 3.膀胱训练每____小时(-) 4.拔除导尿管时间____ 5.自解畅时间____ 量____mL 6.其他____ 导尿管护理	__ __ 	__ __ □
护理照护	△中心静脉导管伤口护理每星期2次，每星期5次或按长期医嘱 伤口疼痛处理： 1.微痛 2.哌替啶50mg肌内注射每4小时1次 长期医嘱 时间____ 3.使用病人自控镇痛泵 4.其他____ 处理后疼痛指数(0~10分) 伤口引流管留置部位____ 性质颜色：1.淡红 2.暗红 3.其他__ △蒸气喷雾使用及胸腔护理 长期医嘱： 1.无痰 2.能自咳痰 3.无法自咳痰液，需加强胸腔护理 △腹胀,涂抹薄荷 长期医嘱 时间____	□ □	□ □	□ □	△中心静脉导管伤口护理每星期2次，每星期5次或按长期医嘱 伤口疼痛处理： 1.微痛 2.哌替啶50mg肌内注射每4小时1次 长期医嘱 时间____ 3.使用病人自控镇痛泵 4.其他：____ 处理后疼痛指数(0~10分) 伤口引流管留置部位____ 性质颜色：1.淡红 2.暗红 3.其他__ △蒸气喷雾使用及胸腔护理 长期医嘱： 1.无痰 2.能自咳痰 3.无法自咳痰液，需加强胸腔护理 △腹胀,涂抹薄荷 长期医嘱 时间____	□ □	□ □
护理指导出院规划	术后宣教 1.说明深呼吸咳嗽的重要性,并加强执行胸腔护理 2.术后护理及协助床上沐浴 3.鼓励术后尽早下床活动		□ □ □		术后宣教 1.说明深呼吸咳嗽的重要性,并加强执行胸腔护理 2.术后护理及协助床上沐浴 3.鼓励术后尽早下床活动	□ □ □	
评估其他	处置后状态(生命体征、伤口、疼痛、鼻胃管进食、伤口引流管及导尿管等管道引流顺畅及性质、量……)				处置后状态(生命体征、伤口、疼痛、鼻胃管进食、伤口引流管及导尿管等管道引流顺畅及性质、量……)		
签章	大夜班		白班		小夜班	大夜班	白班	小夜班

【注】△：长期医嘱 √：已执行,完全了解,达到预期结果 ×：不了解,需要重新指导及追踪 ■：需要进一步处理及记录 N：无此需要

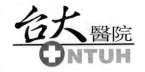

台湾大学医学院附属医院

腹腔镜乙状结肠切除术 临床路径(续)

□大肠癌 □憩室炎 □大肠息肉 □其他_____

病人名条粘贴处

临床路径代码：

住院日期：_____年_____月_____日　　　预定住院天数：9天8夜

		第6天(术后第3日) ___年___月___日			第7天(术后第4日) ___年___月___日		
		大夜班	白班	小夜班		白班	小夜班
监测评估	常规测量体温、脉搏、呼吸、血压 伤口评估—敷料： 覆盖：棉垫,纱布＋束腹带使用 渗湿：1.无　2.＜5cm_____色 　　　3.＞5cm_____色 疼痛指数(0~10分)	□ □ — —	□ □ — —	□ □ — —	常规测量体温、脉搏、呼吸、血压 伤口评估—敷料： 覆盖：棉垫,纱布＋束腹带使用 渗湿：1.无　2.＜5cm_____色 　　　3.＞5cm_____色 疼痛指数(0~10分)	□ □ — —	□ □ — —
检验	△每周一、四或抽血验血常规、血生化		□		△每周一、四或抽血验血常规、血生化	□	
药物	药物详见医嘱单及给药单				药物详见医嘱单及给药单		
治疗	△伤口换药		□		△伤口换药	□	
活动	采取渐进式下床活动	□		□	下床活动	□	□
饮食	1. 禁食及胃肠减压(鼻胃管护理,口腔护理) 2. 拔除鼻胃管时间_____尝试饮水 3. 流质饮食 4. 其他：_____		—		1. 禁食及胃肠减压(鼻胃管护理,口腔护理) 2. 拔除鼻胃管时间_____尝试饮水 3. 流质饮食 4. 其他：_____	—	
排泄	排气情况：1.无 2.有 3.解便 4.有排气＋解便 解尿情况： 　1. 尿管留置　2.膀胱训练每____小时(＋)　3.膀胱训练每____小时(－) 　4. 拔除导尿管时间____　5.自解畅时间____量____mL 导尿管护理	— □	— 	— 	排气情况：1.无 2.有 3.解便 4.有排气＋解便 解尿情况： 　1. 尿管留置　2.膀胱训练每____小时(＋)　3.膀胱训练每____小时(－) 　4. 拔除导尿管时间____　5.自解畅时间____量____mL 导尿管护理	— □	—
护理照护	伤口疼痛处理： 　1. 微痛　2.哌替啶50 mg 肌内注射每4小时1次 长期医嘱 时间_____ 　3. 病人自控镇痛泵按使用长期医嘱 　4. 服止痛药可缓解　5.其他_____ 处理后疼痛指数(0~10分) 导管： 1. 中心静脉导管留置外观____位置____ 　注射部位评估____(1)正常 　(2)微红肿 (3)红肿疼痛 2. 静脉导管留置外观____位置____ 　注射部位评估____(1)正常 　(2)微红肿 (3)红肿疼痛 3. 拔除中心静脉导管或胃导管 △中心静脉导管护理每星期2次,每星期5次或长期医嘱 伤口引流管留置部位_____ 　性质颜色：1.淡红 2.暗红 3.其他__ △腹胀,涂抹薄荷 长期医嘱 时间_____	 — □	 □	 □	伤口疼痛处理： 　1. 微痛　2.哌替啶50 mg 肌内注射每4小时1次 长期医嘱 时间_____ 　3. 病人自控镇痛泵按使用长期医嘱 　4. 服止痛药可缓解　5.其他_____ 处理后疼痛指数(0~10分) 导管： 1. 中心静脉导管留置外观____位置____ 　注射部位评估____(1)正常 　(2)微红肿 (3)红肿疼痛 2. 静脉导管留置外观____位置____ 　注射部位评估____(1)正常 　(2)微红肿 (3)红肿疼痛 3. 拔除中心静脉导管或胃导管 △中心静脉导管护理每星期2次,每星期5次或长期医嘱 伤口引流管留置部位_____ 　性质颜色：1.淡红 2.暗红 3.其他__ △腹胀,涂抹薄荷 长期医嘱 时间_____	 □	 □
护理指导出院规划	术后宣教： 1. 饮食指导 2. 鼓励渐进式下床活动并留意管道通畅		□ □		术后宣教： 1. 饮食指导,提醒进食宜少量多餐及避免产生食物,以减少腹胀 2. 教导认识药物作用及按时服用的重要性 3. 教导伤口护理	□ □ □	
评估其他							
签章	大夜班	白班		小夜班	大夜班	白班	小夜班

【注】△：长期医嘱　√：已执行,完全了解,达到预期结果　×：不了解,需要重新指导及追踪　■：需要进一步处理及记录　N：无此需要

台湾大学医学院附属医院

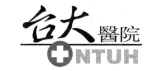

腹腔镜乙状结肠切除术 临床路径(续)

☐大肠癌 ☐憩室炎 ☐大肠息肉 ☐其他_____

病人名条粘贴处

临床路径代码：

住院日期：_____年_____月_____日

预定住院天数：9天8夜

		第8天(术后第5日) ____年____月____日			第9天(术后第6日) ____年____月____日		
		大夜班	白班	小夜班		白班	小夜班
监测评估	常规测量体温、脉搏、呼吸、血压 伤口评估—敷料： 覆盖：棉垫、纱布+束腹带使用 渗湿：1.无 2.＜5cm_____色 3.＞5cm_____色 疼痛指数(0~10分)	☐ ☐ __ __	☐ ☐ __ __	☐ ☐ __ __	常规测量体温、脉搏、呼吸、血压 伤口评估—敷料： 覆盖：棉垫、纱布+束腹带使用 渗湿：1.无 2.＜5cm_____色 3.＞5cm_____色 疼痛指数(0~10分)	☐ ☐ __ __	☐ ☐ __ __
检验	△每周一、四或抽血验血常规、血生化，长期医嘱		☐		△每周一、四或抽血验血常规、血生化，长期医嘱	☐	
药物	药物详见医嘱单及给药单				药物详见医嘱单及给药单		
治疗	△伤口换药	☐	☐	☐	△伤口换药	☐	☐
活动	下床活动	☐	☐	☐	下床活动	☐	☐
饮食	1.禁食及胃肠减压(鼻胃管护理，口腔护理) 2.拔除鼻胃管时间_____尝试饮水 3.流质饮食 4.低渣饮食				1.禁食及胃肠减压(鼻胃管护理，口腔护理) 2.拔除鼻胃管时间_____尝试饮水 3.流质饮食 4.低渣饮食		
排泄	排气情况：1.无 2.有 3.解便 4.有排气+解便 解尿情况： 1.尿管留置 2.膀胱训练每____小时(+) 3.膀胱训练每____小时(-) 4.拔除导尿管时间____ 5.自解畅时间____量____mL 导尿管护理	__ ☐	__ ☐	__ ☐	排气情况：1.无 2.有 3.解便 4.有排气+解便 解尿情况： 1.尿管留置 2.膀胱训练每____小时(+) 3.膀胱训练每____小时(-) 4.拔除导尿管时间____ 5.自解畅时间____量____mL 导尿管护理	__ ☐	
护理照护	伤口疼痛处理： 1.微痛 2.哌替啶50mg肌内注射每4小时1次 长期医嘱 时间_____ 3.病人自控镇痛泵按长期医嘱使用 4.服止痛药可缓解 5.其他 处理后疼痛指数(0~10分) 导管： 1.中心静脉导管留置外观____位置____ 注射部位评估____(1)正常 (2)微红肿 (3)红肿疼痛 2.静脉导管留置外观____位置____ 注射部位评估____(1)正常 (2)微红肿 (3)红肿疼痛 3.拔除中心静脉导管或胃管 △中心静脉导管护理每星期2次，每期5次或长期医嘱 伤口引流管留置部位_____ 性质颜色：1.淡红 2.暗红 3.其他__ 拔除引流管时间 △腹胀、涂抹薄荷 长期医嘱 时间_____	 ☐	 ☐	 ☐	伤口疼痛处理： 1.微痛 2.服止痛药可缓解 3.其他 处理后疼痛指数(0~10分) 导管： 1.中心静脉导管留置外观____位置____ 注射部位评估____(1)正常 (2)微红肿 (3)红肿疼痛 2.静脉导管留置外观____位置____ 注射部位评估____(1)正常 (2)微红肿 (3)红肿疼痛 拔除中心静脉导管或导管 伤口引流管留置部位_____ 性质颜色：1.淡红 2.暗红 3.其他__ 拔除引流管 时间		
护理指导出院规划	术后宣教： 1.饮食指导，提醒进食宜少量多餐及避免产气食物，以减少腹胀 2.鼓励渐进下床活动，并留意管道通畅 3.教导伤口护理，病人能回复示教或正确口述伤口护理 4.教导认识药物作用及按时服用的重要性	☐ ☐ ☐ ☐			出院宣教： 1.饮食/药物/活动/伤口护理/应求医状况/咨询管道/预约门诊 2.出院药 ×____天 △诊断书____份 △申请重大伤病卡	☐ ☐ ☐ ☐	
评估其他							
签章	大夜班		白班		小夜班	大夜班	白班	小夜班

【注】△:长期医嘱 √:已执行，完全了解，达到预期结果 ×:不了解，需要重新指导及追踪 ▓:需要进一步处理及记录 N:无此需要

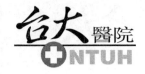

台湾大学医学院附属医院

全胃切除术 临床路径

□胃癌 □其他_____

临床路径代码：100200

病人名条粘贴处

住院日期：____年____月____日　　预定住院天数：20天19夜

	第1天(术前第1日) ____年____月____日 入院时间：_____上午/下午	白	小	第2天(手术当日)____年____月____日 麻醉方式：□全身 □____,手术方式：_____ 送手术室时间：_____	大	白	小
监测评估	常规测量体温、脉搏、呼吸、血压	□	□	常规测量体温、脉搏、呼吸、血压	□	□	□
检验	□胸片 □心电图 □血常规,白细胞+白细胞分类计数 □凝血酶原时间,凝血酶时间 □空腹血糖 □白蛋白,胆红素(总/直接),谷草转氨酶,谷丙转氨酶,尿素氮,肌酐,钠,钾,氯,钙 □癌胚抗原 □腹部超声 □胃镜检查&活检 □上消化道平片 △肺活量测定_____						
药物				头孢唑啉1克静脉注射或 头孢拉定1克静脉注射带至手术室 2.5%葡萄糖溶液1 000 mL静脉滴注 时间_____	□ □ 		
治疗	结肠准备— 术前清洁时间：下午2点_____下午4点_____	□	□	置静脉导管____号+置T管 时间____部位____ 置16号鼻胃管 时间_____			
活动							
饮食	告知午夜12点后禁食	□	□	禁食	□	□	□
排泄				排空膀胱	□		
护理照护	1.手术同意书填写及回收 2.麻醉科访视 3.备血完成 4.检查病历资料及X光片齐全	□ □ □ □		1.更换手术衣 2.去除附属物 3.检查病历资料及X光片齐全 4.携带束腹带	□ □ □ □		
护理指导出院规划	术前宣教： 1.介绍手术流程 2.指导深呼吸及咳嗽,皮肤准备,身体清洁 3.说明术后可能的装置,进食情况及早期活动的重要性及限制 4.说明术后疼痛情形及如何寻求解决教导疼痛尺使用 5.请家属准备前扣睡衣、束腹带、棉棒	□ □ □ □ □		1.指导深且长的呼吸,助放松紧张情绪 2.说明手术室位置及术后停留恢复室或加护病房 3.携同家属前往手术室并说明停留等候区	□ □ □		
评估其他	术前准备完整 病人了解住院治疗过程及出院日期	□ □		术前准备完整	□		
签章	白班	小夜班		大夜班	白班		小夜班

【注】△:长期医嘱　√:已执行,完全了解,达到预期结果　x:不了解,需要重新指导及追踪　■:需要进一步处理及记录　N:无此需要

台湾大学医学院附属医院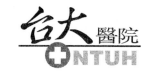

全胃切除术 临床路径(续)

□胃癌 □其他_____

临床路径代码：100200

病人名条粘贴处

住院日期：_____年_____月_____日　　　预定住院天数：20天19夜

	第2天(手术当日) ___年___月___日 返室时间：_____	白	小	第3天(术后第1日) ___年___月___日	大	白	小
监测评估	1. 测量生命体征即刻，每1小时1次，每2小时1次，每3小时1次×3，接着按常规测量 2. 疼痛评估(0~10分)：处置后疼痛指数_____ 3. 手术伤口敷料外观：(1)净 (2)渗湿 4. 左侧引流管颜色：(1)淡黄 (2)淡红 (3)暗红 (4)红 (5)切口瘘 5. 左侧引流管引流量：(1)少(＜50 mL) (2)中(50~200 mL) (3)多(＞200 mL) 6. 右侧引流管颜色：(1)淡黄 (2)淡红 (3)暗红 (4)红 (5)切口瘘 7. 右侧引流管引流量：(1)少(＜50 mL) (2)中(50~200 mL) (3)多(＞200 mL) 8. 鼻胃管引流液：(1)无 (2)绿/黄/胆汁 (3)咖啡样 (4)红液 9. 鼻胃管引流量：(1)少(＜50 mL) (2)中(50~200 mL) (3)多(＞200 mL)	□	□	1. 常规测量生命体征 2. 疼痛评估(0~10分)：处置后疼痛指数_____ 3. 观察手术伤口敷料外观：(1)净 (2)渗湿 4. 观察手术伤口：(1)干净 (2)红肿 (3)有分泌物 5. 左侧伤口引流管颜色：(1)淡黄 (2)淡红 (3)暗红 (4)红 (5)切口瘘 6. 左侧伤口引流管引流量：(1)少(＜50 mL) (2)中(50~200 mL) (3)多(＞200 mL) 7. 右侧伤口引流管颜色：(1)淡黄 (2)淡红 (3)暗红 (4)红 (5)切口瘘 8. 右侧伤口引流管引流量：(1)少(＜50 mL) (2)中(50~200 mL) (3)多(＞200 mL) 9. 鼻胃管引流液：(1)无 (2)绿/黄/胆汁 (3)咖啡样 (4)红液 10. 鼻胃管引流量：(1)少(＜50 mL) (2)中(50~200 mL) (3)多(＞200 mL) 11. 观察中心静脉导管伤口：(1)净 (2)红肿 (3)有分泌物	□	□	□
检验	麻醉是否已清醒：1.是 2.否 1. 称呼姓名可反应：(1)是 (2)否 2. 可依指示移动手脚：(1)是 (2)否			△依医嘱抽血	□		
药物	依医嘱给药			依医嘱给药			
治疗	△给氧 △伤口换药	□ □		△给氧 △伤口换药		□ □	□ □
活动	可在协助下翻身	□	□	可在协助下翻身			
饮食	禁食	□	□	禁食	□	□	□
排泄	使用导尿管	□		导尿管训练		□	□
护理照护	1. 伤口疼痛处理： (1)微痛 (2)使用病人自控镇痛泵 (3)使用哌替啶 处置后疼痛指数_____ 2. 协助每2小时翻身及胸腔护理 痰液：(1)无痰 (2)自咳 颜色___量___质___(3)自咳差需加强 (4)吸痰 3. 倾倒并记录尿量及颜色 4. 挤捏引流管，保持通畅	□	□	1. 伤口疼痛处理： (1)微痛 (2)使用病人自控镇痛泵 (3)使用哌替啶 处置后疼痛指数_____ 2. 协助每2小时翻身及胸腔护理 痰液(1)无痰 (2)自咳 颜色___量___质___(3)自咳差需加强 (4)吸痰 3. 协助擦澡及更衣 4. 导尿管护理 5. 口腔护理及鼻胃管护理 6. 挤捏引流管，保持通畅 △中心静脉导管护理		□	□
护理指导出院规划	1. 告知家属以棉棒沾开水润唇或漱口 2. 告知禁食情况 3. 说明身上所有管道功能、留置时间及注意事项 4. 指导以鼻深吸气再由口吐气后做有效咳嗽，清除肺部分泌物 5. 指导翻身的方法及腿部运动 6. 指导止痛剂的使用方法或寻求止痛方法 7. 指导使用蒸气吸入及背部叩击拍痰法	□ □ □ □ □ □ □		1. 指导家属训练尿管的方法 2. 指导使用蒸气吸入及背部叩击拍痰法 3. 指导固定腹部伤口再行深呼吸咳嗽 4. 指导翻身的方法及腿部运动 5. 指导止痛剂的使用方法或寻求止痛方法		□ □ □ □ □	□ □ □ □ □
评估其他	处置后状态：如生命体征不稳定、伤口渗血、引流管色红、胃管色红等			处置后状态：如生命体征不稳定、伤口渗血、引流管色红、胃管色红等			
签章	白班		小夜班	大夜班		白班	小夜班

【注】△：长期医嘱　√：已执行，完全了解，达到预期结果　×：不了解，需要重新指导及追踪　■：需要进一步处理及记录　N：无此需要

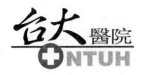

台湾大学医学院附属医院

全胃切除术 临床路径（续）

☐ 胃癌　☐ 其他_____

病人名条粘贴处

临床路径代码：100200

住院日期：_____年_____月_____日

预定住院天数：20天19夜

		第4天(术后第2日) ___年___月___日				第5天(术后第3日) ___年___月___日			
			大	白	小		大	白	小
监测评估	1. 常规测量生命体征 2. 疼痛评估(0~10分)：处置后疼痛指数_____ 3. 观察手术伤口敷料外观：(1)净（2)渗湿 4. 观察手术伤口：(1)干净 　(2)红肿（3)有分泌物 5. 左侧伤口引流管颜色：(1)淡黄（2)淡红 　(3)暗红（4)红（5)切口瘘 6. 左侧伤口引流管引流量： 　(1)少(< 50 mL)（2)中(50~200 mL) 　(3)多(> 200 mL) 7. 右侧伤口引流管颜色：(1)淡黄（2)淡红 　(3)暗红（4)红（5)切口瘘 8. 右侧伤口引流管引流量： 　(1)少(< 50 mL)（2)中(50~200 mL) 　(3)多(> 200 mL) 9. 鼻胃管引流液：(1)无（2)绿/黄/胆汁 　(3)咖啡样（4)红液 10. 鼻胃管引流液：(1)少(< 50 mL)（2)中 　(50~200 mL)（3)多(> 200 mL) 11. 观察中心静脉导管伤口：(1)净 　(2)红肿（3)有分泌物	☐	☐	☐	1. 常规测量生命体征 2. 疼痛评估(0~10分)：处置后疼痛指数_____ 3. 观察手术伤口敷料外观：(1)净（2)渗湿 4. 观察手术伤口：(1)干净 　(2)红肿（3)有分泌物 5. 左侧伤口引流管颜色：(1)淡黄（2)淡红 　(3)暗红（4)红（5)切口瘘 6. 左侧伤口引流管引流量： 　(1)少(< 50 mL)（2)中(50~200 mL) 　(3)多(> 200 mL) 7. 右侧伤口引流管颜色：(1)淡黄（2)淡红 　(3)暗红（4)红（5)切口瘘 8. 右侧伤口引流管引流量： 　(1)少(< 50 mL)（2)中(50~200 mL) 　(3)多(> 200 mL) 9. 鼻胃管引流液：(1)无（2)绿/黄/胆汁 　(3)咖啡样（4)红液 10. 鼻胃管引流液：(1)少(< 50 mL)（2)中 　(50~200 mL)（3)多(> 200 mL) 11. 观察中心静脉导管伤口：(1)净 　(2)红肿（3)有分泌物	☐	☐	☐
检验	△依医嘱抽血	☐			△依医嘱抽血	☐		
药物	依医嘱给药				依医嘱给药			
治疗	△给氧 △伤口换药		☐ ☐		△给氧 △伤口换药		☐ ☐	
活动	可在协助下翻身 可在协助下采取半坐卧		☐ ☐		可在协助下翻身 可在协助下采取半坐卧		☐ ☐	
饮食	禁食	☐	☐	☐	禁食	☐	☐	☐
排泄	导尿管：1.训练　2.拔除 △小便自解情形： 1. 自解　时间_____　量_____mL 　自觉：☐净　☐有余尿 　触诊：☐不涨　☐涨 2. 无，< 6小时 3. 诱尿失败单次导尿　时间_____　量_____mL		—		导尿管：1.训练　2.拔除 △小便自解情形： 1. 自解　时间_____　量_____mL 　自觉：☐净　☐有余尿 　触诊：☐不涨　☐涨 2. 无，< 6小时 3. 诱尿失败单次导尿　时间_____　量_____mL 排气：1.无　2.有 排便：1.无　2.有		—	
护理照护	1. 伤口疼痛处理： 　(1)微痛（2)使用病人自控镇痛泵（3)使用 　　哌替啶 　处置后疼痛指数_____ 2. 协助每2小时翻身1次及胸腔护理 　痰液：(1)无痰（2)自咳　颜色____　量____　质____ 　　(3)自咳差需加强（4)吸痰 3. 导尿管护理 4. 口腔护理及鼻胃管护理 5. 挤捏引流管，保持通畅 　△中心静脉导管护理 　△协助采取半坐卧		☐ ☐ ☐ ☐ ☐ ☐ ☐		1. 伤口疼痛处理： 　(1)微痛（2)使用病人自控镇痛泵（3)使用 　　哌替啶 　处置后疼痛指数_____ 2. 协助每2小时翻身1次及胸腔护理 　痰液：(1)无痰（2)自咳　颜色____　量____　质____ 　　(3)自咳差需加强（4)吸痰 3. 导尿管护理 4. 口腔护理及鼻胃管护理 5. 挤捏引流管，保持通畅 　△中心静脉导管护理 　△协助采取半坐卧		☐ ☐ ☐ ☐ ☐ ☐ ☐	
护理指导出院规划	1. 指导家属训练尿管的方法 2. 指导使用蒸气吸入及背部叩击拍痰法 3. 指导固定腹部伤口再行深呼吸咳嗽 4. 指导采取半坐卧或坐姿		☐ ☐ ☐ ☐		1. 指导渐进性下床 2. 指导保持伤口干燥		☐ ☐	
评估其他	处置后状态：如生命体征不稳定、伤口渗血、引流管色红、胃管色红等				处置后状态：如生命体征不稳定、伤口渗血、引流管色红、胃管色红等			
签章	大夜班		白班		小夜班	大夜班	白班	小夜班

【注】△：长期医嘱　√：已执行，完全了解，达到预期结果　×：不了解，需要重新指导及追踪　▇：需要进一步处理及记录　N：无此需要

台湾大学医学院附属医院

全胃切除术 临床路径(续)

□胃癌 □其他_____

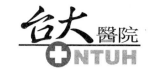

临床路径代码:100200

病人名条粘贴处

住院日期:_____年_____月_____日　　　预定住院天数:20天19夜

	第6天(术后第4日) ___年___月___日	大	白	小	第7天(术后第5日) ___年___月___日	大	白	小
监测评估	1. 常规测量生命体征 2. 疼痛评估(0~10分):处置后疼痛指数_____ 3. 观察手术伤口敷料外观:(1)净 (2)渗湿 4. 观察手术伤口:(1)干净 　(2)红肿 (3)有分泌物 5. 左侧伤口引流管颜色:(1)淡黄 (2)淡红 　(3)暗红 (4)红 (5)切口瘘 6. 左侧伤口引流管引流量: 　(1)少(<50 mL) (2)中(50~200 mL) 　(3)多(>200 mL) 7. 右侧伤口引流管颜色:(1)淡黄 (2)淡红 　(3)暗红 (4)红 (5)切口瘘 8. 右侧伤口引流管引流量: 　(1)少(<50 mL) (2)中(50~200 mL) 　(3)多(>200 mL) 9. 鼻胃管引流液:(1)无 (2)绿/黄/胆汁 　(3)咖啡样 (4)红液 10. 鼻胃管引流液:(1)少(<50 mL) 　(2)中(50~200 mL) (3)多(>200 mL) 11. 观察中心静脉导管伤口:(1)净 　(2)红肿 (3)有分泌物	__	__	__	1. 常规测量生命体征 2. 疼痛评估(0~10分):处置后疼痛指数_____ 3. 观察手术伤口敷料外观:(1)净 (2)渗湿 4. 观察手术伤口:(1)干净 　(2)红肿 (3)有分泌物 5. 左侧伤口引流管颜色:(1)淡黄 (2)淡红 　(3)暗红 (4)红 (5)切口瘘 6. 左侧伤口引流管引流量: 　(1)少(<50 mL) (2)中(50~200 mL) 　(3)多(>200 mL) 7. 右侧伤口引流管颜色:(1)淡黄 (2)淡红 　(3)暗红 (4)红 (5)切口瘘 8. 右侧伤口引流管引流量: 　(1)少(<50 mL) (2)中(50~200 mL) 　(3)多(>200 mL) 9. 鼻胃管引流液:(1)无 (2)绿/黄/胆汁 　(3)咖啡样 (4)红液 10. 鼻胃管引流液:(1)少(<50 mL) 　(2)中(50~200 mL) (3)多(>200 mL) 11. 观察中心静脉导管伤口:(1)净 　(2)红肿 (3)有分泌物	__	__	__
检验	△依医嘱抽血	□			△依医嘱抽血	□		
药物	依医嘱给药				依医嘱给药			
治疗	△伤口换药		□	□	△伤口换药		□	□
活动	协助下床		□		协助下床		□	
饮食	禁食	□	□	□	1. 禁食 2. 尝试饮水	__	__	__
排泄	小便自解 排气:1.无 2.有 排便:1.无 2.有	□ __ __	□ __ __	□ __ __	小便自解 排气:1.无 2.有 排便:1.无 2.有	□ __ __	□ __ __	□ __ __
护理照护	1. 伤口疼痛处理: 　(1)微痛 (2)使用病人自控镇痛泵 (3)使用哌替啶 　处置后疼痛指数_____ 2. 口腔护理及鼻胃管护理 3. 挤捏引流管 △中心静脉导管护理		□ □		1. 伤口疼痛处理: 　(1)微痛 (2)使用病人自控镇痛泵 (3)使用哌替啶 　处置后疼痛指数_____ 2 挤捏引流管 △口腔护理 △中心静脉导管护理		□ □ □	
护理指导出院规划	指导渐进式下床		□		指导渐进性下床 △饮食宣教: 1. 营养摄取:均衡,但为适应胃容量变小,消化力减少,食物质与量要调整 2. 食物量调节:自开水开始,采取少量多餐,逐渐增加量且加长时间 3. 食物性质调节:由稀而浓,由液体至软质到固体		□	
评估其他	处置后状态:如生命体征不稳定、伤口渗血、引流管色红、胃管色红等				处置后状态:如生命体征不稳定、伤口渗血、引流管色红、胃管色红、喝水不适等			
签章	大夜班		白班		小夜班	大夜班	白班	小夜班

【注】△:长期医嘱　√:已执行,完全了解,达到预期结果　×:不了解,需要重新指导及追踪　■:需要进一步处理及记录　N:无此需要

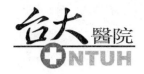

台湾大学医学院附属医院

全胃切除术 临床路径(续)

□ 胃癌 □ 其他_____

临床路径代码：100200

住院日期：_____年_____月_____日

病人名条粘贴处

预定住院天数：20天19夜

	第8天(术后第6日) ___年___月___日	大	白	小	第9天(术后第7日) ___年___月___日	大	白	小
监测评估	1. 常规测量生命体征 2. 疼痛评估(0~10分)：处置后疼痛指数_____ 3. 观察手术伤口敷料外观：(1)净 (2)渗湿 4. 观察手术伤口：(1)干净 　(2)红肿 (3)有分泌物 5. 左侧伤口引流管颜色：(1)淡黄 (2)淡红 　(3)暗红 (4)红 (5)切口瘘 6. 左侧伤口引流管引流量： 　(1)少(< 50 mL) (2)中(50~200 mL) 　(3)多(> 200 mL) 7. 右侧伤口引流管颜色：(1)淡黄 (2)淡红 　(3)暗红 (4)红 (5)切口瘘 8. 右侧伤口引流管引流量： 　(1)少(< 50 mL) (2)中(50~200 mL) 　(3)多(> 200 mL) 9. 鼻胃管引流液：(1)无 (2)绿/黄/胆汁 　(3)咖啡样 (4)红液 10. 鼻胃管引流液：(1)少(< 50 mL) 　(2)中(50~200 mL) (3)多(> 200 mL) 11. 观察中心静脉导管伤口：(1)净 　(2)红肿 (3)有分泌物	□ __ __ __ __ __ __ __ __ __ __	□ __ __ __ __ __ __ __ __ __ __	□ __ __ __ __ __ __ __ __ __ __	1. 常规测量生命体征 2. 疼痛评估(0~10分)：处置后疼痛指数_____ 3. 观察手术伤口敷料外观：(1)净 (2)渗湿 4. 观察手术伤口：(1)干净 　(2)红肿 (3)有分泌物 5. 左侧伤口引流管颜色：(1)淡黄 (2)淡红 　(3)暗红 (4)红 (5)切口瘘 6. 左侧伤口引流管引流量： 　(1)少(< 50 mL) (2)中(50~200 mL) 　(3)多(> 200 mL) 7. 右侧伤口引流管颜色：(1)淡黄 (2)淡红 　(3)暗红 (4)红 (5)切口瘘 8. 右侧伤口引流管引流量： 　(1)少(< 50 mL) (2)中(50~200 mL) 　(3)多(> 200 mL) 9. 鼻胃管引流液：(1)无 (2)绿/黄/胆汁 　(3)咖啡样 (4)红液 10. 鼻胃管引流液：(1)少(< 50 mL) 　(2)中(50~200 mL) (3)多(> 200 mL) 11. 观察中心静脉导管伤口：(1)净 　(2)红肿 (3)有分泌物	□ __ __ __ __ __ __ __ __ __ __	□ __ __ __ __ __ __ __ __ __ __	□ __ __ __ __ __ __ __ __ __ __
检验	△依医嘱抽血	□			△依医嘱抽血	□		
药物	依医嘱给药				依医嘱给药			
治疗	△伤口换药 △拔除鼻胃管		□ □	□	△伤口换药 △拔除鼻胃管		□ □	□
活动	协助下床		□		协助下床		□	
饮食	1. 禁食 2. 尝试饮水 3. 胃切饮食 序号(　　) 4. 软食	__	__	__	1. 禁食 2. 尝试饮水 3. 胃切饮食 序号(　　) 4. 软食	__	__	__
排泄	小便自解 排气：1. 无 2. 有 排便：1. 无 2. 有	□ __ __	□ __ __	□ __ __	小便自解 排气：1. 无 2. 有 排便：1. 无 2. 有	□ __ __	□ __ __	□ __ __
护理照护	1. 伤口疼痛处理： 　(1)微痛 (2)使用病人自控镇痛泵 (3)使用 　哌替啶 　处置后疼痛指数_____ 2. 挤捏引流管 △中心静脉导管护理		□ □		1. 伤口疼痛处理： 　(1)微痛 (2)使用病人自控镇痛泵 (3)使用 　哌替啶 　处置后疼痛指数_____ △中心静脉导管护理		□	
护理指导出院规划	指导渐进性下床 △预防进食后不适的方法(倾倒综合征)： 1. 少量多餐，勿吃太甜太浓的汤，避免进餐时喝水 2. 进食后勿太剧烈运动 3. 进食规律，细嚼慢咽，心情轻松 4. 避免刺激性食物	□ __ __ __ __			△饮食宣教	□		
评估其他	处置后状态：如生命体征不稳定、伤口渗血、引流管渗漏、进食不适等				处置后状态：如生命体征不稳定、伤口渗血、引流管渗漏、进食不适等			
签章	大夜班	白班		小夜班	大夜班	白班		小夜班

【注】△：长期医嘱　√：已执行，完全了解，达到预期结果　×：不了解，需要重新指导及追踪　▇：需要进一步处理及记录　N：无此需要

台湾大学医学院附属医院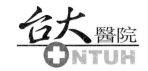

全胃切除术 临床路径(续)

□胃癌 □其他_____

临床路径代码:100200

住院日期:_____年_____月_____日

病人名条粘贴处

预定住院天数:20天19夜

	第10天(术后第8日) ___年___月___日	大	白	小	第11天(术后第9日) ___年___月___日	大	白	小
监测评估	1. 常规测量生命体征 2. 观察手术伤口敷料外观:(1)净 (2)渗湿 3. 观察手术伤口:(1)干净 (2)红肿 (3)有分泌物 4. 左侧伤口引流管颜色:(1)淡黄 (2)淡红 (3)暗红 (4)红 (5)切口瘘 5. 左侧伤口引流管引流量: (1)少(<50 mL) (2)中(50~200 mL) (3)多(>200 mL) 6. 右侧伤口引流管颜色:(1)淡黄 (2)淡红 (3)暗红 (4)红 (5)切口瘘 7. 右侧伤口引流管引流量: (1)少(<50 mL) (2)中(50~200 mL) (3)多(>200 mL) 8. 观察中心静脉导管伤口:(1)净 (2)红肿 (3)有分泌物	□ ___ ___ ___ ___ ___ ___ ___	□ ___ ___ ___ ___ ___ ___ ___	□ ___ ___ ___ ___ ___ ___ ___	1. 常规测量生命体征 2. 观察手术伤口敷料外观:(1)净 (2)渗湿 3. 观察手术伤口:(1)干净 (2)红肿 (3)有分泌物 4. 左侧伤口引流管颜色:(1)淡黄 (2)淡红 (3)暗红 (4)红 (5)切口瘘 5. 左侧伤口引流管引流量: (1)少(<50 mL) (2)中(50~200 mL) (3)多(>200 mL) 6. 右侧伤口引流管颜色:(1)淡黄 (2)淡红 (3)暗红 (4)红 (5)切口瘘 7. 右侧伤口引流管引流量: (1)少(<50 mL) (2)中(50~200 mL) (3)多(>200 mL) 8. 观察中心静脉导管伤口:(1)净 (2)红肿 (3)有分泌物	□ ___ ___ ___ ___ ___ ___ ___	□ ___ ___ ___ ___ ___ ___ ___	□ ___ ___ ___ ___ ___ ___ ___
检验	△依医嘱抽血		□		△依医嘱抽血		□	
药物	依医嘱给药				依医嘱给药			
治疗	△伤口换药 △拔除鼻胃管		□	□	△伤口换药		□	□
活动	协助下床			□	协助下床			□
饮食	1. 禁食 2. 尝试饮水 3. 胃切饮食 序号( ) 4. 软食				1. 禁食 2. 尝试饮水 3. 胃切饮食 序号( ) 4. 软食			
排泄	小便自解 排气:1. 无 2. 有 排便:1. 无 2. 有	□	□	□	小便自解 排气:1. 无 2. 有 排便:1. 无 2. 有	□	□	□
护理照护	△中心静脉导管护理		□		△中心静脉导管护理		□	
护理指导出院规划	△饮食宣教		□		△饮食宣教 △指导伤口照护		□	□
评估其他	处置后状态:如生命体征不稳定、伤口渗血、引流管渗漏、进食不适等				处置后状态:如生命体征不稳定、伤口渗漏、进食不适等			
签章	大夜班	白班		小夜班	大夜班	白班		小夜班

【注】△:长期医嘱 √:已执行,完全了解,达到预期结果 ×:不了解,需要重新指导及追踪 ■:需要进一步处理及记录 N:无此需要

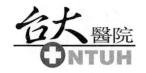

台湾大学医学院附属医院

全胃切除术 临床路径(续)

☐ 胃癌 ☐ 其他_____

临床路径代码:100200

住院日期:_____年_____月_____日

预定住院天数:20 天 19 夜

病人名条粘贴处

	第 12 天(术后第 10 日) ___年___月___日	大	白	小	第 13 天(术后第 11 日) ___年___月___日	大	白	小
监测评估	1. 常规测量生命体征 2. 观察手术伤口敷料外观:(1)净 (2)渗湿 3. 观察手术伤口:(1)干净 　(2)红肿 (3)有分泌物 4. 左侧伤口引流管颜色:(1)淡黄 (2)淡红 　(3)暗红 (4)红 (5)切口瘘 5. 左侧伤口引流管引流量: 　(1)少(<50 mL) (2)中(50~200 mL) 　(3)多(>200 mL) 6. 右侧伤口引流管颜色:(1)淡黄 (2)淡红 　(3)暗红 (4)红 (5)切口瘘 7. 右侧伤口引流管引流量: 　(1)少(<50 mL) (2)中(50~200 mL) 　(3)多(>200 mL) 8. 观察中心静脉导管伤口:(1)净 　(2)红肿 (3)有分泌物	☐ __ __ __ __ __ __ __	☐ __ __ __ __ __ __ __	☐ __ __ __ __ __ __ __	1. 常规测量生命体征 2. 观察手术伤口敷料外观:(1)净 (2)渗湿 3. 观察手术伤口:(1)干净 　(2)红肿 (3)有分泌物 4. 左侧伤口引流管颜色:(1)淡黄 (2)淡红 　(3)暗红 (4)红 (5)切口瘘 5. 左侧伤口引流管引流量: 　(1)少(<50 mL) (2)中(50~200 mL) 　(3)多(>200 mL) 6. 右侧伤口引流管颜色:(1)淡黄 (2)淡红 　(3)暗红 (4)红 (5)切口瘘 7. 右侧伤口引流管引流量: 　(1)少(<50 mL) (2)中(50~200 mL) 　(3)多(>200 mL) 8. 观察中心静脉导管伤口:(1)净 　(2)红肿 (3)有分泌物	☐ __ __ __ __ __ __ __	☐ __ __ __ __ __ __ __	☐ __ __ __ __ __ __ __
检验	△依医嘱抽血		☐		△依医嘱抽血		☐	
药物	依医嘱给药				依医嘱给药			
治疗	△伤口换药		☐		△伤口换药 △拔除引流管:1.左侧 2.右侧		☐	
活动	可下床活动	☐	☐	☐	可下床活动	☐	☐	☐
饮食	1. 禁食 2.尝试饮水 3. 胃切饮食 序号( ) 4. 软食	__	__	__	1. 禁食 2.尝试饮水 3. 胃切饮食 序号( ) 4. 软食	__	__	__
排泄	小便自解 排气:1.无 2.有 排便:1.无 2.有	☐ __ __	☐ __ __	☐ __ __	小便自解 排气:1.无 2.有 排便:1.无 2.有	☐ __ __	☐ __ __	☐ __ __
护理照护	△中心静脉导管护理		☐		△中心静脉导管护理		☐	
护理指导出院规划	△饮食宣教		☐		△饮食宣教		☐	
评估其他	处置后状态:如生命体征不稳定、伤口渗血、引流管渗漏、进食不适等				处置后状态:如生命体征不稳定、伤口渗血、引流管渗漏、进食不适等			
签章	大夜班	白班		小夜班	大夜班	白班		小夜班

【注】△:长期医嘱　√:已执行,完全了解,达到预期结果　×:不了解,需要重新指导及追踪　■:需要进一步处理及记录　N:无此需要

台湾大学医学院附属医院

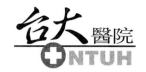

全胃切除术 临床路径(续)

□胃癌 □其他_____

临床路径代码：100200

病人名条粘贴处

住院日期：_____年_____月_____日　　　预定住院天数：20天19夜

	第14天(术后第12日) ___年___月___日	大	白	小	第15天(术后第13日) ___年___月___日	大	白	小
监测评估	1. 常规测量生命体征 2. 观察手术伤口敷料外观：（1）净 （2）渗湿 3. 观察手术伤口：（1）干净 　（2）红肿 （3）有分泌物 4. 左侧伤口引流管颜色：（1）淡黄 （2）淡红 　（3）暗红 （4）红 （5）切口瘘 5. 左侧伤口引流管引流量： 　（1）少（<50 mL）（2）中（50~200 mL） 　（3）多（>200 mL） 6. 右侧伤口引流管颜色：（1）淡黄 （2）淡红 　（3）暗红 （4）红 （5）切口瘘 7. 右侧伤口引流管引流量： 　（1）少（<50 mL）（2）中（50~200 mL） 　（3）多（>200 mL） 8. 观察中心静脉导管伤口：（1）净 　（2）红肿 （3）有分泌物	□	□	□	1. 常规测量生命体征 2. 观察手术伤口敷料外观：（1）净 （2）渗湿 3. 观察手术伤口：（1）干净 　（2）红肿 （3）有分泌物 4. 左侧伤口引流管颜色：（1）淡黄 （2）淡红 　（3）暗红 （4）红 （5）切口瘘 5. 左侧伤口引流管引流量： 　（1）少（<50 mL）（2）中（50~200 mL） 　（3）多（>200 mL） 6. 右侧伤口引流管颜色：（1）淡黄 （2）淡红 　（3）暗红 （4）红 （5）切口瘘 7. 右侧伤口引流管引流量： 　（1）少（<50 mL）（2）中（50~200 mL） 　（3）多（>200 mL） 8. 观察中心静脉导管伤口：（1）净 　（2）红肿 （3）有分泌物	□	□	□
检验	△依医嘱抽血	□			△依医嘱抽血	□		
药物	依医嘱给药				依医嘱给药			
治疗	△伤口换药 △拔除引流管：1. 左侧　2. 右侧 △拔除中心静脉导管	□	□	□	△伤口换药 △拔除引流管：1. 左侧　2. 右侧 △拔除中心静脉导管	□	□	□
活动	可下床活动		□		可下床活动		□	
饮食	1. 禁食　2. 尝试饮水　3. 胃切饮食 序号（　　） 4. 软食				1. 禁食　2. 尝试饮水　3. 胃切饮食 序号（　　） 4. 软食			
排泄	小便自解 排气：1. 无　2. 有 排便：1. 无　2. 有		□		小便自解 排气：1. 无　2. 有 排便：1. 无　2. 有		□	
护理照护								
护理指导出院规划	△饮食宣教 △指导伤口照护		□ □		△饮食宣教		□	
评估其他	处置后状态：如生命体征不稳定、伤口渗血、引流 管渗漏、进食不适等				处置后状态：如生命体征不稳定、伤口渗血、引流 管渗漏、进食不适等			
签章	大夜班	白班		小夜班	大夜班	白班		小夜班

【注】△：长期医嘱　√：已执行,完全了解,达到预期结果　×：不了解,需要重新指导及追踪　■：需要进一步处理及记录　N：无此需要

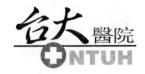

台湾大学医学院附属医院

全胃切除术 临床路径(续)

□胃癌 □其他_____

临床路径代码：100200

住院日期：_____年_____月_____日

预定住院天数：20天19夜

病人名条粘贴处

	第16天（术后第14日）___年___月___日	大	白	小	第17天（术后第15日）___年___月___日	大	白	小
监测评估	1. 常规测量生命体征 2. 观察手术伤口敷料外观：(1)净 (2)渗湿 3. 观察手术伤口：(1)干净 　(2)红肿 (3)有分泌物 4. 左侧伤口引流管颜色：(1)淡黄 (2)淡红 　(3)暗红 (4)红 (5)切口瘘 5. 左侧伤口引流管引流量： 　(1)少（< 50 mL）(2)中（50~200 mL） 　(3)多（> 200 mL） 6. 右侧伤口引流管颜色：(1)淡黄 (2)淡红 　(3)暗红 (4)红 (5)切口瘘 7. 右侧伤口引流管引流量： 　(1)少（< 50 mL）(2)中（50~200 mL） 　(3)多（> 200 mL）	□ __ __ __ __ __ __	□ __ __ __ __ __ __	□ __ __ __ __ __ __	1. 常规测量生命体征 2. 观察手术伤口敷料外观：(1)净 (2)渗湿 3. 观察手术伤口：(1)干净 　(2)红肿 (3)有分泌物 4. 左侧伤口引流管颜色：(1)淡黄 (2)淡红 　(3)暗红 (4)红 (5)切口瘘 5. 左侧伤口引流管引流量： 　(1)少（< 50 mL）(2)中（50~200 mL） 　(3)多（> 200 mL） 6. 右侧伤口引流管颜色：(1)淡黄 (2)淡红 　(3)暗红 (4)红 (5)切口瘘 7. 右侧伤口引流管引流量： 　(1)少（< 50 mL）(2)中（50~200 mL） 　(3)多（> 200 mL）	□ __ __ __ __ __ __	□ __ __ __ __ __ __	□ __ __ __ __ __ __
检验	△依医嘱抽血	□			△依医嘱抽血	□		
药物	依医嘱给药				依医嘱给药			
治疗	△伤口换药 △拔除引流管：1. 左侧 2. 右侧	□	□	□	△伤口换药	□	□	□
活动	可下床活动		□		可下床活动		□	
饮食	1. 禁食 2. 尝试饮水 3. 胃切饮食 序号(　　) 4. 软食	__	__	__	1. 禁食 2. 尝试饮水 3. 胃切饮食 序号(　　) 4. 软食	__	__	__
排泄	小便自解 排气：1. 无 2. 有 排便：1. 无 2. 有	□ __ __	□ __ __	□ __ __	小便自解 排气：1. 无 2. 有 排便：1. 无 2. 有	□ __ __	□ __ __	□ __ __
护理照护								
护理指导出院规划	△饮食宣教		□		△饮食宣教 △指导伤口照护	□ □		
评估其他	处置后状态：如生命体征不稳定、伤口渗血、引流管渗漏、进食不适等				处置后状态：如生命体征不稳定、伤口渗血、引流管渗漏、进食不适等			
签章	大夜班	白班		小夜班	大夜班	白班		小夜班

【注】△：长期医嘱　√：已执行,完全了解,达到预期结果　×：不了解,需要重新指导及追踪　■：需要进一步处理及记录　N：无此需要

台湾大学医学院附属医院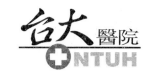

全胃切除术 临床路径(续)

□胃癌 □其他_____

临床路径代码:100200

住院日期:_____年_____月_____日

病人名条粘贴处

预定住院天数:20天19夜

	第18天(术后第16天)___年___月___日	大	白	小	第19天(术后第17天)___年___月___日	大	白	小	第20天(术后第18天)(出院日)___年___月___日	大	白	小
监测评估	1. 常规测量生命体征 2. 观察手术伤口敷料外观: （1）净（2）渗湿 3. 观察手术伤口: （1）干净（2）红肿 （3）有分泌物	□__	□__	□__	1. 常规测量生命体征 2. 观察手术伤口敷料外观: （1）净（2）渗湿 3. 观察手术伤口: （1）干净（2）红肿 （3）有分泌物	□__	□__	□__	1. 常规测量生命体征 2. 观察手术伤口敷料外观: （1）净（2）渗湿 3. 观察手术伤口: （1）干净（2）红肿 （3）有分泌物	□__	□__	□__
检验	△依医嘱抽血	□										
药物	依医嘱给药				依医嘱给药				依医嘱给药			
治疗	△伤口换药	□	□	□	△伤口换药	□	□	□	△伤口换药	□	□	□
活动	可下床活动	□	□	□	可下床活动	□	□	□	可下床活动	□	□	□
饮食	1. 禁食 2.尝试饮水 3. 胃切饮食 序号( ) 4. 软食	__	__	__	1. 禁食 2.尝试饮水 3. 胃切饮食 序号( ) 4. 软食	__	__	__	1. 禁食 2.尝试饮水 3. 胃切饮食 序号( ) 4. 软食	__	__	__
排泄	排气:1. 无 2.有 排便:1. 无 2.有	__	__		排气:1. 无 2.有 排便:1. 无 2.有	__	__		排气:1. 无 2.有 排便:1. 无 2.有	__	__	
护理照护												
护理指导出院规划	△饮食宣教 △指导伤口照护	□ □			△饮食宣教 △指导伤口照护	□ □			出院宣教: 1. 告知饮食原则 2. 告知伤口照护原则 3. 告知药物作用及服药时间 4. 告知求医事项 5. 告知下次门诊时间	□ □ □ □ □		
评估其他	处置后状态:如发烧、伤口渗血、进食不适等				处置后状态:如发烧、伤口渗血、进食不适等				出院状态: 1. 体温正常 2. 疼痛指数 < 3 分 3. 引流管已拔除 4. 手术伤口干净无红肿 5. 进食后无腹痛腹胀 6. 进食后无恶心、头晕、冒汗	□ □ □ □ □ □		
签章	大夜班	白班		小夜班	大夜班	白班		小夜班	大夜班	白班		小夜班

【注】△:长期医嘱 √:已执行,完全了解,达到预期结果 ×:不了解,需要重新指导及追踪 ■:需要进一步处理及记录 N:无此需要

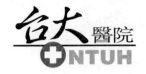

台湾大学医学院附属医院

总胆管探查取石术 临床路径

临床路径代码：100170

住院日期：＿＿＿＿年＿＿＿＿月＿＿＿＿日

病人名条粘贴处

预定住院天数：11天10夜

	第1天（术前第1日） ＿＿年＿＿月＿＿日 入院时间：＿＿＿＿		白	小	第2天（手术当日）＿＿年＿＿月＿＿日 麻醉方式：□全身 □＿＿＿，手术方式：＿＿＿＿ 送手术室时间：＿＿＿＿	大	白	小
监测评估	常规测量体温、脉搏、呼吸、血压		□	□	常规测量体温、脉搏、呼吸、血压	□	□	□
检验	检查数据： □心电图 □胸片 □腹部超声 □血常规 □肝功能表达图 □肾功能表达图 □电解质,空腹血糖 □经皮经肝胆管引流术或内镜下逆行胰胆管造影术或计算机X射线断层造影扫描或磁共振胰胆管成像 □其他：							
药物	依医嘱给药				依医嘱给药			
治疗	置静脉导管,共＿＿支（＿＿型号）,部位：＿＿＿ 血型：＿＿＿＿ 备血 浓缩红细胞＿＿＿单位,新鲜冷冻血浆＿＿＿单位,血小板＿＿＿单位		□ □		置静脉导管＋置T管, 共＿＿支（＿＿型号）,部位：＿＿＿ 置鼻胃管＿＿＿导尿管 时间＿＿＿＿		□ □	
活动								
饮食					继续禁食		□	
排泄					排空膀胱		□	
护理照护	同意书填写及回收 麻醉科访视 告知午夜12点后禁食及 双醋苯啶2支栓剂 时间午夜9点		□ □ □		去除附属物 换妥手术衣,纸裤 确认病历资料及X线片齐全		□ □ □	
护理指导出院规划	环境介绍 术前宣教（配合宣教单）： 1.指导深呼吸及咳嗽 2.身体及腹部清洁 3.说明术后须禁食及身上的管道装置 4.说明早期下床活动的重要及限制 5.说明术后疼痛情形及如何解决处理 △病人自控镇痛泵使用 □是,同意书＿＿＿＿ □否 6.请家属准备棉质前扣的宽松睡衣、束腹带、棉棒、吸管等		□ □ □ □ □ □		术前宣教： 1.指导深且长的呼吸,以助放松紧张情绪 2.协同家属前往手术室,并说明等候区位置,及术后将于恢复室留置观察约1小时		□ □	
评估其他	病人了解住院治疗过程及预估出院日期		□		1.术前准备完整 2.准时送病人至手术室		□ □	
签章	白班		小夜班		大夜班	白班		小夜班

【注】△：长期医嘱 √：已执行,完全了解,达到预期结果 x：不了解,需要重新指导及追踪 ■：需要进一步处理及记录 N：无此需要

台湾大学医学院附属医院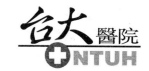

总胆管探查取石术 临床路径(续)

临床路径代码:100170

住院日期:_____年_____月_____日

病人名条粘贴处

预定住院天数:11 天 10 夜

	第 2 天(手术当日) ___年___月___日 返室时间:_____	白	小	第 3 天(术后第 1 日) ___年___月___日	大	白	小
监测评估	生命体征,每 2 小时 1 次 ×1,接着按常规测量 伤口评估: 1. 引流管留置:(1)右侧引流管+T 管 (2)T 管 2. 敷料渗湿:(1)无 (2)< 10 cm___色 (3)> 10 cm___色 3. 疼痛指数(0~10 分)	□ __ __ __ __	□ __ __ __ __	常规测量体温、脉搏、呼吸、血压 伤口评估: 1. 引流管留置:(1)右侧引流管+T 管 (2)T 管 2. 敷料渗湿:(1)无 (2)< 10 cm___色 (3)> 10 cm___色 3. 疼痛指数(0~10 分)	□ __ __ __ __	□ __ __ __ __	□ __ __ __ __
药物	依医嘱给药			依医嘱给药			
治疗	1. 中心静脉导管留置,部位:____外观:____ 2. 静脉导管留置,部位:____外观:____ 记录出入水量	□	□	1. 中心静脉导管留置,部位:____外观:____ 2. 静脉导管留置,部位:____外观:____ △伤口换药 △记录出入水量	□ □	□ □	□ □
活动	1. 卧床休息及每 2 小时翻身 2. 卧床并可坐起			1. 卧床休息及每 2 小时翻身 2. 卧床并可坐起 3. 可下床坐及轮椅活动 4. 可下床行走			
饮食	禁食及胃肠减压	□	□	1. 禁食及胃肠减压 2. 其他_____			
排泄	解尿情况:1. 尿管留置 2. 尿管拔除	__	__	排气情况:1. 未排气,且无腹胀感 2. 有排气 3. 解便 4. 有排气+解便 解尿情况:1. 尿管留置 2. 尿管拔除 6 小时内小便自解:1. 有 2. 无	__ __ __	__ __ __	__ __ __
护理照护	伤口疼痛处理: 1. 微痛 2. 打止痛针缓解 3. 使用病人自控镇痛泵	__	__	伤口疼痛处理: 1. 微痛 2. 打止痛针缓解 3. 使用病人自控镇痛泵 △鼻胃管护理和口腔护理 △腹胀 使用薄荷 长期医嘱 △导尿管护理 △尿管训练: 1. 未训练 2. 每____小时训练(−) 3. 每____小时训练(+)	__ □ □ □ □	__ □ □ □ □	__ □ □ □ □
护理指导出院规划	术后宣教: 1. 说明身上现有管路的功能及注意事项,和可能留置时间 2. 教导并协助执行卧床期间的身体清洁与更衣 3. 说明每 2 小时翻身的重要性,并协助维持舒适卧姿 4. 教导深呼吸咳嗽的重要 5. 说明疼痛控制方法	□ □ □ □ □		1. 说明深呼吸咳嗽的重要性 2. 教导并协助舒适体位,并注意管道安全 3. 教导并协助安全下床 4. 教导使用床上便盆	□ □ □ □		
评估其他	术后状态: 1. 生命体征正常 2. 伤口敷料无渗血 3. 经处理后疼痛指数≤5 分 4. 协助下可每 2 小时翻身 5. 鼻胃管、引流管、导尿管等管道引流顺畅 6. 能有效咳嗽、咳痰	□ □ □ □ □ □	□ □ □ □ □ □	1. 生命体征正常 2. 伤口敷料无渗血 3. 经处理后疼痛指数≤5 分 4. 协助下可翻身,坐起 5. 鼻胃管、引流管、T 管、导尿管等管道引流顺畅 6. 能有效咳嗽、咳痰	□ □ □ □ □ □	□ □ □ □ □ □	□ □ □ □ □ □
签章	白班		小夜班	大夜班	白班		小夜班

【注】△:长期医嘱 √:已执行,完全了解,达到预期结果 ×:不了解,需要重新指导及追踪 ■:需要进一步处理及记录 N:无此需要

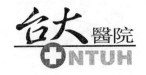

台湾大学医学院附属医院

总胆管探查取石术 临床路径（续）

临床路径代码：100170

住院日期：_____年_____月_____日

预定住院天数：11天10夜

病人名条粘贴处

	第4天(术后第2日) ___年___月___日	大	白	小	第5天(术后第3日) ___年___月___日	大	白	小
监测评估	常规测量体温、脉搏、呼吸、血压 伤口评估： 1. 引流管留置：（1）右侧引流管+T管（2）T管 2. 敷料渗湿：（1）无（2）<10 cm____色 （3）>10 cm____色 3. 疼痛指数（0~10分）	□ __ __ __	□ __ __ __	□ __ __ __	常规测量体温、脉搏、呼吸、血压 伤口评估： 1. 引流管留置：（1）右侧引流管+T管（2）T管 2. 敷料渗湿：（1）无（2）<10 cm____色 （3）>10 cm____色 3. 疼痛指数（0~10分）	□ __ __ __	□ __ __ __	□ __ __ __
药物	依医嘱给药				依医嘱给药			
治疗	1. 中心静脉导管留置,部位：____外观：____ 2. 静脉导管留置,部位：____外观：____ △伤口换药 △记录胆汁量	 □ □	 □ □	 □ □	1. 中心静脉导管留置,部位：____外观：____ 2. 静脉导管留置,部位：____外观：____ △伤口换药 △记录胆汁量	 □ □	 □ □	 □ □
活动	1. 卧床休息并可坐起 2. 可下床坐及轮椅活动 3. 可下床行走				1. 卧床休息并可坐起 2. 可下床坐及轮椅活动 3. 可下床行走			
饮食	1. 禁食及胃肠减压 2. 其他_____				1. 禁食及胃肠减压 2. 拔除鼻胃管后尝试进食 3. 其他_____			
排泄	排气情况：1.未排气,且无腹胀感 2.有排气 3.解便 4.有排气+解便 解尿情况：1.尿管留置 2.尿管拔除,6小时内小便自解 3.尿管拔除,6小时内小便无自解,导尿	__ __	__ __	__ __	排气情况：1.未排气,且无腹胀感 2.有排气 3.解便 4.有排气+解便 解尿情况：1.尿管留置 2.尿管拔除,6小时内小便自解 3.尿管拔除,6小时内小便无自解,导尿	__ __	__ __	__ __
护理照护	伤口疼痛处理： 1. 微痛 2. 打止痛针缓解 3. 使用病人自控镇痛泵 △鼻胃管护理和口腔护理 △腹胀 使用薄荷 长期医嘱	__ □ □	__ □ □	__ □ □	伤口疼痛处理： 1. 微痛 2. 打止痛针缓解 3. 使用病人自控镇痛泵 △鼻胃管护理和口腔护理 △腹胀 使用薄荷 长期医嘱	__ □ □	__ □ □	__ □ □
护理指导出院规划	指导并协助安全下床		□		指导并协助安全下床		□	
评估其他	1. 生命体征正常 2. 伤口敷料无渗血 3. 疼痛指数≤5分 4. 协助下可翻身,坐起 5. 鼻胃管、引流管、T管、导尿管等管道引流顺畅 6. 能有效咳嗽、咳痰	□ □ □ □ □ □	□ □ □ □ □ □	□ □ □ □ □ □	1. 生命体征正常 2. 伤口敷料无渗血 3. 疼痛指数≤5分 4. 鼻胃管、引流管、T管、导尿管等管道引流顺畅	□ □ □ □	□ □ □ □	□ □ □ □
签章	大夜班	白班		小夜班	大夜班	白班		小夜班

【注】△:长期医嘱 √:已执行,完全了解,达到预期结果 x:不了解,需要重新指导及追踪 ■:需要进一步处理及记录 N:无此需要

台湾大学医学院附属医院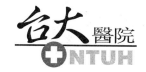

总胆管探查取石术 临床路径(续)

临床路径代码：100170

病人名条粘贴处

住院日期：_____年_____月_____日　　预定住院天数：11天10夜

	第6天(术后第4日) ___年___月___日				第7天(术后第5日) ___年___月___日			
		大	白	小		大	白	小
监测评估	常规测量体温、脉搏、呼吸、血压 伤口评估： 1. 引流管留置：（1）右侧引流管+T管（2）T管 2. 敷料渗湿：（1）无（2）＜10 cm____色 （3）＞10 cm____色 3. 疼痛指数（0~10分）	□ __ __ __	□ __ __ __	□ __ __ __	常规测量体温、脉搏、呼吸、血压 伤口评估： 1. 引流管留置：（1）右侧引流管+T管（2）T管 2. 敷料渗湿：（1）无（2）＜10 cm____色 （3）＞10 cm____色 3. 疼痛指数（0~10分）	□ __ __ __	□ __ __ __	□ __ __ __
药物	依医嘱给药				依医嘱给药			
治疗	1. 中心静脉导管留置,部位：____外观：____ 2. 静脉导管留置,部位：____外观：____ △伤口换药 △记录胆汁量	 □ □	 □ □	 □ □	1. 中心静脉导管留置,部位：____外观：____ 2. 静脉导管留置,部位：____外观：____ △1. 伤口换药 2. 伤口换药+拔除引流管 △记录胆汁量	 □ □	 □ □	 □ □
活动	1. 卧床休息并可坐起 2. 可下床坐及轮椅活动 3. 可下床行走				1. 卧床休息并可坐起 2. 可下床坐及轮椅活动 3. 可下床行走			
饮食	1. 拔除鼻胃管并尝试饮水 2. 节食 3. 其他_____				1. 节食 2. 其他_____			
排泄	排气情况：1. 未排气,且无腹胀感 2. 有排气 3. 解便 4. 有排气+解便 解尿情况：1. 尿管留置 2. 尿管拔除 3. 小便自解畅 6小时内小便自解：（1）有（2）无	__ __ __	__ __ __	__ __ __	排气情况：1. 未排气,且无腹胀感 2. 有排气 3. 解便 4. 有排气+解便 解尿情况：1. 尿管留置 2. 尿管拔除 3. 小便自解畅 6小时内小便自解：（1）有（2）无	__ __ __	__ __ __	__ __ __
护理照护	伤口疼痛处理： 　1. 微痛 2. 服药缓解 3. 打止痛针缓解 4. 使用病人自控镇痛泵 △腹胀 使用薄荷 长期医嘱	 □	 □	 □	伤口疼痛处理： 　1. 微痛 2. 服药缓解 3. 打止痛针缓解 4. 使用病人自控镇痛泵 △腹胀 使用薄荷 长期医嘱	 □	 □	 □
护理指导出院规划	△饮食指导		□		△饮食指导		□	
评估其他	1. 生命体征正常 2. 伤口敷料无渗血 3. 疼痛指数≤5分 4. 鼻胃管、引流管、T管、导尿管等管道引流顺畅	□ □ □ □	□ □ □ □	□ □ □ □	1. 生命体征正常 2. 伤口敷料无渗血 3. 疼痛指数≤5分 4. 鼻胃管、引流管、T管、导尿管等管道引流顺畅	□ □ □ □	□ □ □ □	□ □ □ □
签章	大夜班	白班		小夜班	大夜班	白班		小夜班

【注】△:长期医嘱　√:已执行,完全了解,达到预期结果　×:不了解,需要重新指导及追踪　■:需要进一步处理及记录　N:无此需要

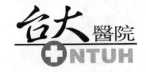

台湾大学医学院附属医院

总胆管探查取石术 临床路径(续)

临床路径代码:100170

住院日期:_____年_____月_____日

病人名条粘贴处

预定住院天数:11天10夜

		第8天(术后第6日) ___年___月___日				第9天(术后第7日) ___年___月___日			
			大	白	小		大	白	小
监测评估		常规测量体温、脉搏、呼吸、血压 伤口评估: 1.引流管留置:(1)右侧引流管+T管(2)T管 2.敷料渗湿:(1)无(2)<10 cm____色 (3)>10 cm____色 3.疼痛指数(0~10分)	□ ___ ___ ___	□ ___ ___ ___	□ ___ ___ ___	常规测量体温、脉搏、呼吸、血压 伤口评估: 1.引流管留置:(1)右侧引流管+T管(2)T管 2.敷料渗湿:(1)无(2)<10 cm____色 (3)>10 cm____色 3.疼痛指数(0~10分)	□ ___ ___ ___	□ ___ ___ ___	□ ___ ___ ___
药物		依医嘱给药				依医嘱给药			
治疗		1.静脉导管留置,部位:____外观:____ 2.拔除导管 3.无 △1.伤口换药 2.伤口换药+拔除引流管 △记录胆汁量	___ ___ □	___ ___ □	___ ___ □	△1.伤口换药 2.伤口换药+拔除引流管 △记录胆汁量	___ □	___ □	___ □
活动		1.可下床坐及轮椅活动 2.可下床行走	___ ___	___ ___	___ ___	1.可下床坐及轮椅活动 2.可下床行走	___ ___	___ ___	___ ___
饮食		1.节食 2.其他____	___ ___	___ ___	___ ___	1.节食 2.其他____	___ ___	___ ___	___ ___
排泄		排气情况: 1.有排气 2.解便 3.有排气+解便	___ ___ ___	___ ___ ___	___ ___ ___	排气情况: 1.有排气 2.解便 3.有排气+解便	___ ___ ___	___ ___ ___	___ ___ ___
护理照护		伤口疼痛处理: 1.微痛 2.服药缓解 3.打止痛针缓解 4.使用病人自控镇痛泵	___	___	___	伤口疼痛处理: 1.微痛 2.服药缓解 3.打止痛针缓解	___	___	___
护理指导出院规划		△饮食指导		□		出院宣教: 1.教导病人或家属如何照顾伤口和敷料 2.教导病人或家属照顾T管伤口及引流液计量 3.教导及告知药物的作用和可能产生的副作用及处理的方法 4.告知病人如有伤口裂开、异常疼痛、发烧、黄疸及其他任何不适,须立即返院检查	□ □ □ □		
评估其他		1.生命体征正常 2.伤口敷料无渗血 3.疼痛指数≤5分 4.鼻胃管、引流管、T管、导尿管等管道引流顺畅	□ □ □ □			出院状态: 1.生命体征正常 2.伤口敷料无渗血 3.疼痛指数≤5分 4.能自行照顾T管伤口及引流液的计量	□ □ □ □		□ □ □ □
签章		大夜班	白班		小夜班	大夜班	白班		小夜班

【注】△:长期医嘱 √:已执行,完全了解,达到预期结果 ×:不了解,需要重新指导及追踪 ■:需要进一步处理及记录 N:无此需要

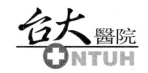

台湾大学医学院附属医院

总胆管探查取石术 临床路径（续）

临床路径代码：100170

住院日期：_____年_____月_____日

病人名条粘贴处

预定住院天数：11天10夜

	第10天（术后第8日） ___年___月___日	大	白	小	第11天（术后第9日）（出院日） ___年___月___日	大	白	小
监测评估	常规测量体温、脉搏、呼吸、血压 伤口评估： 1. 引流管留置：（1）右侧引流管+T管（2）T管 2. 敷料渗湿：（1）无（2）<10 cm___色 （3）>10 cm___色 3. 疼痛指数（0~10分）	□ __ __ __	□ __ __ __	□ __ __ __	常规测量体温、脉搏、呼吸、血压 伤口评估： 1. 引流管留置：（1）右侧引流管+T管（2）T管 2. 敷料渗湿：（1）无（2）<10 cm___色 （3）>10 cm___色 3. 疼痛指数（0~10分）	□ __ __ __	□ __ __ __	□ __ __ __
药物	依医嘱给药				依医嘱给药			
治疗	△ 1. 伤口换药 2. 伤口换药+拔除引流管 △记录胆汁量	□	□	□	△ 1. 伤口换药 2. 伤口换药+拔除引流管 △记录胆汁量	□	□	□
活动	1. 可下床坐及轮椅活动 2. 可下床行走				1. 可下床坐及轮椅活动 2. 可下床行走			
饮食	1. 节食 2. 其他_____				1. 节食 2. 其他_____			
排泄	排气情况： 1. 有排气 2. 解便 3. 有排气+解便	__	__	__	排气情况： 1. 有排气 2. 解便 3. 有排气+解便	__	__	__
护理照护	伤口疼痛处理： 1. 微痛 2. 服药缓解 3. 打止痛针缓解	__	__	__	伤口疼痛处理： 1. 微痛 2. 服药缓解 3. 打止痛针缓解	__	__	__
护理指导出院规划	出院宣教： 1. 教导病人或家属如何照顾伤口和敷料 2. 教导病人或家属照顾T管伤口及引流液计量 3. 教导及告知药物的作用和可能产生的副作用及处理的方法 4. 告知病人如有伤口裂开、异常疼痛、发烧、黄疸及其他任何不适，须立即返院检查	□ □ □ □			出院宣教： 1. 教导病人或家属如何照顾伤口和敷料 2. 教导病人或家属照顾T管伤口及引流液计量 3. 教导及告知药物的作用和可能产生的副作用及处理的方法 4. 告知病人如有伤口裂开、异常疼痛、发烧、黄疸及其他任何不适，须立即返院检查	□ □ □ □		
评估其他	出院状态： 1. 生命体征正常 2. 伤口敷料无渗血 3. 疼痛指数≤5分 4. 能自行照顾T管伤口及引流液的计量	□ □ □ □	□ □ □ □	□ □ □ □	出院状态： 1. 生命体征正常 2. 伤口敷料无渗血 3. 疼痛指数≤5分 4. 能自行照顾T管伤口及引流液的计量	□ □ □ □	□ □ □ □	□ □ □ □
签章	大夜班	白班		小夜班	大夜班	白班		小夜班

【注】△:长期医嘱　√:已执行,完全了解,达到预期结果　x:不了解,需要重新指导及追踪　■:需要进一步处理及记录　N:无此需要

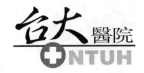

台湾大学医学院附属医院

交感神经截除术 临床路径

临床路径代码：_____　　　　　　　　　　　　　　　　病人名条粘贴处

住院日期：_____年_____月_____日　　　　　　　　预定住院天数：3天2夜

	第1天（术前第1日） ___年___月___日			第2天（手术当日）___年___月___日 麻醉方式：□全身 □其他，手术方式：交感神经切除术			
	入院时间：_____上午/下午	白	小	送手术室时间：_____	大	白	小
监测评估	常规测量体温、脉搏、呼吸、血压	□	□	常规测量体温、脉搏、呼吸、血压 睡眠状态：1.安睡 2.间断睡眠 3.无法入眠 静脉导管通畅：1.是 2.否 注射部位评估：1.正常 2.浮肿 　　　　　　　3.微红肿 4.红肿疼痛	□ — —	□ 	□ —
检验	□心电图 □胸片 □血常规 □血生化 □凝血酶原时间/凝血酶时间 □空腹血糖						
药物				1. 术前药物：_____时间_____ 2. 静脉滴注：_____时间_____			
治疗				置静脉导管____号 时间_____ 因难打，另用____号____支 　　　　　____号____支			
饮食	午夜12点后禁食	□	□	禁食	□	□	□
排泄							
护理照护	皮肤准备 同意书填写及回收 表达关注与情绪支持	□ □ □	□ □ □	移除全身附属物 表达关注与情绪支持 检查病历及X光片	□ □ □	□ □ □	□ □ □
护理指导出院规划	术前宣教（给予手汗症宣教单及说明） 告知预定出院日期	□ □					
评估其他	病人了解住院治疗过程 体温：1.≤37.4℃ 2.37.5~37.9℃ 3.≥38℃	□ —		术前准备完整 体温：1.≤37.4℃ 2.37.5~37.9℃ 3.≥38℃	□ —		
签章	白班	小夜班		大夜班	白班		小夜班

【注】△：长期医嘱　　√：已执行，完全了解，达到预期结果　　×：不了解，需要重新指导及追踪　　■：需要进一步处理及记录　　N：无此需要

台湾大学医学院附属医院

交感神经截除术 临床路径(续)

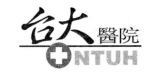

临床路径代码：

住院日期：_____年_____月_____日

病人名条粘贴处

预定住院天数：3天2夜

	第2天(手术当日) ___年___月___日 返室时间：_____上午/下午	白	小	第3天(术后第1日) ___年___月___日	大	白	小
监测评估	测量体温、脉搏、呼吸、血压即刻1次，每2小时1次×1，每3小时1次×1，接着按常规测量 伤口渗血≤1×1 cm 　左：(1)是 (2)否 　右：(1)是 (2)否 伤口疼痛评估：疼痛指数为(1~10分) 伤口疼痛改善情形：疼痛指数为(1~10分) 注射部位评估： 　(1)正常 (2)浮肿 (3)微红肿 (4)红肿疼痛 排尿情形评估： 　1.若有导尿管：(1)畅 (2)否 　2.已通畅自解：(1)是 (2)否 　3.耻骨上柔软：(1)是 (2)否 霍纳体征：(1)是 (2)否	□ □ □ □ □ □ □ □ □	□ □ □ □ □ □ □ □ □	常规测量体温、脉搏、呼吸、血压 睡眠状态：1.安睡 2.间断睡眠 3.无法入眠 疼痛评估： 　疼痛指数为(1~10分) 注射部位评估： 　1.正常 2.浮肿 3.微红肿 4.红肿疼痛 伤口渗血≤1×1 cm 　左：(1)是 (2)否 　右：(1)是 (2)否	□ □ □ □ □ □	□ □ □ □ □ □	□ □ □ □ □ □
药物	依医嘱给口服药 △止痛剂注射：_____			依医嘱给口服药			
治疗	胸片 前/后 即刻 △伤口换药 △拔除导尿管 时间_____	□ □ □	□ □ □	△伤口换药	□	□	
护理照护	呼吸情形评估：1.顺畅平稳 2.胸闷不适 △吸氧 3L/分钟 表达关注及情绪支持	□ □ □	□ □ □	疼痛指数(1~10分) 伤口疼痛自觉困扰：1.是 2.否 表达关注与支持	□ □ □	□ □ □	□ □ □
护理指导出院规划	术后饮水及进食指导	□	□	出院宣教： 1.药物 2.伤口照顾 医师同意出院 告知下次门诊时间		□	□
评估其他	体温：1.≤37.4℃ 2.37.5~37.9℃ 3.≥38℃	□		出院状态： 1.呼吸顺畅 2.伤口敷料干 3.体温：(1)≤37.4℃ (2)37.5~37.9℃ 　(3)≥38℃		□	□
签章	白班		小夜班	大夜班	白班		小夜班

【注】△:长期医嘱　√:已执行,完全了解,达到预期结果　×:不了解,需要重新指导及追踪　■:需要进一步处理及记录　N:无此需要

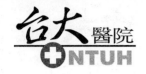

台湾大学医学院附属医院

自发性气胸手术 临床路径

临床路径代码：

住院日期：_____年_____月_____日

病人名条粘贴处

预定住院天数：5天4夜

		第1天(术前第1日) ___年___月___日			第2天(手术当日)___年___月___日 麻醉方式：□全身 □____，手术方式：电视胸腔镜手术 肺大泡切除术			
		入院时间：_____上午/下午	白	小	送手术室时间：_____	大	白	小
监测评估		常规测量体温、脉搏、呼吸、血压 体温：1. 正常 2. ≥37.5℃ 心跳：1. 次数：（1）正常 （2）不正常 　　　2. 节律：（1）规则 （2）不规则 呼吸：1. 次数：（1）正常 （2）不正常 　　　2. 型态：（1）正常 （2）端坐呼吸 　　　　　　（3）使用辅助肌呼吸 四肢末梢： 　1. 粉红&温暖 2. 粉红&凉 　3. 发绀&冷	__	__	常规测量体温、脉搏、呼吸、血压 体温：1. 正常 2. ≥37.5℃ 心跳：1. 次数：（1）正常 （2）不正常 　　　2. 节律：（1）规则 （2）不规则 呼吸：1. 次数：（1）正常 （2）不正常 　　　2. 型态：（1）正常 （2）端坐呼吸 　　　　　　（3）使用辅助肌呼吸 四肢末梢： 　1. 粉红&温暖 2. 粉红&凉 　3. 发绀&冷	__	__	__
检验		确定以下检查结果齐全： □胸片 □心电图 □血常规 □总胆红素，谷草转氨酶，尿素氮，肌酐 □钠，钾，钙，镁，空腹血糖 □凝血酶原时间/凝血酶时间 血型_____						
药物		备头孢唑啉(1 g)_____瓶	□	□	头孢唑啉(1克)____mg 静脉推注 时间____上午/下午 △前驱麻醉药：_____	□ □	□ □	□ □
治疗		△置静脉导管 时间_____上午/下午 部位：_____	□	□	△置静脉导管 时间_____上午/下午 部位：_____ 2.5% 葡萄糖水 500 mL 静脉滴注	□ □	□ □	□ □
饮食		禁食 时间_____上午/下午		□	禁食			
护理照护		指导深呼吸咳嗽(≥10岁) 填写手术、麻醉同意书及麻醉前基本资料表并回收 △皮肤准备	□ □ □	□ □ □	指导深呼吸咳嗽 去除饰物、发夹、假牙、蔻丹口红、眼镜等附属物 穿手术衣、戴手圈 排空膀胱 检查病历及X光片齐全 带病历、X光片及药物至手术室			
护理指导出院规划		环境介绍 说明住院治疗过程及预定住院日数 术前准备及手术过程宣教 术前身体清洁沐浴洗头 术后伤口疼痛处理 术后身上可能有的管道装置 术后早期下床的重要性 术后的进食情况	□ □ □ □ □ □ □ □	□ □ □ □ □ □ □ □				
评估其他		麻醉前访视	□	□				
签章		白班	小夜班		大夜班	白班		小夜班

【注】△:长期医嘱　√:已执行,完全了解,达到预期结果　x:不了解,需要重新指导及追踪　▓:需要进一步处理及记录　N:无此需要

台湾大学医学院附属医院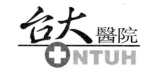

自发性气胸手术 临床路径(续)

临床路径代码：_____

住院日期：_____年_____月_____日

预定住院天数：5天4夜

病人名条粘贴处

		第2天(手术当日) ___年___月___日 入手术室时间：_____	大	白	小	第2天(手术当日)___年___月___日 麻醉方式：□全身 □____,手术方式：_____ 返室时间：_____	大	白	小
监测评估		持续监测生命体征： 中心静脉压,动脉血氧饱和度,潮气末端二氧化碳,收缩压/舒张压,体温	□	□	□	常规测量体温、脉搏、呼吸、血压 体温：1. 正常 2. ≥ 37.5℃ 心跳：1. 次数：(1)正常 (2)不正常 　　　2. 节律：(1)规则 (2)不规则 呼吸：1. 次数：(1)正常 (2)不正常 　　　2. 型态：(1)正常 (2)端坐呼吸 　　　　　　(3)使用辅助肌呼吸 四肢末梢： 　1. 粉红 & 温暖 2. 粉红 & 凉 　3. 发绀 & 冷 △胸管：量____mL 及颜色____ 每8小时1次	__	__	__
							□	□	□
检验		动脉血气	□	□	□				
药物		麻醉药品见麻醉记录单 头孢唑啉(1g)____瓶 时间____上午/下午	□	□	□	抗生素 止痛剂	__	__	__
治疗		△置中心静脉导管,麻醉深度监护仪,气管内插管 置导尿管 胸管：____条	□ □ □	□ □ □	□ □ □				
活动		麻醉状态	□	□	□	卧床休息	□	□	□
饮食		禁食	□	□	□	进食状况：1. 禁食 2. 佳 3. 尚可 4. 差	__	__	__
排泄		尿液排出_____mL	□	□	□	排尿情形：1. 尿管留置 2. 自解畅 3. 未自解 4. 解尿困难	__	__	__
护理照护		麻醉状态 △吸引 术前准备： 1. 核对病人及检查资料 2. 准备手术必须配备：器械、手术医材(医材单)、病人皮肤准备及消毒 术后照顾： 1. 检查病人皮肤完整性：(1)完整 (2)红 (3)肿 (4)水泡 2. 维持胸管通畅 3. △温毯保暖	□ □ □ □ __	□ □ □ □ __	□ □ □ □ __	指导深呼吸咳嗽 △氧疗：_____ △胸腔护理 △吸引 △胸部伤口评估：1. 净 2. 红肿 3. 渗出有分泌物 伤口疼痛评估：(>6岁) 1. 疼痛指数(0~10分) 2. 处置：(1)未服用止痛药下,可忍受 (2)服药缓解 (3)使用针剂止痛剂缓解 注射部位评估： 静脉导管：1. 正常 2. 红 3. 肿 4. 红肿	__ □ □ □ __	__ □ □ □ __	__ □ □ □ __
护理指导出院规划		1. 术前予心理支持 2. 简介手术室环境 3. 说明各种治疗(侵入性管道) 4. 简介手术后照顾流程	□ □ □ □	□ □ □ □	□ □ □ □	1. 进食方式及注意事项 2. 伤口疼痛的处理,身上管道介绍及注意事项 3. 术后活动(翻身/坐起/下床)注意事项	□ □ □	□ □ □	□ □ □
评估其他		手术完成送术后恢复室及交班 1. 手术部位、术式、引流管位置及项目 2. 输血量 3. 特殊仪器使用 4. 使用药物种类及剂量 5. 其他特殊情况	□ □ □ □ □	□ □ □ □ □	□ □ □ □ □				
签章		大夜班	白班		小夜班	大夜班	白班		小夜班

【注】△：长期医嘱　√：已执行,完全了解,达到预期结果　×：不了解,需要重新指导及追踪　▓：需要进一步处理及记录　N：无此需要

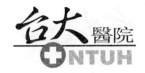

台湾大学医学院附属医院

自发性气胸手术 临床路径(续)

临床路径代码：_____

住院日期：_____年_____月_____日

预定住院天数：5天4夜

病人名条粘贴处

	第3天(术后第1日) ___年___月___日	大	白	小	第4天(术后第2日) ___年___月___日	大	白	小	第5天(术后第3日)(出院日) ___年___月___日	大	白	小
监测评估	常规测量体温、脉搏、呼吸、血压 体温：1.正常 2.≥37.5℃ 心跳： 1.次数：(1)正常 　　　　(2)不正常 2.节律：(1)规则 　　　　(2)不规则 呼吸： 1.次数：(1)正常 　　　　(2)不正常 2.型态：(1)正常 　　　　(2)端坐呼吸 (3)使用辅助肌呼吸 四肢末梢： 1.粉红＆温暖 2.粉红＆凉 3.发绀＆冷 △胸管：量____及颜色____ 每8小时	___	□	___	常规测量体温、脉搏、呼吸、血压 体温：1.正常 2.≥37.5℃ 心跳： 1.次数：(1)正常 　　　　(2)不正常 2.节律：(1)规则 　　　　(2)不规则 呼吸： 1.次数：(1)正常 　　　　(2)不正常 2.型态：(1)正常 　　　　(2)端坐呼吸 (3)使用辅助肌呼吸 四肢末梢： 1.粉红＆温暖 2.粉红＆凉 3.发绀＆冷 △胸管：量____及颜色____ 每8小时	___	□	___	常规测量体温、脉搏、呼吸、血压 体温：1.正常 2.≥37.5℃ 心跳： 1.次数：(1)正常 　　　　(2)不正常 2.节律：(1)规则 　　　　(2)不规则 呼吸： 1.次数：(1)正常 　　　　(2)不正常 2.型态：(1)正常 　　　　(2)端坐呼吸 (3)使用辅助肌呼吸 四肢末梢： 1.粉红＆温暖 2.粉红＆凉 3.发绀＆冷	___	□	___
检验	胸片											
药物	抗生素 止痛剂	___			抗生素 止痛剂	___			抗生素 止痛剂	___		
治疗	伤口换药 拔除导尿管 拔除胸管		□ □ □		伤口换药 先照胸片 右/左,如扩张佳,气体量少就可拔除胸管		□		伤口换药		□	
活动	卧床休息		□		卧床休息或下床活动							
饮食	1.禁食 2.佳 3.尚可 4.差	___			1.禁食 2.佳 3.尚可 4.差	___			1.禁食 2.佳 3.尚可 4.差	___		
排泄	1.尿管留置 2.自解畅 3.未自解 4.解尿困难				1.尿管留置 2.自解畅 3.未自解 4.解尿困难				1.尿管留置 2.自解畅 3.未自解 4.解尿困难			
护理照护	指导深呼吸咳嗽 △氧疗： △胸腔护理 △胸部伤口评估： 　1.净 2.红肿 　3.渗出、有分泌物 伤口疼痛评估：(>6岁) 1.疼痛指数(0~10分) 2.处置：(1)未服用止痛药下,可忍受(2)服药可缓解(3)使用针剂止痛剂可缓解 静脉注射导管注射部位评估： 1.正常 2.红 3.肿 4.红肿	□ □ □ ___	□ □ □ ___	□ □ □ ___	指导深呼吸咳嗽 △氧疗： △胸腔护理 △胸部伤口评估： 　1.净 2.红肿 　3.渗出、有分泌物 伤口疼痛评估：(>6岁) 1.疼痛指数(0~10分) 2.处置：(1)未服用止痛药下,可忍受(2)服药可缓解(3)使用针剂止痛剂可缓解 静脉注射导管注射部位评估： 1.正常 2.红 3.肿 4.红肿	□ □ □ ___	□ □ □ ___	□ □ □ ___	指导深呼吸咳嗽 △胸部伤口评估： 　1.净 2.红肿 　3.渗出、有分泌物 伤口疼痛评估：(>6岁) 1.疼痛指数(0~10分) 2.处置： (1)未服用止痛药下,可忍受(2)服药可缓解(3)使用针剂止痛剂可缓解	___	___	___
护理指导出院规划	伤口护理注意事项 自发性气胸症状观察及处理		□ □		1.术后饮食指导 2.伤口护理注意事项 3.异常体征的观察及处理 4.上呼吸道感染的预防及居家照顾指导		□		出院宣教： 1.药物 2.伤口 3.活动 4.居家照顾注意事项		□ □	
评估其他	视气体量及胸片及肺扩张情况给予胸膜固定术											
签章	大夜班		白班		小夜班		大夜班		白班		小夜班	
	大夜班		白班		小夜班							

【注】△长期医嘱　√已执行,完全了解,达到预期结果　x:不了解,需要重新指导及追踪　▓:需要进一步处理及记录　N:无此需要

台湾大学医学院附属医院

腹腔镜脾脏切除术 临床路径

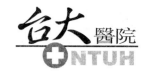

临床路径代码：100310

住院日期：_____年_____月_____日

病人名条粘贴处

预定住院天数：4天3夜

		第1天(术前第1天) ___年___月___日 入院时间：_____上午/下午	白	小	第2天(手术当日) ___年___月___日 麻醉方式：□全身 □___,手术方式：_____ 送手术室时间：_____	大	白	小
监测评估		常规测量体温、脉搏、呼吸、血压	□	□	常规测量体温、脉搏、呼吸、血压	□	□	□
检验		核对检查项目： △腹部超声 心电图、胸片、血常规、白细胞+白细胞分类计数、血小板、总胆红素、谷草转氨酶、谷丙转氨酶、尿素氮、肌酐、钠、钾、氯、钙、血糖(餐前或餐后)、凝血酶原时间/凝血酶时间	□ □					
药物					2.5%葡萄糖溶液 500 mL 静脉滴注,速度_____ 头孢唑啉 1 克静脉注射,速度_____ △输注血小板____单位,如果血小板<10^5 速度___			
治疗		备血 双醋苯啶 2 片栓剂睡前	□ 	□	置静脉导管 时间_____ 置鼻胃管 时间_____	□ □	□ □	□ □
活动		教导术后安全下床活动	□					
饮食		告知午夜 12 点后禁食	□		继续禁食			
排泄					排空膀胱	□	□	□
护理照护		同意书填写及回收 麻醉科访视 皮肤准备	□ □ □		去除附属物 检查病历资料及X光片齐全	□ □	□ □	□ □
护理指导出院规划		环境介绍/术前宣教： 1. 给予宣教单 2. 教导深呼吸咳嗽 3. 教导术后疼痛处理方式 4. 告知术后引流管装置 5. 告知出院日期	□ □ □ □ □					
评估其他		病人了解住院治疗过程及出院日期			术前准备完整	□	□	□
签章		白班	小夜班		大夜班	白班		小夜班

【注】△：长期医嘱 √：已执行,完全了解,达到预期结果 ×：不了解,需要重新指导及追踪 ■：需要进一步处理及记录 N：无此需要

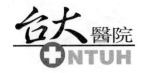

台湾大学医学院附属医院

腹腔镜脾脏切除术　临床路径（续）

临床路径代码：100310

住院日期：_____年_____月_____日

病人名条粘贴处

预定住院天数：4天3夜

	第2天(手术当日) ___年___月___日			第3天(术后第1日) ___年___月___日				第4天(术后第2日)(出院日) ___年___月___日			
		白	小		大	白	小		大	白	小
监测评估	测生命体征 每1小时1次×1，每2小时1次×1，每3小时1次×1，接着按常规测量 体温：1. ≤37.4℃ 　　　2. 37.5~37.9℃ 　　　3. ≥38℃ 评做引流管是否通畅： 1. 是　2.否 引流液性质：1.淡红 2.暗红　3.鲜红 引流量：1.少＜50 mL 2.中 50~200 mL　3.多＞200 mL 倒引流液： ___条___mL 时间___ 疼痛评估（0~10分） 处理后疼痛指数_____	□	□	常规测量生命体征 评估引流管是否通畅： 1. 是　2.否 引流液性质：1.淡红 2.暗红　3.鲜红 引流量：1.少＜50 mL 2.中 50~200 mL　3.多＞200 mL 倒引流液 ___条___mL 时间___ 疼痛评估（0~10分） 处理后疼痛指数_____		□	□	常规测量生命体征 评估引流管是否通畅： 1. 是　2.否 引流液性质：1.淡红 2.暗红　3.鲜红 引流量：1.少＜50 mL 2.中 50~200 mL　3.多＞200 mL 倒引流液 ___条___mL 时间___ 疼痛评估（0~10分） 处理后疼痛指数_____		□	□
检验				验血常规_____		□					
药物	置静脉导管 □右手 □左手 □其他_____ 凝血酶原消耗时间试验 时间___反应___ 　　□右手 □左手前臂			依医嘱给药				依医嘱给药			
治疗	医师检视：拔鼻胃管 　　　　　拔导尿管	□	□	换药 拔导尿管 时间___		□	□	△换药 △拔除引流管		□	□
活动	教导及协助安全下床活动	□	□	可下床活动至少4次/天 鼓励完成日常活动和个人卫生		□	□	可自由下床活动 鼓励完成日常活动和个人卫生		□	□
饮食	继续禁食			尝试饮水后给予软食		□	□	软食		□	
排泄	小便自解评估： 1. 自解时间___量___mL 自觉 □净 □有余尿 触诊 □不胀 □胀 2. 无，＜6小时 3. 单次导尿 时间___ 量___mL △膀胱扫描		□	小便自解评估： 1. 自解时间___量___mL 自觉 □净 □有余尿 触诊 □不胀 □胀 2. 无，＜6小时 3. 单次导尿 时间___ 量___mL △膀胱扫描			□	尿管拔除		□	
护理照护	伤口评估—敷料： 1. 净　2.渗湿 疼痛处理：1.微痛　2.注射止痛剂缓解		□	伤口评估—敷料： 1. 净　2.渗湿 疼痛处理：1.微痛　2.服药缓解　3.打针止痛可缓解			□	伤口评估—敷料： 1. 净　2.渗湿 疼痛处理：1.微痛　2.服药缓解 主治医师视诊后拔除引流管，拔除静脉导管		□	□
护理指导出院规划	医护人员应告知其注意事项	□	□	出院宣教： 饮食/药物/伤口照顾/应求医的情境（配合宣教）/出院诊断书		□		照顾/应求医事项： 1. 出院宣教：活动/饮食/药物/伤口 2. 稳定，体温≤37.4℃ 3. 手术伤口及引流液无出血迹象 4. 告知下次门诊时间 △正确执行倒引流液的步骤及方法		□	□
评估其他	处置后状态：如伤口渗血、引流管色红、解尿情形等			处置后状态：如伤口渗血、引流管色红、解尿情形等				处置后状态：如伤口渗血、引流管色红等			
签章	白班	小夜班		大夜班	白班		小夜班	大夜班	白班		小夜班

【注】△:长期医嘱　√:已执行,完全了解,达到预期结果　×:不了解,需要重新指导及追踪　■:需要进一步处理及记录　N:无此需要

台湾大学医学院附属医院

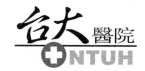

□左腿 □右腿 □双腿 静脉曲张手术 临床路径

临床路径代码：

住院日期：＿＿＿＿年＿＿＿＿月＿＿＿＿日

病人名条粘贴处

预定住院天数：3天2夜

	第1天(术前第1日) ＿＿＿年＿＿月＿＿日			第2天(手术当日)＿＿＿年＿＿月＿＿日 麻醉方式：□全身 □＿＿＿，手术方式：＿＿＿＿＿			
	入院时间：＿＿＿＿＿上午／下午	白	小	送手术室时间：＿＿＿＿	大	白	小
监测评估	常规测量体温、脉搏、呼吸、血压	□	□	常规测量体温、脉搏、呼吸、血压	□	□	□
检验	□心电图 □胸片 □血常规 □凝血酶原时间，凝血酶时间 □空腹血糖 □总胆红素，谷草转氨酶，尿素氮，肌酐，钠，钾，氯						
药物				2.5%葡萄糖溶液 500 mL 静脉滴注，时间＿＿＿＿＿ 头孢唑啉 1克静脉注射，时间＿＿＿（术前30分钟前）			
治疗	△置静脉导管 部位＿＿＿＿＿			△置静脉导管部位			
活动							
饮食				继续禁食	□	□	
排泄				排空膀胱	□	□	
护理照护	皮肤准备 同意书填写及回收 麻醉科访视 告知午夜12点后禁食 皮肤标记：请患者站着画	□ □ □ □ □	 □ □	去除附属物 检查病历资料及X光片齐全	□ □	□ □	
护理指导出院规划	入院环境介绍 术前宣教(配合病患临床路径说明表)： 1. 指导深呼吸及咳嗽 2. 皮肤准备、身体清洁 3. 进食情况 4. 说明术后疼痛情形及如何寻求解决 5. 告知出院日期	□ □ □ □ □ □		1. 指导深且长的呼吸，助放松紧张情绪 2. 说明手术室位置及术后停留恢复室	□ □		
评估其他							
签章	白班		小夜班	大夜班	白班		小夜班

【注】△：长期医嘱　√：已执行，完全了解，达到预期结果　×：不了解，需要重新指导及追踪　■：需要进一步处理及记录　N：无此需要

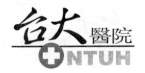

台湾大学医学院附属医院

□左腿 □右腿 □双腿 静脉曲张手术 临床路径(续)

临床路径代码：_____

住院日期：_____年_____月_____日

病人名条粘贴处

预定住院天数：3天2夜

	第2天(手术当日) ___年___月___日			第3天(术后第1天)(出院日) ___年___月___日			
	返室时间：_____	白	小		大	白	小
监测评估	测生命体征 每1小时1次×1，每2小时1次×1，每3小时1次×2，接着按常规测量 伤口评估：1.无红肿 2.轻微红肿 3.红肿 伤口渗血状况—敷料： 　1.无 2.≤10 cm 3.>10 cm 肢端末梢循环评估： 　1.颜色：（1）肤色（2）苍白（3）紫黑色 　2.温度：（1）温暖（2）冷（3）冰冷 疼痛评估(预期疼痛指数≤5)	□ __ __ __ __ __	□ __ __ __ __ __	常规测量生命体征 伤口评估：1.无红肿 2.轻微红肿 3.红肿 伤口渗血状况—敷料： 　1.无 2.≤10 cm 3.>10 cm 肢端末梢循环评估： 　1.颜色：（1）肤色（2）苍白（3）紫黑色 　2.温度：（1）温暖（2）冷（3）冰冷 疼痛评估(预期疼痛指数≤5)	□ __ __ __ __ __	□ __ __ __ __ __	□ __ __ __ __ __
药物	对乙酰氨基酚(500 mg)1片，每日4次 　上午9点____下午1点____ 　下午6点____下午9点____			对乙酰氨基酚(500 mg)1片，每日4次 　上午9点____下午1点____ 　下午6点____下午9点____ 出院药×3天			
治疗	静脉导管：1.留置 2.拔除时间_____ △伤口换药 △伤口覆盖：1.纱布 2.自粘弹性绷带 3.弹性绷带	□ __	□ __	静脉导管：1.留置 2.拔除时间_____ △伤口换药 △伤口覆盖：1.纱布 2.自粘弹性绷带 3.弹性绷带	□ __	□ __	□ __
活动							
饮食	进食情况： 　1.喝水无不适 2.已进食无不适 3.恶心呕吐	__	__	进食情况： 　1.喝水无不适 2.已进食无不适 3.恶心呕吐	__	__	__
排泄	解尿情况： 1.自解畅，时间____，自觉自解净，膀胱触诊柔软 2.术后6小时内未解 3.诱尿失败，单次导尿 时间____ 量____mL			解尿情况： 1.自解畅，时间____，自觉自解净，膀胱触诊柔软 2.术后6小时内未解 3.诱尿失败，单次导尿 时间____ 量____mL			
护理照护	伤口疼痛处理： 1.微痛但可忍受 2.服药可缓解 3.打止痛针可缓解 △膀胱超声 长期医嘱	__ □	__ □	伤口疼痛处理： 1.微痛但可忍受 2.服药可缓解 3.打止痛针可缓解 △膀胱超声 长期医嘱	__ □	__ □	__ □
护理指导出院规划	1.术后饮食指导 2.教导术后需限制下床活动，并将下肢抬高一个枕头高	□ □	□ □	1.告知按时服药的重要性，服用时间及作用 2.告知应求医事项：发烧、出血、化脓或剧烈疼痛 3.保持伤口干燥 4.术后3个月内避免剧烈运动如爬山、跑步 5.穿弹性袜 6.7~10天后门诊换药及拆线 7.同意出院 8.告知下次门诊时间		□ □ □ □ □ □ □ □	
评估其他	出院状态： 1.体温：≤37.4℃ 2.伤口干净无感染或血肿 3.评估伤口疼痛指数≤5分	□ □ □	□ □ □	出院指标： 1.体温：≤37.4℃ 2.伤口干净无感染或血肿 3.评估伤口疼痛指数≤4分	□ □ □	□ □ □	□ □ □
签章	白班		小夜班	大夜班		白班	小夜班

【注】△:长期医嘱 √:已执行,完全了解,达到预期结果 ×:不了解,需要重新指导及追踪 ■:需要进一步处理及记录 N:无此需要

台湾大学医学院附属医院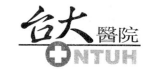

腹腔镜肾脏切除术 临床路径

临床路径代码：_____

住院日期：_____年_____月_____日

病人名条粘贴处

预定住院天数：7 天 6 夜

	第 1 天(术前第 1 日) ____年____月____日			第 2 天(手术当日)____年____月____日 麻醉方式：□全身 □____,手术方式：_____			
	入院时间：_____上午/下午	白	小	送手术室时间：_____	大	白	小
监测评估	常规测量体温、脉搏、呼吸、血压	□	□	常规测量体温、脉搏、呼吸、血压	□	□	□
检验	检查数据： □心电图 □胸片 □腹部超声 □血常规,白细胞+白细胞分类计数 □凝血酶原时间,凝血酶时间 □总胆红素,直接胆红素,谷草转氨酶,谷丙转氨酶,碱性磷酸酶 □尿素氮,肌酐,钠,钾,氯,钙 □空腹血糖 □其他：_____						
药物	上午 9 点甘油灌肠		□	2.5%葡萄糖溶液+0.45%氯化钠溶液(500 mL/瓶) 静脉滴注,时间_____ 术前抗生素(送至手术室) 头孢唑啉(1g)2 瓶带至手术室		□ □ □	
治疗	置静脉导管,共____支(____号)导管,部位：____, 外观：____		□	置鼻胃管____导尿管,时间____ 置静脉导管,共____支(____号) 导管,部位：____,外观：____		□ □	
饮食	告知午夜 12 点后禁食		□	继续禁食		□	
排泄				排空膀胱		□	
护理照护	血型____,备血：浓缩红细胞____单位 新鲜冷冻血浆____单位,血小板____单位 同意书填写及回收 麻醉科访视		□ □ □	去除附属物 换妥手术衣、纸裤 确认病历资料及 X 光片齐全		□ □ □	
护理指导出院规划	环境介绍 术前宣教(配合宣教单)： 1. 指导深呼吸及咳嗽 2. 身体及腹部清洁 3. 说明术后禁食及身上的管路装置 4. 说明早期下床活动的重要性及限制 5. 说明术后疼痛情形及选择术后止痛方式 △(1)使用病人自控镇痛泵 (2)使用布托啡诺鼻喷剂 □是,同意书____ □否 6. 教导疼痛量表的使用,疼痛指数的意义 7. 请家属准备棉质前扣的宽松睡衣、束腹带等 8. 教导不倒翁(预防跌倒)运动 9. 配合病人版路径单张,说明住院治疗经过及预估出院日期		□ □ □ □ □ □ □ □ □	术前宣教： 1. 指导深且长的呼吸,以助放松紧张情绪 2. 协同家属前往手术室,并说明等候区位置,及术后将于恢复室留观约 1 小时		□ □	
评估其他	1. 生命体征正常 2. 检验完成 3. 病人了解术前宣教内容及不倒翁宣教内容 4. 病人了解住院治疗过程及预估出院日期		□ □ □ □	1. 术前准备完整 2. 准时送病人至手术		□ □	
签章	白班	小夜班		大夜班	白班		小夜班

【注】△:长期医嘱　√:已执行,完全了解,达到预期结果　x:不了解,需要重新指导及追踪　■:需要进一步处理及记录　N:无此需要

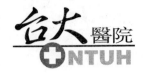

台湾大学医学院附属医院

腹腔镜肾脏切除术 临床路径(续)

病人名条粘贴处

临床路径代码：

住院日期：_____年_____月_____日　　　　　　　　　　　预定住院天数：7天6夜

	第2天(手术当日) ___年___月___日 返室时间：_____上午/下午	白	小	第3天(术后第1天) ___年___月___日	大	白	小
监测评估	测生命体征即刻，每1小时1次×1，接着按常规测量体温、脉搏、呼吸、血压 伤口评估—敷料渗湿： 　1. 无　2. 有＜10 cm____色　3. ＞10 cm____色 引流管留置： 　1. 有____条，位置____，颜色____　2. 无 疼痛指数(0~10分)	□	□	常规测量体温、脉搏、呼吸、血压 伤口评估—敷料渗湿： 　1. 无　2. 有＜10 cm____色　3. ＞10 cm____色 引流管留置： 　1. 有____条，位置____，颜色____，量____　2. 无 疼痛指数(0~10分)	□	□	□
检验				△抽血验血常规/白细胞分类计数，血生化 凝血酶原时间/凝血酶时间	□		
药物	依医嘱给药			依医嘱给药			
治疗	导管：1. 中心静脉导管　部位____，外观____ 　　　2. 静脉导管留置　部位____，外观____			导管：1. 中心静脉导管　2. 静脉导管留置　部位____，外观____，重置____支(____号) △伤口换药 时间_____	□	□	□
活动	1. 卧床休息及每2小时翻身1次　2. 卧床并可坐起			1. 卧床休息及每2小时翻身1次　2. 卧床并可坐起　3. 可下床坐及轮椅活动　4. 可下床行走			
饮食	1. 禁食　2. 禁食及胃肠减压 3. 拔除鼻胃管后尝试饮水			1. 禁食　2. 禁食及胃肠减压 3. 拔除鼻胃管后尝试饮水　4. 流质饮食　5. 软食			
护理照护	伤口疼痛处理：1. 微痛可忍　2. 服止痛药可缓解 　3. 打止痛针可缓解　4. 使用病人自控镇痛泵　5. 鼻喷止痛剂使用 △经疼痛处理后的疼痛指数(0~10分) 排气情况：1. 无　2. 有　3. 解便　4. 有排气+解便 解尿情况：1. 尿管留置　2. 尿管拔除 　　　　　6小时内小便自解：(1)有　(2)无 △导尿____mL，时间____ 蒸气喷雾使用： 　1. 无痰　2. 能自咳痰____色，性质____，量____ 　3. 无法自咳痰液，加强胸腔护理	□	□	△鼻胃管护理和教导口腔护理 伤口疼痛处理：1. 微痛可忍　2. 服止痛药可缓解 　3. 打止痛针可缓解　4. 使用病人自控镇痛泵　5. 鼻喷止痛剂使用 △经疼痛处理后的疼痛指数(0~10分) 排气情况：1. 未排气，且无腹胀感　2. 有　3. 解便 　4. 有排气+解便 △腹胀 使用薄荷 长期医嘱 解尿情况：1. 尿管留置　2. 尿管拔除 　　　　　6小时内小便自解：(1)有　(2)无 △导尿____mL，时间____ △导尿管护理 蒸气喷雾使用： 　1. 无痰　2. 能自咳痰____色，性质____，量____ 　3. 无法自咳痰液，加强胸腔护理	□	□	□
护理指导出院规划	1. 说明身上现有管道的功能及注意事项，和可能留置的时间 2. 说明每2小时翻身一次的重要性，并协助维持舒适卧姿 3. 教导深呼吸咳嗽的重要性，并配合使用蒸气喷雾，教导胸腔护理 4. 说明疼痛控制的方法 5. 提供病人家属情绪支持 6. 向病人家属说明护理计划	□ □ □ □ □ □	□ □ □ □ □ □	1. 教导并协助术后身体清洁与更衣，移除恢复室黄被黄 2. 教导并协助舒适体位，并顾及管道安全 3. 教导使用床上便盆 4. 说明深呼吸、咳嗽的重要性 5. 说明每2小时翻身的重要性，并协助维持舒适卧姿 6. 向病人家属说明护理计划，提供病人家属心理支持	□ □ □ □ □ □	□ □ □ □ □ □	□ □ □ □ □ □
评估其他	1. 生命体征正常 　体温(1)≤37.4℃　(2)37.5~37.9℃　(3)≥38℃ 2. 伤口敷料无渗血 3. 经处理后，疼痛指数＜5分 4. 协助下可每2小时翻身1次 5. 鼻胃管、引流管、导尿管等管道引流顺畅 6. 能执行有效咳嗽			1. 生命体征正常 　体温：1. ≤37.4℃　2. 37.5~37.9℃　3. ≥38℃ 2. 伤口敷料无渗血 3. 经处理后，疼痛指数＜5分 4. 协助下可翻身，半坐卧 5. 鼻胃管、引流管、导尿管等管道引流顺畅 6. 能有效咳嗽、咳痰 7. 身体清洁后无残留优碘痕迹，胶布痕迹，病人感觉舒适	□ □ □ □ □ □ □	□ □ □ □ □ □ □	□ □ □ □ □ □ □
签章	白班	小夜班		大夜班	白班		小夜班

【注】△：长期医嘱　√：已执行，完全了解，达到预期结果　×：不了解，需要重新指导及追踪　■：需要进一步处理及记录　N：无此需要

台湾大学医学院附属医院

腹腔镜肾脏切除术 临床路径(续)

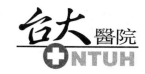

临床路径代码：

住院日期：_____年_____月_____日

病人名条粘贴处

预定住院天数：7天6夜

		第4天(术后第2日) ___年___月___日				第5天(术后第3日) ___年___月___日			
			大	白	小		大	白	小
监测评估		常规测量体温、脉搏、呼吸、血压 伤口评估—敷料渗湿： 　1.无　2.＜10 cm___色　3.＞10 cm___色 引流管留置： 　1.有1条,位置___,引流液颜色___　2.无 　3.拔除 疼痛指数(0~10分)	□ __ __ __	□ __ __ __	□ __ __ __	常规测量体温、脉搏、呼吸、血压 伤口评估—敷料渗湿： 　1.无　2.＜10 cm___色　3.＞10 cm___色 引流管留置： 　1.有1条,位置___,引流液颜色___　2.无 　3.拔除 疼痛指数(0~10分)	□ __ __ __	□ __ __ __	□ __ __ __
检验		△抽血验血常规/白细胞分类计数,血生化 凝血酶原时间/凝血酶时间	□			△抽血验血常规/白细胞分类计数,血生化 凝血酶原时间/凝血酶时间	□		
药物		依医嘱给药				依医嘱给药			
治疗		导管：1.中心静脉导管　2.静脉导管留置　部位___,外观___　3.拔除 △伤口换药　时间_____	__ □	__ □		导管：1.中心静脉导管　2.静脉导管留置　部位___,外观___　3.拔除 △伤口换药　时间_____	__ □	__ □	__ □
活动		1.卧床休息并可坐起 2.可下床坐及轮椅活动　3.可下床行走	__	__		1.卧床休息并可坐起 2.可下床坐及轮椅活动　3.可下床行走	__	__	
饮食		1.禁食　2.禁食及胃肠减压 3.拔除鼻胃管后尝试饮水;流质饮食　4.软食 △鼻胃管护理,口腔护理	__ □	__		1.禁食　2.禁食及胃肠减压 3.拔除鼻胃管后尝试饮水;流质饮食　4.软食 △鼻胃管护理,口腔护理	__	__	__ □
护理照护		伤口疼痛处理：1.微痛可忍　2.服止痛药可缓解　3.打止痛针可缓解　4.使用病人自控镇痛泵　5.鼻喷止痛剂使用 △经疼痛处理后的疼痛指数(0~10分) 排气情况：1.未排气,且无腹胀感　2.有　3.解便　4.有排气+解便 △腹胀　使用薄荷　长期医嘱 解尿情况：1.尿管留置,颜色___　2.尿管拔除 　6小时内小便自解：(1)有　(2)无 △导尿___mL,时间___	__ __ __ __ □ __ __	__ __ __ __ □ __ __		伤口疼痛处理：1.微痛可忍　2.服止痛药可缓解　3.打止痛针可缓解　4.使用病人自控镇痛泵　5.鼻喷止痛剂使用 △经疼痛处理后的疼痛指数(0~10分) 排气情况：1.未排气,且无腹胀感　2.有　3.解便　4.有排气+解便 △腹胀　使用薄荷　长期医嘱 蒸气喷雾使用： 　1.无痰　2.能自咳痰___色,性质___,量___ 　3.无法自咳痰液,加强胸腔护理	__ __ __ __ □	__ __ __ __ □	__ __ __ __ □
护理指导出院规划		1.教导渐进式饮食 2.说明深呼吸咳嗽的重要性 3.教导并协助舒适体位,并顾及管道安全 4.教导可坐起,并协助安全下床 5.提供病人家属心理支持		□ □ □ □ □		1.饮食指导,提醒少量多餐及避免产气食物,以避免腹胀 2.协助安全下床,并留意管道通畅 3.教导伤口勿弄湿,宜保持干燥 4.教导认知药物作用及按时服药的重要性 5.提供病人及家属情绪支持,并说明护理计划		□	
评估其他		1.生命体征正常 　体温(1)≤37.4℃　(2)37.5~37.9℃ 　(3)≥38℃ 2.伤口敷料无渗血 3.经处理后,疼痛指数＜5分 4.协助下可翻身 5.鼻胃管、引流管、导尿管等管道引流顺畅 6.能执行有效咳嗽	__ □ □ □ □ □			1.生命体征正常 　体温：1.≤37.4℃　2.37.5~37.9℃　3.≥38℃ 2.伤口敷料无渗血 3.经处理后,疼痛指数＜5分 4.可自行坐起及下床活动 5.鼻胃管、引流管、导尿管等管道引流顺畅 6.能有效咳嗽、咳痰	__ □ □ □ □ □		
签章		大夜班		白班		小夜班	大夜班	白班	小夜班

【注】：△：长期医嘱　√：已执行,完全了解,达到预期结果　×：不了解,需要重新指导及追踪　■：需要进一步处理及记录　N：无此需要

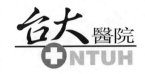

台湾大学医学院附属医院

腹腔镜肾脏切除术 临床路径(续)

临床路径代码：

住院日期：_____年_____月_____日　　　　　　　　　　　　预定住院天数：7天6夜

	第6天(术后第4日) ___年___月___日	大	白	小	第7天(术后第5日) ___年___月___日	大	白	小
监测评估	常规测量体温、脉搏、呼吸、血压 伤口评估—敷料渗湿： 　1.无　2.<10 cm____色　3.>10 cm____色 引流管留置： 　1.有____条,位置____,颜色____,量____mL 　2.无 疼痛指数(0~10分)	□ — — —	□ — — —	□ — — —	常规测量体温、脉搏、呼吸、血压 伤口评估—敷料渗湿： 　1.无　2.<10 cm____色　3.>10 cm____色 引流管留置： 　1.有____条,位置____,颜色____,量____mL 　2.无 疼痛指数(0~10分)	□ — — —	□ — — —	□ — — —
检验	△抽血验血常规/白细胞分类计数,血生化 凝血酶原时间/凝血酶时间	□			△抽血验血常规/白细胞分类计数,血生化 凝血酶原时间/凝血酶时间	□		
药物	依医嘱给药				依医嘱给药			
治疗	导管：1.静脉导管留置 部位____,外观____ 　　　2.拔除 △伤口换药 时间_____	 □	 □	 □	导管：1.静脉导管留置 部位____,外观____ 　　　2.拔除 △伤口换药 时间_____ △拔除____引流管	 □	 □	 □
活动	1.可下床坐及轮椅活动 2.可下床行走	— —			1.可下床坐及轮椅活动 2.可下床行走	— —		
饮食	耐受饮食				耐受饮食			
护理照护	伤口疼痛处理：1.微痛可忍　2.服止痛药可缓解　3.打止痛针可缓解　4.鼻喷止痛剂使用 △经疼痛处理后的疼痛指数(0~10分)	— —			伤口疼痛处理：1.微痛可忍　2.服止痛药可缓解　3.打止痛针可缓解　4.鼻喷止痛剂使用 △经疼痛处理后的疼痛指数(0~10分)	— —		
护理指导出院规划	1.饮食指导,提醒少量多餐及避免产气食物,以避免腹胀 2.协助安全下床,并留意管道通畅 3.教导伤口勿弄湿宜保持干燥 4.教导认知药物作用及按时服药的重要性 5.提供病人及家属情绪支持,并说明护理计划	 □ □ □ □ □			出院宣教： 1.教导病人或家属伤口护理 2.教导出院药物作用及服用方法 3.告知病人如有发烧、伤口异常疼痛及其他任何不适须立即返院检查 4.活动注意事项及限制 5.告知返诊日期	 □ □ □ □ □		
评估其他	1.生命体征正常 体温：(1)≤37.4℃　(2)37.5~37.9℃ 　　　(3)≥38℃ 2.伤口敷料无渗血 3.经过处理,疼痛指数<5分 4.可自行坐起及下床活动	— □	— □	— □	出院状态： 1.生命体征正常 体温：(1)≤37.4℃　(2)37.5~37.9℃ 　　　(3)≥38℃ 2.伤口敷料无渗血 3.疼痛指数<5分 4.可自行下床活动 5.病人及家属明了出院宣教内容	— □	— □	— □
签章	大夜班		白班		小夜班			
	大夜班		白班		小夜班			

【注】△:长期医嘱　√:已执行,完全了解,达到预期结果　×:不了解,需要重新指导及追踪　■:需要进一步处理及记录　N:无此需要

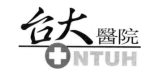

台湾大学医学院附属医院

腹壁疝气修补术 临床路径

临床路径代码：

住院日期：_____年_____月_____日

病人名条粘贴处

预定住院天数：7天6夜

	第1天(术前第1日) ___年___月___日 入院时间：_____上午/下午		白	小	第2天(手术当日) ___年___月___日 麻醉方式：□全身 □___,手术方式：_____ 送手术室时间：_____	大	白	小
监测评估	常规测量体温、脉搏、呼吸、血压		□	□	常规测量体温、脉搏、呼吸、血压	□	□	□
检验	检查数据： □心电图 □胸片 □血常规,白细胞计数+白细胞分类 □凝血酶原时间,凝血酶时间 □总胆红素,直接胆红素,谷草转氨酶,谷丙转氨酶,碱性磷酸酶 □尿素氮,肌酐,钠,钾,氯,钙 □其他:_____							
药物	□甘油灌肠上午9点 □盐水溶液灌肠 时间_____ □双醋苯啶(10 mg/片)2片 栓剂 临睡前 长期医嘱		□ □ □		2.5%葡萄糖溶液+0.45%氯化钠溶液(500mL/瓶) 静脉滴注,速度_____ 术前抗生素(送至手术室) 头孢唑啉(1 g)2瓶带至手术室		□ □	
治疗	置静脉导管,共___支(___号) 导管,部位：___,外观：___		□		置鼻胃管___导尿管 时间___ 置静脉导管,共___支(___号) 导管,部位：___,外观：___		□ □	
饮食	告知午夜12点后禁食		□		继续禁食		□	
排泄					排空膀胱		□	
护理照护	血型___,备血：浓缩红细胞___单位 新鲜冷冻血浆___单位,血小板___单位 同意书填写及回收 麻醉科访视		□ □ □		去除附属物 换妥手术衣、纸裤 确认病历资料及X光片齐全		□ □ □	
护理指导出院规划	环境介绍 术前宣教(配合宣教单)： 1. 指导深呼吸及咳嗽 2. 身体及腹部清洁 3. 说明术后须禁食及身上的管道装置 4. 说明早期下床活动的重要性及限制 5. 说明术后疼痛情形及选择术后止痛方式 △(1)使用病人自控镇痛泵 (2)使用布托啡诺鼻喷剂 □是,同意书_____ □否 6. 教导疼痛量表的使用,疼痛指数的意义 7. 请家属准备棉质前扣的宽松睡衣、束腹带等 8. 教导不倒翁(预防跌倒)运动 9. 配合病人版路径单张,说明住院治疗经过及预估出院日期		□ □ □ □ □ □ □ □ □ □		术前宣教： 1. 指导深且长的呼吸,以助放松紧张情绪 2. 协同家属前往手术室,并说明等候区位置,及术后将于恢复室留观约1小时		□ □	
评估其他	1. 生命体征正常 2. 检验完成 3. 病人了解术前宣教内容及不倒翁宣教内容 4. 病人了解住院治疗过程及预估出院日期		□ □ □ □		1. 术前准备完整 2. 准时送病人至手术室		□ □	
签章	白班	小夜班			大夜班	白班		小夜班

【注】△：长期医嘱 √：已执行,完全了解,达到预期结果 ×：不了解,需要重新指导及追踪 ■：需要进一步处理及记录 N：无此需要

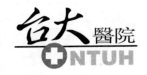

台湾大学医学院附属医院

腹壁疝气修补术 临床路径(续)

临床路径代码：　　　　　　　　　　　　　　　　　　　　　病人名条粘贴处

住院日期：_____年_____月_____日　　　　　预定住院天数：7天6夜

	第2天(手术当日) ___年___月___日			第3天(术后第1天) ___年___月___日			
	返室时间：_____	白	小		大	白	小
监测评估	测生命体征即刻,每1小时1次×1,接着按常规测量体温、脉搏、呼吸、血压 伤口评估—敷料渗湿： 　1. 无　2.＜10 cm_____色　3.＞10 cm_____色 引流管留置： 　1. 有____条,位置____,颜色____　2. 无 疼痛指数(0~10分)	□ — — —	□ — — —	常规测量体温、脉搏、呼吸、血压 伤口评估—敷料渗湿： 　1. 无　2.＜10 cm_____色　3.＞10 cm_____色 引流管留置： 　1. 有____条,位置____,颜色____,量____　2. 无 疼痛指数(0~10分)	□ — — —	□ — — —	□ — — —
检验				△抽血验血常规/白细胞分类,血生化 　凝血酶原时间,凝血酶时间	□		
药物	依医嘱给药			依医嘱给药			
治疗	导管：1. 中心静脉导管,部位____,外观____ 2. 静脉导管留置,部位____,外观____	— —	— —	导管：1. 中心静脉导管,部位____,外观____,重置____支(___号) △伤口换药 时间____	□	□	□
活动	1. 卧床休息及每2小时翻身1次 2. 卧床并可坐起	—	—	1. 卧床休息及每2小时翻身1次　2. 卧床并可坐起　3. 可下床坐起及轮椅活动　4. 可下床行走	—	—	—
饮食	1. 禁食　2. 禁食及胃肠减压　3. 拔除鼻胃管后尝试饮水			1. 禁食　2. 禁食及胃肠减压　3. 拔除鼻胃管后尝试饮水　4. 流质饮食　5. 软食 △鼻胃管护理和教导口腔护理			
护理照护	伤口疼痛处理：1. 微痛可忍　2. 服止痛药可缓解　3. 打止痛针可缓解　4. 使用病人自控镇痛泵　5. 鼻喷止痛剂使用 △经疼痛处理后的疼痛指数(0~10分) 排气情况：1. 无　2. 有　3. 解便　4. 有排气+解便 解尿情况：1. 尿管留置,颜色____,量____mL 　　　　　　2. 尿管拔除 　　　　　　6小时内小便自解：(1)有 (2)无 　　　　　　△导尿____mL,时间____ 蒸气喷雾使用： 　1. 无痰 　2. 能自咳痰____色,性质____,量____ 　3. 无法自咳痰液,加强胸腔护理	□ —	□ —	伤口疼痛处理：1. 微痛可忍　2. 服止痛药可缓解　3. 打止痛针可缓解　4. 使用病人自控镇痛泵　5. 鼻喷止痛剂使用 △经疼痛处理后的疼痛指数(0~10分) 排气情况：1. 未排气,且无腹胀感　2. 有　3. 解便　4. 有排气+解便 △腹胀 使用薄荷 长期医嘱 解尿情况：1. 尿管留置,颜色____,量____mL 　　　　　　2. 尿管拔除 　　　　　　6小时内小便自解：(1)有 (2)无 　　　　　　△导尿____mL,时间____ △导尿管护理 蒸气喷雾使用： 　1. 无痰 　2. 能自咳痰____色,性质____,量____ 　3. 无法自咳痰液,加强胸腔护理	□ —	□ —	□ —
护理指导出院规划	1. 说明身上现有管道的功能及注意事项,和可能留置的时间 2. 说明每2小时翻身的重要性,并协助维持舒适卧姿 3. 教导深呼吸咳嗽的重要性,并配合蒸气喷雾的使用,教导胸腔护理 4. 说明疼痛控制的方法 5. 提供病人家属情绪支持 6. 向病人家属说明护理计划	□ □ □ □ □ □	□ □ □ □ □ □	1. 教导并协助术后身体清洁与更衣,移除恢复室黄被单 2. 教导并协助舒适体位,并顾及管道安全 3. 教导使用床上便盆 4. 说明深呼吸、咳嗽的重要性 5. 说明每2小时翻身的重要性,并协助维持舒适卧姿 6. 向病人家属说明护理计划,提供病患家属心理支持	□ □ □ □ □ □	□ □ □ □ □ □	□ □ □ □ □ □
评估其他	1. 生命体征正常 　体温：(1) ≤ 37.4℃ (2) 37.5~37.9℃ (3) ≥ 38℃ 2. 伤口敷料无渗血 3. 经处理后,疼痛指数＜5分 4. 协助下可每2小时翻身 5. 鼻胃管、引流管、导尿管等管道引流顺畅 6. 能执行有效咳嗽	— □ □ □ □ □	— □ □ □ □ □	1. 生命体征正常 　体温：(1) ≤ 37.4℃ (2) 37.5~37.9℃ (3) ≥ 38℃ 2. 伤口敷料无渗血 3. 经处理后,疼痛指数＜5分 4. 协助下可翻身,半坐卧 5. 鼻胃管、引流管、导尿管等管道引流顺畅 6. 能有效咳嗽、咳痰 7. 身体经清洁后无残留优碘痕迹、胶布痕迹,病人感觉舒适	— □ □ □ □ □ □	— □ □ □ □ □ □	— □ □ □ □ □ □
签章	白班	小夜班		大夜班	白班		小夜班

【注】△:长期医嘱　√:已执行,完全了解,达到预期结果　x:不了解,需要重新指导及追踪　■:需要进一步处理及记录　N:无此需要

台湾大学医学院附属医院

腹壁疝气修补术 临床路径(续)

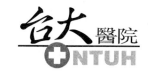

临床路径代码：

住院日期：_____年_____月_____日

病人名条粘贴处

预定住院天数：7天6夜

	第4天(术后第2日) ___年___月___日	大	白	小	第5天(术后第3日) ___年___月___日	大	白	小

监测评估	常规测量体温、脉搏、呼吸、血压
	伤口评估—敷料渗湿：
	  1. 无 2. < 10 cm____色 3. >10 cm____色
	引流管留置：
	  1. 有1条，位置____，引流液颜色____，
	    量____mL 2. 无 3. 拔除
	疼痛指数(0~10分)
		□
		__
		
		__
		
		__
			□
			__
			
			__
			
			__
				□
				__
				
				__
				
				__
					常规测量体温、脉搏、呼吸、血压
					伤口评估—敷料渗湿：
					  1. 无 2. < 10 cm____色 3. >10 cm____色
					引流管留置：
					  1. 有1条，位置____，引流液颜色____，
					    量____mL 2. 无 3. 拔除
					疼痛指数(0~10分)
						□
						__
						
						__
						
						__
							□
							__
							
							__
							
							__
								□
								__
								
								__
								
								__

检验	△抽血验血常规/白细胞分类，血生化
	  凝血酶原时间，凝血酶时间
		□			△抽血验血常规/白细胞分类，血生化
					  凝血酶原时间，凝血酶时间
						□		

药物	依医嘱给药				依医嘱给药			
治疗	导管：1. 中心静脉导管 2. 静脉导管留置，部位____，外观____，重置____支(____号) △伤口换药 时间_____	__ □	__ □	__ □	导管：1. 中心静脉导管 2. 静脉导管留置，部位____，外观____ 3. 拔除 △伤口换药 时间_____	__ □	__ □	__ □
活动	1. 卧床休息并可坐起 2. 可下床坐及轮椅活动 3. 可下床行走	__	__		1. 卧床休息并可坐起 2. 可下床坐及轮椅活动 3. 可下床行走	__	__	
饮食	1. 禁食 2. 禁食及胃肠减压 3. 拔除鼻胃管后尝试饮水；流质饮食 4. 软食 △鼻胃管护理和教导口腔护理	 □	 □		1. 禁食 2. 禁食及胃肠减压 3. 拔除鼻胃管后尝试饮水；流质饮食 4. 软食 △鼻胃管护理和教导口腔护理	 □	 □	

护理照护	伤口疼痛处理：1. 微痛可忍 2. 服止痛药可缓解 3. 打止痛针可缓解 4. 使用病人自控镇痛泵 5. 鼻喷止痛剂使用
	△经疼痛处理后的疼痛指数(0~10分)
	排气情况：1. 未排气，且无腹胀感 2. 有 3. 解便 4. 有排气+解便
	△腹胀 使用薄荷 长期医嘱
	解尿情况：1. 尿管留置 颜色____，量____mL
	  2. 尿管拔除
	  6小时内小便自解：(1)有 (2)无
	  △导尿____mL，时间____
		__
		
		__
		
		□
		
		__
		□
			__
			
			__
			
			□
			
			__
			□
				__
				
				__
				
				□
				
				__
				□
					伤口疼痛处理：1. 微痛可忍 2. 服止痛药可缓解 3. 打止痛针可缓解 4. 使用病人自控镇痛泵 5. 鼻喷止痛剂使用
					△经疼痛处理后的疼痛指数(0~10分)
					排气情况：1. 未排气，且无腹胀感 2. 有 3. 解便 4. 有排气+解便
					△腹胀 使用薄荷 长期医嘱
					蒸气喷雾使用：
					  1. 无痰
					  2. 能自咳痰____色，性质____，量____
					  3. 无法自咳痰液，加强胸腔护理
						__
						
						__
						
						□
						
						__
						__
						__
							__
							
							__
							
							□
							
							__
							__
							__
								__
								
								__
								
								□
								
								__
								__
								__

护理指导出院规划	1. 教导渐进式饮食 2. 说明深呼吸咳嗽的重要性 3. 教导并协助舒适体位，并顾及管道安全 4. 教导可坐起，并协助安全下床 5. 提供病人家属心理支持	□ □ □ □ □			1. 饮食指导，提醒少量多餐及避免产气食物，以避免腹胀 2. 协助安全下床，并留意管道通畅 3. 教导伤口勿弄湿，宜保持干燥 4. 教导认识药物作用及按时服药的重要性 5. 提供病人及家属情绪支持，并说明护理计划	□ □ □ □ □		

评估其他	1. 生命体征正常
	  体温：(1) ≤ 37.4℃ (2) 37.5~37.9℃
	  (3) ≥ 38℃
	2. 伤口敷料无渗血
	3. 经处理后，疼痛指数<5分
	4. 协助下可翻身、坐起
	5. 鼻胃管、引流管等管道引流顺畅
	6. 能有效咳嗽、咳痰
		__
		
		□
		□
		□
		□
		□
			__
			
			□
			□
			□
			□
			□
				__
				
				□
				□
				□
				□
				□
					1. 生命体征正常
					  体温：(1) ≤ 37.4℃ (2) 37.5~37.9℃
					  (3) ≥ 38℃
					2. 伤口敷料无渗血
					3. 经处理后，疼痛指数<5分
					4. 可自行坐起及下床活动
					5. 鼻胃管、引流管等管道引流顺畅
					6. 能有效咳嗽、咳痰
						__
						
						□
						□
						□
						□
						□
							__
							
							□
							□
							□
							□
							□
								__
								
								□
								□
								□
								□
								□

签章	大夜班	白班		小夜班	大夜班	白班		小夜班

【注】△：长期医嘱 √：已执行，完全了解，达到预期结果 ×：不了解，需要重新指导及追踪 ■：需要进一步处理及记录 N：无此需要

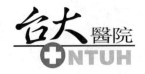

台湾大学医学院附属医院

腹壁疝气修补术 临床路径(续)

临床路径代码：

住院日期：_____年_____月_____日

预定住院天数：7天6夜

病人名条粘贴处

	第6天(术后第4日) ___年___月___日	大	白	小	第7天(术后第5日)(出院日) ___年___月___日	大	白	小
监测评估	常规测量体温、脉搏、呼吸、血压 伤口评估—敷料渗湿： 　1. 无　2. < 10 cm____ 色　3. > 10 cm____ 色 引流管留置： 　1. 有____条, 位置____, 颜色____, 量____mL 　2. 无 疼痛指数(0~10分)	□ — — —	□ — — —	□ — — —	常规测量体温、脉搏、呼吸、血压 伤口评估—敷料渗湿： 　1. 无　2. < 10 cm____ 色　3. > 10 cm____ 色 引流管留置： 　1. 有____条, 位置____, 颜色____, 量____mL 　2. 无 疼痛指数(0~10分)	□ — — —	□ — — —	□ — — —
检验	△抽血验血常规/白细胞分类, 血生化 　凝血酶原时间, 凝血酶时间	□			△抽血验血常规/白细胞分类, 血生化 　凝血酶原时间, 凝血酶时间	□		
药物	依医嘱给药				依医嘱给药			
治疗	导管：1.静脉导管留置, 部位____, 外观____　2.拔除 △伤口换药　时间_____ △拔除_____引流管	— □ □	— □ □	— □ □	导管：1.静脉导管留置, 部位____, 外观____　2.拔除 △伤口换药　时间_____ △拔除_____引流管	— □ □	— □ □	— □ □
活动	1. 可下床坐及轮椅活动 2. 可下床行走				1. 可下床坐及轮椅活动 2. 可下床行走			
饮食	耐受饮食				耐受饮食			
护理照护	伤口疼痛处理：1.微痛可忍　2.服止痛药可缓解　3.打止痛针可缓解　4.鼻喷止痛剂使用 △经疼痛处理后的疼痛指数(0~10分)	— —	— —	— —	伤口疼痛处理：1.微痛可忍　2.服止痛药可缓解　3.打止痛针可缓解　4.鼻喷止痛剂使用 △经疼痛处理后的疼痛指数(0~10分)	— —	— —	— —
护理指导出院规划	1. 饮食指导, 提醒少量多餐及避免产气食物, 以避免腹胀 2. 协助安全下床, 并留意管道通畅 3. 教导伤口勿弄湿, 宜保持干燥 4. 教导认识药物作用及按时服药的重要性 5. 提供病人及家属情绪支持, 并说明护理计划	□ □ □ □ □			出院宣教： 1. 教导病人或家属伤口护理 2. 教导出院药物作用及服用方法 3. 告知病人如有发烧、伤口异常疼痛及其他任何不适须立即返院检查 4. 活动注意事项及限制 5. 告知返诊日期	□ □ □ □ □		
评估其他	1. 生命体征正常 　体温：(1)≤ 37.4℃　(2) 37.5~37.9℃ 　(3)≥ 38℃ 2. 伤口敷料无渗血 3. 经处理后, 疼痛指数< 5分 4. 可自行坐起及下床活动	— □ □ □	— □ □ □	— □ □ □	出院状态： 1. 生命体征正常 　体温：(1)≤ 37.4℃　(2) 37.5~37.9℃ 　(3)≥ 38℃ 2. 伤口敷料无渗血 3. 疼痛指数< 5分 4. 可自行下床活动 5. 病人及家属明了出院宣教内容	— □ □ □ □	— □ □ □ □	— □ □ □ □
签章	大夜班	白班		小夜班	大夜班	白班		小夜班

【注】△：长期医嘱　√：已执行, 完全了解, 达到预期结果　×：不了解, 需要重新指导及追踪　■：需要进一步处理及记录　N：无此需要

台大医院内科部
临床路径护理篇目录

1. 心脏电生理检查 / 心脏节律器植入术 / 电烧灼术 …………………………………（109）
2. 经皮冠状动脉扩张术 …………………………………………………………………（113）

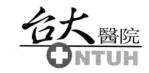

台湾大学医学院附属医院

□心脏电生理检查 □心脏节律器植入术 □电烧灼术 临床路径

病人名条粘贴处

临床路径代码：100050

住院日期：_____年_____月_____日

心脏节律器植入术预定住院天数：4天3夜
电烧灼术预定住院天数：3天2夜

	第1天（术前第1日）____年____月____日			第2天（手术当日）			
	手术前一天：____年____月____日 入院时间：_____am/pm	白班	小夜班	电生理检查前 送电生理检查时间：_____am/pm	大夜班	白班	小夜班
监测评估	监测生命体征 　体温、脉搏、呼吸：_____ 　血压：____/____ mmHg 　测量身高/体重：____cm/____kg	□ □ □		监测生命体征 　体温、脉搏、呼吸：_____ 　血压：____/____ mmHg 　四肢肢端动脉：1.正常 2.异常	□ □	□	
检验	遵医嘱完成 　抽血项目（见入院医嘱） 　尿液分析 　十二导程心电图 检验结果：血红蛋白___gm/dL、血小板×___10³ 　凝血酶原时间/凝血激酶时间 　____/____秒 口述血型：1.____型 2.不知	□ □ □ □ —					
治疗	△氧气吸入_____L/min	□	□	△氧气吸入_____L/min 置静脉导管：1.左手 2.右手 　　　　　　3.其他_____	□ —		
术前准备	医护人员解说过程、目的 填写知情同意书 皮肤准备 联络亲属到院时间 提醒病人沐浴	□ □ □ □ □		完成知情同意书 协助更换手术衣、戴手圈、移除全身饰 　物、假牙等 送检前排空膀胱 确定亲属已到医院 新/旧病历、X光片、指定药物，用推车 　送入心导管室 特殊交班事项：1.无 2.有_____	□ □ □ □ □ □		
药物	依医嘱给药：（详见给药治疗记录单） 药物自备：1.是 2.否 糖尿病用药：1.是 2.否 核对检查治疗前医嘱：禁用β-受体阻滞剂、维 　拉帕米、钙离子阻滞剂	□ — — —	□ — — 	依医嘱给药：（详见医嘱单） 给予2.5%葡萄糖溶液500 mL（软袋） 　静脉滴注，时间_____上午/下午 △在进导管室之前头孢唑啉1g静脉推 　注	□ □ □		
饮食	进食（依医嘱）：1.低胆固醇 2.低盐 3.糖尿病 　饮食 4.一般 告知禁食时间：1.当日午夜后 2.隔日早餐后	— —		再告知禁食时间及送检时禁食中 （>6小时）	□		
护理指导	说明住院程序及环境介绍 完成护理评估表 说明住院治疗过程及预定住院日数 给予并说明起搏器宣教手册 评估病人对检查治疗的了解程度并说明过程 教导并回复示教床上使用便器及床上翻身技巧	□ □ □ □ □ □		说明检查过程中的注意事项	□		
结果评值	体温≤37.5℃ 其他	□	□	体温≤37.5℃ △糖尿病患者监测血糖_____mg/dL	□ —	□	
签章	白班	小夜班		大夜班	白班		小夜班

【注】△：长期医嘱　√：已执行，完全了解，达到预期结果　▓：需要进一步处理及记录　N：无此需要　○：未执行，变异

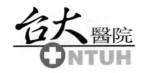

台湾大学医学院附属医院

☐心脏电生理检查 ☐心脏节律器植入术 ☐电烧灼术 临床路径（续）

病人名条粘贴处

临床路径代码：100050　　　　　　　　　　　心脏节律器植入术预定住院天数：4天3夜
住院日期：＿＿＿年＿＿＿月＿＿＿日　　　　电烧灼术预定住院天数：3天2夜

	检查前＿＿年＿＿月＿＿日		检查中		检查后	
	进入导管室时间：＿＿＿＿am/pm		病人上机时间：＿＿＿＿am/pm		离开时间：＿＿＿＿am/pm	
监测/评估	病人意识状态清醒：1.是 2.否	＿	监测生命体征： 心率：＿＿＿＿次/分 心律：＿＿＿＿＿＿ △血压：＿＿＿＿＿ △动脉血氧饱和度＿＿＿	☐ ☐ ☐ ☐	穿刺部位：1.正常 2.血肿 　　　　　3.渗/出血 穿刺肢端动脉：1.正常 2.异常 装置部位：1.正常 2.渗/出血	＿ ＿ ＿
检验			△心导管： 　测氧饱和度：＿＿＿＿	☐		
治疗	保持各种管路正常功能 管路种类：＿＿＿＿	☐	△氧气吸入：＿＿＿＿L/min 局部麻醉：1%利多卡因 穿刺部位： 　静脉：1.右股静脉 2.左股静脉 　　　　3.右颈静脉 　动脉：1.右股动脉 2.左股动脉 △装置起搏器部位：＿＿＿＿ 　方式：＿＿＿＿ 　心率：＿＿＿＿次/分 　电压：＿＿＿＿mV 　输出电流：＿＿＿＿mA △装置临时起搏器：1.是 2.否	☐ ☐ ＿ ＿ ☐ ☐ ☐ ☐ ☐ ☐	△氧气吸入：＿＿＿＿L/min 鞘：1.拔除后加压 2.留置 伤口加压冰敷：1.是 2.否	☐ ＿ ＿
术前准备	再核查各项术前准备事项已完成 再次确定亲友已到院 特殊交班事项或物品：1.无 　2.有：静脉泵＿＿＿＿台、 　旧病历、X光片、 　其他：＿＿＿＿ 贴心电图贴片 尿套(男)、看护垫(女)	☐ ☐ ☐ ☐			△撤掉临时起搏器：1.是 2.否 △节律器送回病房：1.是 2.否	＿ ＿
药物	术前给药：1.无 2.有		△巴比妥类：＿＿＿＿ △丙泊酚：＿＿＿＿ △盐酸异丙肾上腺素：＿＿＿ △其他：＿＿＿＿	☐ ☐ ☐ ☐		
护理指导	介绍装置过程 排尿指导	☐ ☐	精神支持 指导放松技巧及肢体活动 装置部位观察	☐ ☐ ☐	进食指导(先试着喝水开始) 受检肢体活动指导 装置部位观察	☐ ☐ ☐
结果评值/其他			△电生理检查：1.是 2.否 △电生理检查结果：1.正常 2.异常 △装置起搏器：1.是 2.否 △消融术：1.是 2.否 △纤维分离：1.是 2.否 △房间隔造口术：1.是 2.否 △其他＿＿＿＿	＿ ＿ ＿ ＿ ＿ ＿ ＿	检查并发症：1.无 2.有 病人返回：1.原病房 2.监护室 　　　　　3.手术室	＿ ＿
签章						

【注】△：长期医嘱　√：已执行,完全了解,达到预期结果　■：需要进一步处理及记录　N：无此需要　〇：未执行,变异

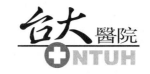

台湾大学医学院附属医院

□心脏电生理检查 □心脏节律器植入术 □电烧灼术 临床路径（续）

病人名条粘贴处

临床路径代码：100050　　　　　　　　　　心脏节律器植入术预定住院天数：4天3夜
住院日期：_____年_____月_____日　　　电烧灼术预定住院天数：3天2夜

	第2天（手术当日） ___年___月___日			第3天（术后第1日） ___年___月___日				第4天（术后第2日） ___年___月___日			
	心脏节律器植入术后 返室时间：_____am/pm	白	小		大	白	小		大	白	小
监测/评估	监测生命体征： 体温：___℃ 每30分钟×2/每60分钟×2 时间　心跳　呼吸　血压 穿刺部位： 　腹股沟：1.左　2.右 　　　　　3.左&右 　颈　部：4.左　5.右 　锁骨下：6.左　7.右 　　　　　8.其他_____ 穿刺部位状况：1.正常 2.渗血　3.淤血 4.血肿　5.杂音 四肢肢端动脉：1.正常 2.异常 其他异常：1.无　2.有	□ □ □ □ — — —	□ □ □ □ — — —	监测生命体征： 穿刺部位： 　腹股沟：1.左　2.右 　　　　　3.左&右 　颈　部：4.左　5.右 　锁骨下：6.左　7.右 　　　　　8.其他_____ 穿刺部位状况：1.正常 2.渗血　3.淤血 4.血肿　5.杂音 四肢肢端动脉：1.正常 2.异常 其他异常：1.无　2.有	□ 	□ 	□ 	监测生命体征： 穿刺部位： 　腹股沟：1.左　2.右 　　　　　3.左&右 　颈　部：4.左　5.右 　锁骨下：6.左　7.右 　　　　　8.其他_____ 穿刺部位状况：1.正常 2.渗血　3.淤血 4.血肿　5.杂音 四肢肢端动脉：1.正常 2.异常 其他异常：1.无　2.有	□ 	— 	□
检验	心电图监测： 　1.正常　2.异常 即刻测量十二导联心电图	— □	— □	心电图监测 　1.正常　2.异常 △十二导联心电图 胸片（后前位+侧位）	— □ □		— □ □	心电图监测 　1.正常　2.异常 △十二导联心电图	— □		— □
治疗	△氧气吸入____L/min 静脉通路：1.停止点滴 　　　　　2.拔除导管	□	□	△氧气吸入____L/min △穿刺部位换药 心脏节律器植入术后换药	□ □ □		□ □ □	△氧气吸入____L/min 穿刺部位换药 心脏节律器植入术换药 静脉通路：拔除	□ □ □ □		□ □ □ □
术后照顾	△术后4小时移除加压带 协助清洁穿刺部位 更换衣服	□ □ □		三角巾固定 　□右手　□左手	□			三角巾固定 　□右手　□左手	□		
药物	核对心脏节律器植入术后医嘱 △依医嘱给药	□ □	□	依医嘱给药	□			依医嘱给药	□		
活动	卧床休息并协助翻身 △术后6小时，床上坐起活动	□ □	□ □	隔日可下床活动 说明第一次下床须有人陪伴	□ □			同住院前的活动：1.是 2.否	□		
饮食	经尝试饮水后进食 进食情况：1.佳　2.尚可 3.差	□ — 	 — 	进食情况：1.佳　2.尚可 3.差	— 	— 	— 	进食情况：1.佳　2.尚可 3.差	— 		—

【注】△：长期医嘱　√：已执行,完全了解,达到预期结果　▓：需要进一步处理及记录　N：无此需要　○：未执行,变异

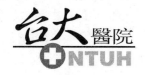

台湾大学医学院附属医院

☐心脏电生理检查　☐心脏节律器植入术　☐电烧灼术　临床路径（续）

| 病人名条粘贴处 |

临床路径代码：100050　　　　　　　　　　　　心脏节律器植入术预定住院天数：4天3夜

住院日期：＿＿＿年＿＿＿月＿＿＿日　　　　　电烧灼术预定住院天数：3天2夜

	第2天（手术当日） ＿＿年＿＿月＿＿日			第3天（术后第1日） ＿＿年＿＿月＿＿日				第4天（术后第2日） ＿＿年＿＿月＿＿日			
	心脏节律器植入术后返室时间：＿＿＿am/pm	白	小		大	白	小		大	白	小
排泄	评估排尿及处理 1. 自解　2. 诱尿后自解 3. 单次导尿　4. 置导尿管	—	—	评估排尿及处理 1. 导尿 2. 导尿管拔除后自解 3. 自解 4. 其他＿＿＿	—	—	—				
咨询转介	主治医师告知检查结果	☐									
护理指导	教导松弛技巧 教导及协助床上翻身 教导及协助床上进食 教导及协助床上使用便器 说明检查后应注意事项	☐ ☐ ☐ ☐ ☐	☐ ☐ ☐ ☐ ☐	出院指导（参照起搏器宣教手册）： 活动/运动指导 △饮食 药物 △戒烟 伤口照顾方法 定期门诊追踪 教导病患及家属自己测脉搏	☐	☐	☐		出院指导（参照起搏器宣教手册）： 活动/运动指导 △饮食 药物 △戒烟 伤口照顾方法 定期门诊追踪 教导病患及家属自己测脉搏	☐	☐
出院计划									主治医师同意后，办理出院 核对出院医嘱并给予出院药物 预约及给予回诊预约单 △预约营养咨询门诊并给予预约单 △开立诊断书或其他证明 告知出院后回病房拆线时间＿＿＿	☐ ☐ ☐ ☐ ☐ ☐	
结果评值/其他	体温≤37.5℃ 四肢肢端动脉正常 无胸痛或胸闷 穿刺部位正常或血肿无持续扩大 穿刺部位敷料干净＆无持续渗血 无其他异常/并发症	☐ ☐ ☐ ☐ ☐ ☐	☐ ☐ ☐ ☐ ☐ ☐	体温≤37.5℃ 四肢肢端动脉正常 无胸痛或胸闷 穿刺部位正常或血肿无持续扩大 穿刺部位敷料干净＆无持续渗血 无其他异常/并发症	☐ ☐ ☐ ☐ ☐ ☐	☐ ☐ ☐ ☐ ☐ ☐	☐ ☐ ☐ ☐ ☐ ☐		体温≤37.5℃ 四肢肢端动脉正常 无胸痛或胸闷 穿刺部位正常或血肿无持续扩大 穿刺部位敷料干净＆无持续渗血 无其他异常/并发症＋符合出院状态（见出院医嘱）	☐ ☐ ☐ ☐ ☐ ☐	☐ ☐ ☐ ☐ ☐ ☐
签章	白班		小夜班	大夜班		白班		小夜班	大夜班	白班	小夜班

【注】△：长期医嘱　√：已执行，完全了解，达到预期结果　■：需要进一步处理及记录　N：无此需要　○：未执行，变异

台湾大学医学院附属医院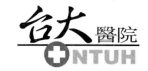

☐ 经皮冠状动脉扩张术　临床路径

☐ 心导管　　☐ 经皮冠状动脉腔内成形术
☐ 经皮冠状动脉腔内成形手术 + 冠状动脉内支架术　　☐ 其他

病人名条粘贴处

临床路径代码：

住院日期：_____年_____月_____日　　　　　　　　　预定住院天数：3 天 2 夜

	第 1 天(手术前第 1 日)___年___月___日			第 2 天(手术当日)___年___月___日			
	术前一天：___年___月___日 入院时间：_____am/pm	白	小	导管前 送导管时间：_____am/pm	大	白	小
监测/评估	体温、脉搏、呼吸：_____ 血压：_____/_____ mmHg 身高/体重：_____cm/_____kg	☐ ☐ ☐		体温、脉搏、呼吸：_____ 血压：_____/_____ mmHg 四肢肢端动脉：1. 正常　2. 异常	☐ ☐ __		
检验/药物	抽血 尿液分析 十二导联心电图 X 光片 检验结果： 　血红蛋白____g/L、血小板____×10⁹g/L 　血尿素氮/肌酐____mmol/L/____μmol/L 　口述血型：1.____型　2. 不知 　备血浓缩红细胞：12 单位	☐ ☐ ☐ ☐ ☐ ☐ ☐ ☐					
	依医嘱给药 △波立维(每天给药)：1. 是　2. 否 △波立维____片即刻，时间____上午/下午 △糖尿病用药：1. 是　2. 否 △水合作用 △乙酰半胱氨酸	☐ __ __ __ __ __	☐ __ __ __ __ __	依医嘱给药 △波立维(每天给药)：1. 是　2. 否 △波立维____片即刻，时间____上午/下午 △糖尿病用药：1. 是　2. 否 △水合作用 △乙酰半胱氨酸	☐ __ __ __ __ __		
治疗	△氧气吸入种类____，____L/min，____%	☐		△氧气吸入种类____，____L/min，____% 置静脉导管：1. 左手　2. 右手　3. 其他____ 确定静脉导管通畅	☐ __ __		
术前准备	解说过程、目的及告知心导管录像带播放时间 填写知情同意书/说明书、自费同意书 皮肤准备：1. 腹股沟　2. 手 联络亲友及到院时间 提醒病人全身沐浴	☐ ☐ __ __ __		完成知情同意书/说明书、自费同意书 协助更换手术衣、戴手/脚圈、移除全身饰物、 　假牙等 送检前排空膀胱 确定亲友已到院 携带____旧病历、____X 光片至心导管室	☐ __ __ __ __		
活动	因病情因素须限制活动：1. 是　2. 否	__		因病情因素须限制活动：1. 是　2. 否	__		
饮食	进食(依医嘱)：1. 低胆固醇　2. 低盐　3. 糖尿病饮食 告知禁食时间：1. 当日午夜后　2. 隔日早餐后	__ __		再告知禁食时间 送检时禁食中(>4 小时)	☐ ☐		
排泄	正常大小便	☐		正常大小便	☐		
护理指导	说明住院程序及环境介绍 完成护理评估表 说明住院治疗过程及预定住院日数 给予并说明冠状动脉病宣教手册 评估病人对心导管的了解程度并说明过程	☐ ☐ ☐ ☐ ☐		说明检查过程中的注意事项	☐		
结果评值/其他	体温≤ 37.5℃ 停止伙食供应：1. 是　2. 否	☐ __		体温≤ 37.5℃ △糖尿病患者监测血糖____mmol/L 停止伙食供应：1. 是　2. 否 特殊交班事宜：1. 无　2. 有____	☐ __ __ __		
签章	白班	小夜班		大夜班	白班		小夜班

【注】△：长期医嘱　√：已执行，完全了解，达到预期结果　■：需要进一步处理及记录　N：无此需要　○：未执行，变异

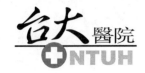

台湾大学医学院附属医院

□经皮冠状动脉扩张术（心导管室） 临床路径

临床路径代码：

住院日期：_____年_____月_____日

病人名条粘贴处

	检查前		检查中		检查后	
	进入导管室时间：_____am/pm		病人上机时间：_____am/pm 结束检查时间：_____am/pm		离开时间：_____am/pm	
监测/评估	病人意识状态清醒：1.是 2.否	—	血压：____/____mmHg（上台） 血压：____/____mmHg（下台） 动脉血氧饱和度：_____% 心率：_____次/分 心律：_____	□ □ □ □ □	穿刺部位：1.正常 2.血肿 　　　　　3.渗/出血 四肢肢端动脉：1.正常 2.异常	— —
检验			△促凝时间值：____、____、____ 生理盐水250 mL+肝素500单位静脉滴注 肝素静脉推注_____单位， 　时间_____上午/下午 染色____mL △硝酸甘油舌下含片 △波立维____片即刻，时间____ 　上午/下午 △多巴胺混合液____mL/hr， 　时间____上午/下午 △硝酸甘油50 mg/生理盐水 　125 mL____mL/hr，时间____ 　上午/下午 △其他_____	□ □ □ □ □ □ □ □ □	△硝酸甘油 　1.继续滴注____mL/hr 　2.停止时间____上午/下午 △多巴胺混合液 　1.继续滴注____mL/hr 　2.停止时间____上午/下午 △克赛____mg锁骨下动脉， 　时间____上午/下午 & 日期____ 　时间____上午/下午 △肝素15 000单位+生理盐水 　500 mL 调置____mL/hr 　至____上午/下午止 △其他_____	— □ □ □
治疗	保持各种管道通畅	□	△氧气吸入种类____， 　____L/min，____% 局部麻醉：2%利多卡因 穿刺部位：1.动脉____ 2.静脉____ 鞘：1.动脉____号 2.静脉____号 　1.经皮穿刺冠状动脉成形术 　2.经皮腔内血管成形术 部位：_____ 支架部位：_____	□ □ □ □ □ □ □	△氧气吸入种类____， 　____L/min，____% 鞘：1.已拔除，时间____上午/下午 　2.留置，病房拔除，时间____上 　　午/下午 △鞘特殊拔除方式： 　1.封闭装置：_____ 　2.PAD：_____	□ —
术前准备	再核查各项术前准备事项已完成	□				
护理指导	介绍检查过程 排尿指导（男尿套、女看护垫）	□ □	精神支持 指导放松技巧及肢体活动 穿刺部位观察 说明检查中发生心肌缺氧自觉症状 　时需报告 说明显影剂注射后的自觉症状	□ □ □ □ □	进食指导（尝试饮水开始） 受检肢体活动指导 穿刺部位观察	□ □ □
结果评值/其他	特殊交班事项： 　1.无 　2.有_____	—	检查部位：1.右 2.左 心导管检查 造影部位：1.左心室 2.主动脉 　　　　　3.冠状动脉造影 　　　　　4.其他_____ 检查结果：1.正常 2.狭窄 狭窄部位：1.右冠状动脉 2.左前降 　支 3.左回旋支 4.左主支 5.移 　植支 6.其他_____ 经皮穿刺腔内冠状动脉成形术/经 　皮腔内血管成形术：1.是 2.否 药物过敏反应：1.无 2.有 △自费器材已登录 特殊交班事项：1.无 2.有_____	—	检查并发症：1.无 2.有_____ 病人动向：1.送原病房 2.转监护 　室_____ 3.送手术室 特殊交班事项：1.无 2.有_____	— —
签章						

【注】△：长期医嘱　√：已执行,完全了解,达到预期结果　▓：需要进一步处理及记录　N：无此需要　○：未执行,变异

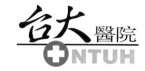

台湾大学医学院附属医院

□经皮冠状动脉扩张术 临床路径(续)

临床路径代码：

住院日期：_____年_____月_____日

病人名条粘贴处

预定住院天数：3天2夜

	第2天(手术当日) ___年___月___日	白	小	第3天(术后第1日)(出院日) ___年___月___日	大	白	小	第4天(术后第2日)(出院日) ___年___月___日	大	白	小
	导管后返回病房时间： ___上午/下午			出院时间： ___上午/下午				出院时间： ___上午/下午			
监测/评估	体温：_____℃ 每30分钟1次×2/每60分钟1次×2 | 时间 | 心尖脉 | 呼吸 | 血压 | 穿刺部位： 腹股沟：1.左 2.右 3.左&右 手：4.左 5.右 6.其他 鞘留置： 1.无 2.动脉 3.动&静脉 穿刺部位状况：1.正常 2.渗血 3.淤血 4.血肿 5.杂音 四肢肢端动脉：1.正常 2.异常 胸闷、痛：1.无 2.有 过敏反应：1.无 2.有___	□ □ □ — — —	□ □ □ — — —	监测生命体征 穿刺部位状况：1.正常 2.渗血 3.淤血 4.血肿 5.杂音 四肢肢端动脉：1.正常 2.异常 胸闷、痛：1.无 2.有	□	□	□	监测生命体征 穿刺部位状况：1.正常 2.渗血 3.淤血 4.血肿 5.杂音 四肢肢端动脉：1.正常 2.异常 胸闷、痛：1.无 2.有	□	□	□
检验/药物	△十二导联心电图 △部分凝血活酶时间 △肌酸肌酶、肌酸肌酶同工酶 △血红蛋白/肌酐 △克赛锁骨下动脉___mg 时间___上午___下午 △肝素15 000单位+生理盐水500 mL调置___mL/小时，时间___上午___下午	□ □ □ □ □ □	□ □ □ □ □ □	△十二导联心电图 △血红蛋白/肌酐 △肌酸肌酶、肌酸肌酶同工酶 △克赛锁骨下动脉___mg 时间___上午___下午 △低分子量肝素静脉注射，时间___上午___下午	□ □ □ □ □	□ □ □ □ □	□ □ □ □ □	△十二导联心电图 △血红蛋白/肌酐 △肌酸肌酶、肌酸肌酶同工酶 △克赛锁骨下动脉___mg 时间___上午___下午 △低分子量肝素静脉注射，时间___上午___下午	□ □ □ □ □	□ □ □ □ □	□ □ □ □ □
治疗	△氧气吸入种类___,___L/min___% 静脉通路：1.停止点滴 2.拔除导管 △拔除鞘管时间___上午/下午 △移除加压带/高压止血带时间___上午/下午	□ □ □ □	□ □ □ □	△氧气吸入种类___,___L/min___% 静脉通路：1.停止点滴 2.拔除导管 △拔除鞘管时间___上午/下午 △移除加压带/高压止血带时间___上午/下午 穿刺部位换药	□ □ □ □	□ □ □ □	□ □ □ □	△氧气吸入种类___,___L/min___% 静脉通路：1.停止点滴 2.拔除导管 △拔除鞘管时间___上午/下午 △移除加压带/高压止血带时间___上午/下午 穿刺部位换药	□ □ □ □	□ □ □ □	□ □ □ □
术后照顾	协助清洁穿刺部位周围皮肤 更换衣服	□ □	□ □	协助清洁穿刺部位 更换衣服	□	□	□	协助清洁穿刺部位 更换衣服	□	□	□
活动	卧床休息并协助翻身，患肢保持平直勿弯曲 △移除鞘管，床上坐起活动，时间___上午/下午 △下床活动时间___上午/下午 说明第一次下床需有人陪伴	□ □ □	□ □ □	△移除鞘管，床上坐起活动，时间___上午/下午 △下床活动时间___上午/下午 说明第一次下床需有人陪伴	□ □	□ □	□ □	△移除鞘管，床上坐起活动，时间___上午/下午 △下床活动时间___上午/下午 说明第一次下床需有人陪伴	□ □	□ □	□ □

【注】△：长期医嘱　√：已执行，完全了解，达到预期结果　■：需要进一步处理及记录　N：无此需要　○：未执行，变异

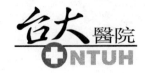

台湾大学医学院附属医院

☐ 经皮冠状动脉扩张术 临床路径(续)

临床路径代码：　　　　　　　　　　　　　　　　　　　　病人名条粘贴处

住院日期：＿＿＿年＿＿＿月＿＿＿日　　　　　　　　　预定住院天数：3天2夜

	第2天(手术当日) ＿年＿月＿日			第3天(术后第1日)(出院日) ＿年＿月＿日				第4天(术后第2日)(出院日) ＿年＿月＿日			
		白	小		大	白	小		大	白	小
饮食	经尝试饮水后进食 进食情况：1.佳 2.尚可 3.差	☐	—	进食情况：1.佳 2.尚可 3.差		—		进食情况：1.佳 2.尚可 3.差		—	
排泄	评估排尿及处理： 1.自解 2.诱导后自解 3.单次导尿时间＿＿上 午/下午 置导尿管时间＿＿上午 /下午	—	—	评估排尿及处理： 1.置导尿管 2.拔除导尿 管时间＿＿上午/下午 后自解 3.自解 4.其 他＿＿	—	—	—	评估排尿及处理： 1.置导尿管 2.拔除导尿 管时间＿＿上午/下午 后自解 3.自解 4.其 他＿＿	—	—	—
咨询转介	主治医师告知检查结果 △心血管外科会诊： 1.住院会诊 2.转门诊	☐ —									
护理指导	教导及协助床上翻身 教导及协助床上进食 教导及协助床上使用便器 说明检查后伤口应注意事项 △活动/运动指导 △饮食 △药物 △其他＿＿＿＿	☐ ☐ ☐ ☐ ☐ ☐ ☐ ☐	☐ ☐ ☐ ☐ ☐ ☐ ☐ ☐	出院指导(参照冠状动脉病宣教手册)： 疾病认知 活动/运动/性生活指导 饮食 药物 胸闷、胸痛等症状处理 伤口照顾方法 定期门诊追踪 △戒烟 △硝酸甘油的正确用法		☐ ☐ ☐ ☐ ☐ ☐ ☐ ☐		出院指导(参照冠状动脉病宣教手册) 疾病认知 活动/运动/性生活指导 饮食 药物 胸闷、胸痛等症状处理 伤口照顾方法 定期门诊追踪 △戒烟 △硝酸甘油的正确用法		☐ ☐ ☐ ☐ ☐ ☐ ☐ ☐	
出院计划	主治医师同意＿月＿日出院 核对出院医嘱 开立 △出院药物 △回诊预约单 △诊断书或其他证明	☐ ☐ ☐ ☐ ☐	☐ ☐ ☐ ☐ ☐	主治医师同意后,办理出院 核对出院医嘱并给予出院药物 预约及给予回诊预约单 △开立诊断书或其他证明		☐ ☐ ☐ ☐		主治医师同意后,办理出院 核对出院医嘱并给予出院药物 预约及给予回诊预约单 △开立诊断书或其他证明		☐ ☐ ☐ ☐	
结果评值/其他	体温≤37.5℃ 四肢肢端动脉正常 无胸痛或胸闷 穿刺部位正常或血肿无持续扩大 穿刺部位敷料干净&无持续渗血 无其他异常/并发症	☐ ☐ ☐ ☐ ☐ ☐	☐ ☐ ☐ ☐ ☐ ☐	体温≤37.5℃ 四肢肢端动脉正常 无胸痛或胸闷 穿刺部位正常或血肿无持续扩大 穿刺部位敷料干净&无持续渗血 无其他异常/并发症 该日出院时： 符合出院状态(见出院医嘱)	☐ ☐ ☐ ☐ ☐ ☐ ☐	☐ ☐ ☐ ☐ ☐ ☐ ☐	☐ ☐ ☐ ☐ ☐ ☐ ☐	体温≤37.5℃ 四肢肢端动脉正常 无胸痛或胸闷 穿刺部位正常或血肿无持续扩大 穿刺部位敷料干净&无持续渗血 无其他异常/并发症 该日出院时： 符合出院状态(见出院医嘱)	☐ ☐ ☐ ☐ ☐ ☐ ☐	☐ ☐ ☐ ☐ ☐ ☐ ☐	☐ ☐ ☐ ☐ ☐ ☐ ☐
签章	白班		小夜班	大夜班		白班	小夜班	大夜班		白班	小夜班

【注】△:长期医嘱　√:已执行,完全了解,达到预期结果　■:需要进一步处理及记录　N:无此需要　○:未执行,变异

台大医院小儿部
临床路径护理篇目录

经由心导管修补心房中膈缺损术……………………………………………………（119）

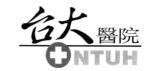

台湾大学医学院附属医院

经由心导管修补心房中膈缺损术 临床路径

临床路径代码：

住院日期：_____年_____月_____日

病人名条粘贴处

预定住院天数：4天3夜

	第1天（住院日） ___年___月___日			第2天（心导管检查当日）（病房内） ___年___月___日			
	入院时间：_____上午/下午	白	小	送心导管室时间：_____上午/下午	大	白	小
监测评估	入院监测体温、脉搏、呼吸、四肢血压及四肢血氧浓度： 体温、脉搏、呼吸：_____ 血压：___（右上肢），___（右下肢）， ___（左上肢），___（左下肢） 动脉血氧饱和度： ___（右上肢），___（右下肢）， ___（左上肢），___（左下肢） 常规测量生命体征	□ □ □ □	□ □ □ □	监测生命体征： 体温、脉搏、呼吸：_____ 血压：___/___mmHg（注明测量肢体___） 四肢肢端动脉：1.正常 2.弱 3.不规则 4.其他	□ □ —	□ □ —	□ □ —
检验	依医嘱完成： 抽血项目（见入院医嘱） 十二导联心电图 心脏超声 胸片 化验结果：血红蛋白____gm/dL， 血小板____×10³， 谷草转氨酶____U/L	□ □ □ □ □	□ □ □ □ □				
药物	核对导管前医嘱，依医嘱给药（详见给药治疗记录单）	□	□	依医嘱给药（详见给药治疗记录单）	□	□	□
治疗	置静脉导管：1.左手 2.右手 3.其他____	□	□	检查静脉导管：1.左手 2.右手 3.其他____	□	□	□
活动	无特殊限制	□	□				
饮食	进食正常饮食 告知禁食时间	□ □	□ □	禁食，时间_____上午	□	□	□
排泄	正常大小便	□	□	正常大小便	□	□	□
护理照护	医护人员解说过程、目的 填写手术同意书、麻醉同意书 填写自费同意书 腹股沟处皮肤准备 提醒病人全身沐浴	□ □ □ □ □	□ □ □ □ □	协助更换手术衣、戴手圈、移除全身饰物、假牙等 送检前排空膀胱 确定家属已到院 新＆旧病历、X光片、指定药物，以推车送心导管室 特殊交班事项：1.无 2.有____	□ □ □ □ —	□ □ □ □ —	□ □ □ □ —
护理指导	说明住院程序及环境介绍 完成护理评估表 说明住院治疗过程及预定住院日数 说明"经由心导管修补心房中膈缺损术"宣教单 评估病人对心导管的了解程度并说明过程 教导并反馈示教床上使用便器	□ □ □ □ □ □	□ □ □ □ □ □				
评值其他	体温≤37.8℃	□	□	体温≤37.8℃	□	□	□
签章	白班		小夜班	大夜班	白班		小夜班

【注】△：长期医嘱　√：已执行，完全了解，达到预期结果　■：需要进一步处理及记录　N：无此需要　○：未执行，变异

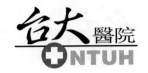

台湾大学医学院附属医院

经由心导管修补心房中膈缺损术心导管室 临床路径（续）

临床路径代码：

住院日期：_____年_____月_____日

病人名条粘贴处

预定住院天数：4天3夜

	第2天(检查前) ___年___月___日		第2天(检查中) ___年___月___日		第2天(检查后) ___年___月___日	
	进入心导管室时间：_____上午/下午		病人上机时间： _____上午/下午 结束检查时间： _____上午/下午		离开时间：_____上午/下午	
监测评估	病人意识状态清醒：1.是 2.否 四肢肢端动脉：1.正常 2.弱 3.不规则 4.其他	__	监测生命体征： 血压：____/____mmHg 血氧饱和度：_____ 心率：_____bpm 心律：_____ 完全荧光时间：_____	□ □ □ □ □	穿刺部位：1.正常 2.渗血 3.淤血 4.血肿 5.出血 下肢肢端动脉：1.正常 2.弱 3.不规则 4.其他 穿刺部位温度：1.正常 2.冰冷	__ __ __
检验			△心导管： 测氧饱和度及压力	□		
药物	携带抗生素至心导管室	□	局部麻醉：1%利多卡因 静脉注射氯胺酮 余见麻醉记录单	□ □ □		
治疗	保持各种管路正常功能	□	△氧气吸入_____L/min 穿刺部位：1.动脉____ 2.静脉____ 鞘：1.动脉____号 2.静脉____号 管路：_____ 标记球囊，大小_____， 扩展直径_____ 放置房间隔缺陷咬合器，大小_____	□	△氧气吸入_____L/min 鞘拔除后加压	□ □
活动	麻醉状态	□	麻醉状态	□	麻醉状态	□
护理照护	再查核各项术前准备事项已完成 确认家属已到院 特殊交班事项或物品： 1.无 2.有：静脉泵_____台 旧病历_____本 X光片_____ 其他_____	□ □				
护理指导	介绍检查过程	□			穿刺部位观察	□
评值其他			1.右肺静脉摄影,放置前 2.右心房摄影,放置后 △主动脉造影	□ □ □	检查并发症：1.无 2.心律不齐 3.其他：_____ 病人送至：1.重症监护室 2.术后恢复室	__ __
签章						

【注】△：长期医嘱 √：已执行,完全了解,达到预期结果 ■：需要进一步处理及记录 N：无此需要 ○：未执行,变异

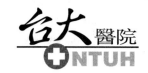

台湾大学医学院附属医院

经由心导管修补心房中膈缺损术　临床路径(续)

临床路径代码：　　　　　　　　　　　　　　　　　　　　　病人名条粘贴处

住院日期：＿＿＿年＿＿＿月＿＿＿日　　　　预定住院天数：4 天 3 夜

	第 2 天(心导管检查当日) ＿＿年＿＿月＿＿日						第 3 天(心导管检查后第 1 日) ＿＿年＿＿月＿＿日			
	返室时间：＿＿＿＿＿上午／下午				白	小		大	白	小
监测评估	测生命体征：每 30 分 ×2 次／每 60 分 ×2 次						监测生命体征	□	□	□
	时间	体温	心尖脉	呼吸	血压	动脉血氧饱和度	穿刺部位：1.正常 2.渗血 3.淤血 4.血肿 5.出血	—	—	—
							下肢肢端动脉：1.正常 2.弱 3.不规则 4.其他	—	—	—
							穿刺部位温度：1.正常 2.冰冷	—	—	—
							胸闷、痛：1.无 2.有	—	—	—
	穿刺部位—腹股沟：1.左 2.右 3.左 & 右				—	—	其他异常：1.无 2.有	—	—	—
	穿刺部位：1.正常 2.渗血 3.淤血 4.血肿 5.出血				—	—				
	下肢肢端动脉：1.正常 2.弱 3.不规则 4.其他				—	—				
	穿刺部位温度：1.正常 2.冰冷				—	—				
	胸闷、痛：1.无 2.有				—	—				
	其他异常：1.无 2.有				—	—				
检验	△心电图监测器：1.正常 2.异常				—	—	十二导联心电图	□	□	□
							心脏超声	□	□	□
							胸部 X 光片	□	□	□
药物	核对导管后医嘱				□	□	依医嘱给药	□	□	□
	依医嘱给药				□	□				
治疗	△氧气吸入＿＿＿＿＿＿L/min				□	□	穿刺部位换药	□	□	□
	静脉导管：1.点滴注射 2.移除点滴				□	□	静脉导管：1.点滴注射 2.移除点滴	□	□	□
活动	术后 6 小时床上坐起				□	□				
	活动卧床休息并协助翻身				□	□				
	患肢保持平直勿弯曲至少 4 小时				□	□				
饮食	经饮水试验后进食				□	□	进食正常饮食	□	□	□
排泄	评估排尿及处理：1.自解 2.诱尿后自解 3.单次导尿，尿量：＿＿＿＿＿mL				—	—	正常大便	□	□	□
							排尿自解情况：1.正常 2.下腹胀 3.其他	—	—	—
护理照护	术后 4 小时移除加压带				□	□				
	协助清洁穿刺部位周围皮肤				□	□				
护理指导	教导床上使用便器				□	□	出院指导(参照卫生宣教单张)	□	□	□
	说明检查后注意事项				□	□	活动指导	□	□	□
	说明第一次下床需有人陪伴				□	□	伤口照顾方法	□	□	□
评值其他	体温 ≤ 37.5℃				□	□	体温 ≤ 37.5℃	□	□	□
	生命体征符合该年龄层正常值范围： 1.符合 2.无符合正常值需进一步处理									
签章	白班		小夜班		大夜班		白班		小夜班	

【注】△：长期医嘱　√：已执行,完全了解,达到预期结果　■：需要进一步处理及记录　N：无此需要　○：未执行,变异

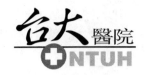

台湾大学医学院附属医院

经由心导管修补心房中膈缺损术　临床路径(续)

临床路径代码：

住院日期：_____年_____月_____日

病人名条粘贴处

预定住院天数：4 天 3 夜

		第 4 天(心导管检查后第 2 日) ___年___月___日 出院时间：_____ 上午 / 下午		大	白	小	
监测评估	监测生命体征			☐	☐	☐	
	穿刺部位：1.正常　2.渗血　3.淤血　4.血肿　5.出血			—	—	—	
	下肢肢端动脉：1.正常　2.弱　3.不规则　4.其他			—	—	—	
	穿刺部位温度：1.正常　2.冰冷			—	—	—	
	胸闷、痛：1.无　2.有			—	—	—	
	其他异常：1.无　2.有			—	—	—	
检验							
药物	依医嘱给药			☐	☐	☐	
治疗	穿刺部位换药			☐	☐	☐	
	拔除静脉导管			☐	☐	☐	
活动							
饮食	进食正常饮食			☐	☐	☐	
排泄	正常大便			☐	☐	☐	
	排尿自解情况：1.正常　2.下腹胀　3.其他			—	—	—	
护理照护							
护理指导	出院指导(参照宣教单)						
	药物指导			☐	☐	☐	
	告知回诊时间			☐	☐	☐	
	主治医师同意后，办理出院			☐	☐	☐	
	核对出院医嘱并给予出院药物			☐	☐	☐	
	预约及给予回诊预约单			☐	☐	☐	
	△开立诊断书或其他证明			☐	☐	☐	
评值其他	体温≤37.5℃			☐	☐	☐	
	并发症：1.无 2.伤口出血或血肿 3.心脏压塞 4.感染 5.血管并发症			—	—	—	
签章	大夜班	白班	小夜班				

【注】△：长期医嘱　√：已执行,完全了解,达到预期结果　■：需要进一步处理及记录　N：无此需要　○：未执行,变异

台大医院妇产部
临床路径护理篇目录

1. 自然分娩 …………………………………………………………………………（125）
2. 剖腹产（紧急、预排）………………………………………………………………（128）
3. 子宫肌瘤切除术 ……………………………………………………………………（134）
4. 次全子宫切除术 / 子宫完全切除术 ………………………………………………（140）
5. 输卵管外孕手术 ……………………………………………………………………（146）
6. 卵巢部分切除术 / 卵巢全部切除术 / 输卵管卵巢切除术 ………………………（152）
7. 腹腔镜子宫完全切除术 ……………………………………………………………（157）
8. 腹腔镜卵巢部分切除术 / 腹腔镜卵巢全部切除术 ………………………………（161）
9. 腹腔镜子宫外孕 ……………………………………………………………………（165）

台湾大学医学院附属医院

自然分娩(产房) 临床路径

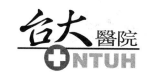

临床路径代码:0373AO　　　　　　　　　　　　　　　　　　病人名条粘贴处

住院日期:_____年_____月_____日　　　　　　　　预定住院天数:产后3天

	待产___年___月___日 入院时间_____上午/下午	分娩___年___月___日 (送产台时间_____上午/下午)	产后1.5~2小时 (入恢复室时间_____上午/下午)				
监测/评估	□病史及分娩史 □生命体征 □胎心音监测 □产程进展评估(见护理记录单)	□胎心监测(见护理记录单) □宫缩评估(见护理记录单) 时间: ____产中血压:____mmHg 脉率:____次/分钟 _____产后状况评估: 血压:____mmHg 脉率:____次/分钟 产后宫缩:□硬 ■按摩后硬 □松软 产后恶露量:□少 □中 ■多 □血块	时间	血压 (mmHg)	心率 (bpm)	宫缩	宫底	恶露
检验	进行血生化检查: □血常规,血小板 □尿液收集:尿液分析 □腹部超声波检查:	□会阴消毒 □破水时间 □人工/自然 时间_____ □导尿时间_____ □局部麻醉 □外阴切开术 △建立静脉通路时间_____ 胎儿娩出:娩出方式_____						
		时间	性别	新生儿评分	体重	一般状况	入术后恢复室立刻测量一次→每15分钟测量1次,连测3次 若稳定→每30分钟测量至转出为止 排尿:□已自解 □未解 会阴伤口:□平整 □微红肿 ■红肿 □淤青	
治疗	□胎儿监视器监测 □△建立静脉通路							
		□胎盘胎膜娩出时间_____ □自然 □人工剥离 □会阴切开术伤口缝合 会阴裂伤:□2° □其他_____ 阴纱留置:□无 □有	静脉通路留置:□无 □有_____ □已拔除,时间_____ 开术后医嘱:□有 阴纱留置:□无 □有_____ □取出,时间_____					
护理照护	□更换待产衣 □分娩知情同意书及加收 □检验收集同意书及回收 □△灌肠时间_____	婴儿照顾,转送_____ □会阴冲洗 分娩结束送恢复室 时间_____	□体温维持(烤灯或温被) □更换产垫 转送_____单位 时间_____					
药物	依医嘱给药	△麦角新碱(0.2 mg/安瓿)1支静脉推注 时间_____ △催产素____单位+500 mL 林格液(500 mL/瓶)静脉/滴注 时间_____						
活动	正常活动	卧床	卧床					
饮食	正常饮食	正常饮食	正常饮食					
排泄	正常大小便	正常大小便	排尿:□未解 □已自解					
出院规划/护理指导	□出院规划护理指导/环境及产程介绍 □深呼吸放松技巧 □定时排尿指导 □饮食指导	□产程用力技巧指导 □协助母婴产后立即肌肤接触 开始时间:_____ 结束时间:_____	□子宫按摩及恶露观察说明 □饮食指导 □产后排尿指导					
评值/其他			心率≤120次/分钟:□是 ■否 产后出血:□无 □有					

【注】△:长期医嘱　√:已执行,完全了解,达到预期结果　×:不了解,需重新指导及追踪　■:需要进一步处理及记录　N:无此需要
　　　〇:未执行,变异

125

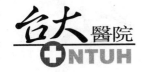

台湾大学医学院附属医院

自然分娩(产后病房) 临床路径

病人名条粘贴处

临床路径代码：0373AO

住院日期：_____年_____月_____日

预定住院天数：产后3天

		第1天(生产当日)___年___月___日					第2天(产后第1日)___年___月___日			
		返室时间：_____上午/下午	大夜班12MN后生	白班	小夜班	大夜班12MN前生	返室时间：_____上午/下午	大夜班	白班	小夜班
监测/评估	病史及分娩史收集 生命体征血压：_____mmHg 时间_____ 子宫复旧评估—a.宫缩： 　1.硬 2.按摩后硬 3.软 　b.宫底 恶露评估—a.量：1.少 2.中 3.多 　　　　　　4.无 5.血块 　b.颜色：1.暗红 2.褐 　　　　　3.淡红 4.鲜红 会阴伤口：1.平整 2.微红肿 3.红肿 　　　　　4.淤青 痔疮评估：1.无 2.有,无不适 　　　　　3.轻微肿痛 4.疼痛红肿 △哺母乳者： 　a.乳汁分泌：1.未泌 2.微泌 3.少泌 　　　　　　　4.泌奶 　b.乳头完整性：1.完整 　　　　2.发红或疼痛 　　　　3.破裂 　　　　4.水泡 5.结痂	☐ ☐	☐ ☐☐	☐ ☐	☐	生命体征： 子宫复旧评估—a.宫缩： 　　　　　　　b.宫底 恶露评估—a.量： 　　　　　b.颜色： 会阴伤口： 痔疮评估： 乳房充盈度： 　1.软 2.局部胀 3.胀硬 △哺母乳者： 　a.乳汁分泌： 　b.乳头完整性：	☐ ___	☐☐ ___	☐ ___
检验	需要时依医嘱进行					追踪有无血常规检验值	☐		
护理照护	会阴伤口护理：1.协助冲洗 2.自行冲洗 3.换护垫 △哺母乳者：乳房护理(清洁法)		☐			会阴伤口护理： △哺母乳者：胀奶护理	___	☐	
药物	依医嘱给药					依医嘱给药			
饮食	依医嘱					依医嘱			
排泄	排尿状况：1.自解畅 2.未满8小时 　　　　　3.解尿不顺 4.无法自解 　　　　　5.置导尿管	___	___	___	___	排尿状况：	___	___	___
活动	1.未下床 2.下床 3.晕眩					活动	___	___	___
护理指导	环境介绍 子宫复旧说明及按摩方法指导 会阴自冲指导 渐进性下床指导 产后饮食指导 △哺母乳者：乳房清洁法指导 △哺牛奶者：退奶方法指导/方法 　1.麦芽水、韭菜 2.减少水分 3.冰敷 　4.药物 5.自然退奶 哺___乳指导/吸吮状况： 　1.吸吮佳 2.可 3.差 　4.嗜睡或不饿 　5.婴儿未推至产后病房 6.其他	☐ ☐ ☐ ☐ ☐ ☐ ☐ ☐		☐	☐	产后饮食指导 会阴自冲追踪指导 △哺母乳者： 　胀奶及乳汁储存护理方法指导 △哺牛奶者： 　退奶方法追踪指导/ 　退奶方法： 哺___乳指导/ 吸吮状况： 　1.吸吮佳 2.可 3.差 　4.嗜睡或不饿 　5.婴儿未推至产后病房 　6.其他	☐ ☐ ☐	☐ ☐ ☐	
出院规划	介绍治疗过程及出院日期		☐						
结果评价/其他事项	产后出血：☐无 ☐有 产后8小时内解尿顺畅：☐是 ☐否					产后解尿顺畅：☐是 ☐否			
签章	大夜班	白班		小夜班	大夜班		大夜班	白班	小夜班

【注】△:长期医嘱　√:已执行,完全了解,达到预期结果　×:不了解,需重新指导及追踪　■:需进一步处理及记录　N:无此需要
　　　○:未执行,变异

台湾大学医学院附属医院

自然生产（产后病房） 临床路径（续）

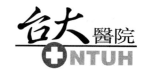

临床路径代码：0373AO　　　　　　　　　　　　　　　　　　　　病人名条粘贴处

住院日期：_____年_____月_____日　　　　　　　　　　　　预定住院天数：产后 3 天

	第 3 天（产后第 2 日）___年___月___日				第 4 天（产后第 3 日）（出院日）___年___月___日	
		大	白	小		
监测/评估	生命体征： 子宫复旧评估—a.宫缩：1.硬 2.按摩硬 **3.软** 　　　　　　　b.宫底 恶露评估—a.量：1.少 2.中 **3.多 4.无 5.血块** 　　　　　　b.颜色：1.暗红 2.褐 3.淡红 **4.鲜红** 会阴伤口：1.平整 2.微红肿 **3.红肿 4.淤青** 痔疮评估：1.无 2.有,无不适 3.轻微肿痛 **4.疼痛红肿** 乳房充盈度：1.软 **2.局部胀 3.胀硬** 4.充盈 △哺母乳者 　a.乳汁分泌：1.未泌乳 2.微泌乳 3.少泌乳 4.泌乳 　b.乳头完整性：1.完整 **2.发红或疼痛 3.破裂** 　　　　　　　　**4.水泡** 5.结痂	□□ __	□ __	□ __	生命体征： 子宫复旧评估—a.宫缩： 　　　　　　　b.宫底： 恶露评估： 会阴伤口： 乳房充盈度： △哺母乳者 　a.乳汁分泌： 　b.乳头完整性：	□ < 37.7 □硬（良好） __ □中/少 （正常） □愈合 （良好） __ __
护理照顾	会阴伤口护理：1.协助冲洗 2.自行冲洗 3.换护垫		___		会阴伤口拆线及换药	□
药物	依医嘱给药				依医嘱给药	
活动	正常活动				正常活动	
饮食	正常饮食				正常饮食	
排泄	排便评估：1.自解 **2.产后未解 3.腹泻**	__	__	__	解尿评估：自解畅	□
护理指导	家庭计划指导—避孕方法 性生活开始时间说明 新生儿居家照顾—（录像教学） 产后运动指导 产后饮食指导 △哺母乳者：胀奶护理回复示教及返家后饮食计划指导 △哺牛奶者：退奶方法回复示教/方法 　1.麦芽水、韭菜 2.减少水分 3.冷敷 4.药物 　5.自然退奶 哺_____乳指导/吸吮状况： 　1.吸吮佳 2.可 3.差 4.嗜睡或不饿 　5.婴儿未推至产后病房 6.其他	□ □ □ □ □ □ □ __	□ __	□ __	出院宣教： 恶露观察及判断追踪指导 会阴伤口自我照顾追踪指导 药物使用指导 哺_____乳指导/吸吮状况： 　1.吸吮佳 2.可 3.差 　4.嗜睡或不饿 　5.婴儿未推至产后病房 6.其他	□ □ □ □ __
出院规划	讨论出院后母子照护的安排 　1.不需转介 **2.需转介：_____**	___			母婴出院后追踪时间（给预约单） 咨询方式介绍 办理出院手续	□ □
结果评估/其他事项	会阴伤口无严重疼痛或血肿：□是 **□否** 产妇了解胀奶的处理方法：□是 **□否**				无并发症：□是 **□否** 产妇了解恶露观察及会阴伤口照顾：□是 **□否** 出院状况： 　□子宫收缩良好 　□恶露量正常 　□会阴伤口愈合良好 　□生命体征稳定 　□自行解尿顺畅	
签章	大夜班	白班		小夜班	大夜班	白班

【注】△:长期医嘱　√:已执行,完全了解,达到预期结果　×:不了解,需重新指导及追踪　■:需要进一步处理及记录　N:无此需要
　　　○:未执行,变异

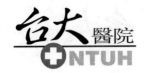

台湾大学医学院附属医院

紧急剖腹生产（产房） 临床路径

临床路径代码：0371AO

住院日期：_____年_____月_____日

病人名条粘贴处

预定住院天数：产后3天

	待产___年___月___日	分娩___年___月___日 （送手术室时间_____上午/下午）	产后2小时 （入恢复室时间_____上午/下午）
监测/评估	□病史及分娩史 □生命体征 □胎心音监测 □产程进展评估 （见护理记录单）	时间____ 术前状况评估： 麻醉前胎儿心跳：_____ 麻醉后胎儿心跳：_____ 时间____ 术后状况评估： 产后宫缩：□硬 ■按摩后硬 ■松软 产后恶露：□少 □中 ■多 ■血块	时间 / 血压(mmHg) / 心率(次/分) / 宫缩 / 宫底 / 恶露
检验	进行血生化检查： □血常规、血小板、尿素氮、谷草转氨酶、凝血酶原时间、凝血酶时间 □备血 □尿液收集：尿液分析 □腹部超声波检查：	麻醉方式：膜外/全麻 时间_____平躺至____ □尿管留置 □皮肤消毒 剖腹产术开始时间_____ □人工/□自然破水 时间_____ 胎儿取出 时间 / 性别 / 新生儿评分 / 体重 / 一般状况	入术后恢复室立即测量1次→每15分钟测量1次，测量3次，若稳定→每30分钟测量1次至转出为止 转入/转出意识状态评估 □/□清醒 □/□嗜睡 □/■未醒 □/■其他 排尿评估(尿管留置)_____mL 尿色 □未倒 □已倒
治疗	□麻醉访视单 □胎儿监视器监测 □建立静脉通路	项目 / 手术前 / 追加 / 总量 / 腹膜缝合(上 下) / 肌膜缝合(上 下) / 手术结束 大纱布 小纱布 缝针 □胎盘胎膜取出 □手术伤口缝合	□氧气吸入 □开术后医嘱
护理照护	□换手术衣去除附属物 □填手术麻醉同意书 □填检验收集同意书 □填术后止痛同意书 □皮肤准备 □禁食 开始时间_____	婴儿照顾，转送_____ 束腹带使用 手术结束送恢复室 时间_____	体温维持(烤灯或温被) 更换产垫 转送到_____病区 时间_____
药物	格林液500 mL 静脉滴注 时间__ 格林液500 mL 静脉滴注 时间__	□麦角新碱(0.2 mg/安瓿瓶)1瓶子宫肌注 □催产素(10单位/安瓿瓶)1瓶子宫肌注 □△麦角新碱(0.2 mg/安瓿瓶)1瓶静脉推注 □催产素(10单位/安瓿瓶)1瓶+格林液500 mL 静脉滴注	△格林液500 mL 静脉滴注 时间_____ 抗生素使用：_____时间_____
活动	卧床休息	卧床休息	卧床休息
饮食	禁食	禁食	禁食
排泄	正常排泄	导尿管留置	导尿管留置
出院规划/护理指导	环境介绍 术前的手术说明 手术麻醉止痛方法说明	□深呼吸放松技巧指导 □协助母婴产后立即肌肤接触 开始时间：___ 结束时间：___	□子宫按摩及恶露观察说明 □禁食至排气，解释 □平躺8小时/活动指导至____
评值/其他			心率≤120次/分钟：□是 ■否 产后出血：□无 ■有

【注】△：长期医嘱　√：已执行,完全了解,达到预期结果　×：不了解,需重新指导及追踪　■：需要进一步处理及记录　N：无此需要
　　　○：未执行,变异

台湾大学医学院附属医院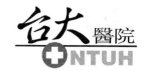

预排剖腹生产(病房) 临床路径

临床路径代码: 0371AO　　　　　　　　　　　　　　　　　　　病人名条粘贴处

住院日期:_____年_____月_____日_____时　　　　预定住院天数: 产后6天

孕_____产_____流_____存_____异位妊娠_____末次月经_____预产期_____孕_____周

		入院日___年___月___日			生产当天(术前)___年___月___日			
		入院时间_____上午/下午	白	小		大	白	小
监测/评估	病史及分娩史收集 生命体征: 血压:_____mmHg 时间_____ 子宫收缩状况: 　1.无　2.偶　3.>4次/60分钟 自觉胎动状况:1.有　2.少　3.无 胎心音监测(次数)_____ 胎心音监测时间_____		□ □□ __ __ __ __	□ __	生命体征 子宫收缩状况: 　1.无　2.偶　3.>4次/60分钟 自觉胎动状况:1.有　2.少　3.无 胎心音监测(次数)_____ 胎心音监测时间_____	□ __ __ __ __	□□ __ __ __ __	□ __
检验	血生化检查:血常规,血小板,尿素氮,谷草转氨酶, 　凝血酶原时间,凝血酶时间 备血 尿液收集:尿液分析 腹部超声波检查 胎心音监测时间	□ □ □ □					
护理照护	填写手术麻醉同意书 填写检验收集同意书 备皮 麻醉科访视 置静脉导管 告知禁食>6小时	□ □ □ □	□ □		置静脉导管 建立静脉通路 备抗生素 更换手术衣/取下附属物 核对附属物已取下/送产房	□ __ __ __ __	□ __ __ __	□ __
药物	需要时依医嘱给药				格林液 500 mL 静脉滴注 时间_____ 格林液 500 mL 静脉滴注 时间_____			
活动	正常活动				正常活动			
饮食	正常饮食				禁食>6小时			
排泄	正常排泄				灌肠	□		
护理指导	术前指导(给予宣教手册): 术前准备说明 深呼吸放松指导 手术生产麻醉过程说明 术后止痛方法说明 术后状况说明 环境介绍 介绍治疗过程及出院日期	□ □ □ □ □ □ □			术前准备说明	□		
评值/其他								
签章	白班	小夜班			大夜班	白班		小夜班

【注】△:长期医嘱　√:已执行,完全了解,达到预期结果　×:不了解,需重新指导及追踪　■:需要进一步处理及记录　N:无此需要
　　　○:未执行,变异

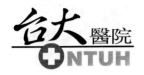

台湾大学医学院附属医院

预排剖腹生产（产房） 临床路径（续）

临床路径代码：0371AO

住院日期：_____年_____月_____日_____时

病人名条粘贴处

预定住院天数：术后 6 天

		生产___年___月___日(入产房时间_____上午/下午) （送手术台时间_____上午/下午）				产后 2 小时(入恢复室时间_____上午/下午)					
监测/评估	时间 _____	术前状况评估： 麻醉前胎心跳：_____ 签名_____ 麻醉后胎心跳：_____				时间	血压 (mmHg)	心率 (次/分)	氧饱和度 (%)	宫缩	宫底	恶露
	时间 _____	术后状况评估： 宫缩：□硬 ■按摩后硬 □松软 恶露量：□少 □中 ■多 ■血块										
治疗	麻醉方式：推管内/硬膜外/全身麻醉 时间平躺至_____ □尿管留置 □皮肤消毒 □剖腹产手术开始时间_____ □人工/ □自然破水 时间_____ 胎儿取出：					入术后恢复室立刻测量1次→每15分钟测量1次，连测3次，如果稳定，每30分钟测量1次，直至转出为止 转入/转出意识状态评估 □/□清醒 □/□嗜睡 ■/□未醒 ■/□其他 排尿评估(尿管留置)_____mL 尿色_____ □未倒 □已倒						
	时间	性别	新生儿评分	体重	一般状况							
	项目	手术前	追加	总量	腹膜缝合		肌膜缝毕		计	□氧气吸入 □开术后医嘱		
					上	下	上	下				
	大纱布											
	小纱布											
	器械											
	缝针											
	□胎盘胎膜取出 □手术伤口缝合											
护理照顾	婴儿照护,转送_____ □束腹带使用 手术结束送恢复室 时间_____					体温维持(烤灯或温被) 更换产垫 转送_____单位 时间_____						
药物	子宫肌注(由医生进行) □麦角新碱(0.2 mg/安瓿瓶)1瓶子宫肌注 □催产素(10单位/安瓿瓶)1瓶子宫肌注 □△麦角新碱(0.2 mg/安瓿瓶)1瓶静脉推注 □催产素(10单位/安瓿瓶)1瓶+格林液500mL静脉滴注					△格林氏液500 mL 静脉滴注 时间_____ 抗生素使用：_____时间_____						
护理指导/出院规划	□深呼吸放松技巧指导 □协助产后母婴立即肌肤接触 开始时间_____ 结束时间_____					□子宫按摩及恶露观察说明 □禁食至排气,解释原因 □平躺8小时/活动指导至_____						
评值/其他						心率≤120次/分钟：□是 ■否 产后出血：□无 □有						
签章	洗手护士： 巡回护士：											

【注】△：长期医嘱 √：已执行,完全了解,达到预期结果 ×：不了解,需重新指导及追踪 ■：需要进一步处理及记录 N：无此需要
○：未执行,变异

台湾大学医学院附属医院

剖腹产（产后病房Ⅰ） 临床路径

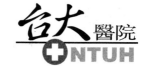

病人名条粘贴处

临床路径代码：0373AO　　　　　　　　　　　　　预定住院天数：术后6天

	生产当日(术后)___年___月___日					产后第1天___年___月___日			
	返室时间：_____ 上午/下午	大夜班 12MN后生	白班	小夜班	大夜班 12MN前生		大夜班	白班	小夜班
监测/评估	生命体征 血压：_____mmHg 时间_____ 腹部伤口：1.净 2.切口痕迹 3.陈旧性血迹 4.渗液 活动：1.平躺 2.助翻 3.自翻 4.坐起 5.下床 静脉输液评估：1.无红肿 2.红 3.肿 4.拔除 排尿状况：尿管留置尿量(mL)：_____ 尿色：1.清黄 2.深黄 3.茶色 4.淡红 5.血尿 6.深红血尿 排气评估：1.未排气 2.排气处理 已排气时间_____ 子宫复旧评估—a.宫缩 1.硬 2.按摩后硬 3.软 b.宫底 恶露评估—a.量：1.少 2.中 3.多 4.无 5.血块 b.颜色：1.暗红 2.褐 3.淡红 4.鲜红 △哺母乳者 a.乳汁分泌：1.未泌乳 2.微泌乳 3.少泌乳 4.泌奶 b.乳头完整性：1.完整 2.发红或疼痛 3.破裂 4.水泡 5.结痂	□	□□	□	□	生命体征： 腹部伤口敷料 活动状况 静脉输液评估： 排尿状况：a.尿管置尿量 b.拔尿管 时间_____ 1.自解畅 时间_____ 2.未满8小时 3.解尿不顺 4.无法自解 排气评估：已排气 时间_____ 进食状况：1.禁食 2.水分 3.软质 子宫复旧评估—a.宫缩 b.宫底 恶露评估—a.量 b.颜色： 乳房充盈度：1.软 2.局部胀 △哺母乳者— a.乳汁分泌： b.乳头完整性：	□	□□	□
治疗/检验	术后止痛时间___ 1.贝恩 0.1 mg/kg 静脉注射每4小时1次，长期医嘱 2.硬膜外导管疼痛控制 3.病人自控镇痛泵使用吗啡(1mg/mL)共30 mg，设置为自控 2 mg/10 min 4.硬膜内喷全妥(Butaro)每4小时1次，长期医嘱 5.泰米杰斯克药片(Temgesic)1片，舌下含服，每6小时1次，长期医嘱					换药 血生化检查：血常规、白细胞+白细胞分类计数 追踪有无产前血液/尿液检验值 术后止痛方式	□	□	□
护理照护	△哺母乳者：乳房护理(清洁法) △留置尿管者会阴护理：1.冲洗 2.自冲 3.换护垫		□			△哺母乳者：乳房护理法 △留置尿管者会阴护理 床上擦澡		□	
药物	依医嘱给药					依医嘱给药			
护理指导/出院规划	环境介绍 子宫复旧说明 平躺8小时至_____说明 床上翻身指导 禁食时间说明 术后止痛法说明 △哺母乳者：乳房清洁法指导 哺___乳指导/吸吮状况：1.吸吮佳 2.可 3.差 4.嗜睡或不饿 5.婴儿未推 6.其他 介绍治疗过程及出院日期(紧急剖腹产术者)	□	□	□	□	会阴自冲指导 渐进下床活动指导 排气后饮食指导 △哺母乳者：促进泌乳方法指导 哺_____乳指导/吸吮状况：	□	□	□
评估/其他	产后出血：□无 ■有					拔尿管后8小时内解尿顺畅：□是 ■否			
签章	大夜班	白班		小夜班	大夜班	大夜班	白班		小夜班

【注】△：长期医嘱　√：已执行，完全了解，达到预期结果　×：不了解，需重新指导及追踪　■：需要进一步处理及记录　N：无此需要
○：未执行，变异

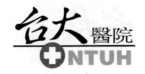

台湾大学医学院附属医院

剖腹产（产后病房Ⅰ） 临床路径（续）

病人名条粘贴处

临床路径代码：0373AO　　　　　　　　　　　　　　　　　　　　　　　　预定住院天数：术后 6 天

	产后第 2 天 ___年___月___日	大	白	小	产后第 3 天 ___年___月___日	大	白	小
监测/评估	生命体征 腹部伤口敷料：1.净 2.切口痕迹 3.陈旧性血迹 4.渗液 子宫复旧评估—a.宫缩：1.硬 2.按摩后硬 3.软 　　　　　　　b.宫底 恶露评估—a.量：1.少 2.中 3.多 4.无 5.血块 　　　　　　b.颜色：1.暗红 2.褐 3.淡红 4.鲜红 乳房充盈度：1.软 2.局部胀 3.胀硬 4.充盈 △哺母乳者 　a.乳汁分泌：1.未泌乳 2.微泌乳 3.少泌乳 4.泌奶 　b.乳头完整性：1.完整 2.发红或疼痛 3.破裂 4.水泡 5.结痂	□ __ __ __ __ __ __ __ __	□□ __ __ __ __ __ __ __ __	□ __ __ __ __ __ __ __ __	生命体征 腹部伤口敷料： 子宫复旧评估—a.宫缩： 　　　　　　　b.宫底： 恶露评估—a.量： 　　　　　　b.颜色： 乳房充盈度： △哺母乳者 　a.乳汁分泌： 　b.乳头完整性：	□ __ __ __ __ __ __ __ __	□□ __ __ __ __ __ __ __ __	□ __ __ __ __ __ __ __ __
治疗	换药		□					
检验	追踪术后血常规，白细胞+白细胞分类计数检验值		□					
护理照顾	△哺母乳者：胀奶处理 会阴护理：1.冲洗 2.自行冲洗 3.换护垫		□		会阴护理			
药物	依医嘱给药				依医嘱给药			
活动	1.协助翻身 2.可自行翻身 3.可坐起 4.可下床	__	__	__	1.协助翻身 2.可自行翻身 3.可坐起 4.可下床	__	__	__
饮食	1.禁食 2.水分 3.软质 4.普食	__	__	__	1.禁食 2.水分 3.软质 4.普食	__	__	__
排泄	排尿状况：1.自解畅 2.解尿困难 3.未满 8 小时 排便状况：1.自解 2.未解 3.腹泻 4.其他	__ __	__ __	__ __	排尿状况：1.自解畅 2.解尿困难 排便状况：	__ __	__ __	__ __
护理指导/出院规划	产后饮食指导： △哺母乳者：胀奶处理及乳汁储存方法指导 △哺牛奶者：退奶方法指导/方法 　1.麦芽水、韭菜 2.减少水分 3.冷敷 4.药物 　5.自然退奶 渐进下床活动指导 腹部伤口自我照顾指导 子宫按摩法指导 哺___乳指导/吸吮状况： 　1.吸吮佳 2.可 3.差 4.嗜睡或不饿 　5.婴儿未推至病房 6.其他		□ □ □ □ □ □		产后饮食指导： △哺母乳者：胀奶处理指导回复示教 △哺牛奶者：退奶方法追踪指导/退奶方法 新生儿居家照顾（录像带教学） 家庭计划指导—避孕方式_____ 性生活开始时间说明 哺___乳指导/ 　吸吮状况：		□ □ □ □ □ □ □ __	□ __
评值/其他	无因严重疼痛而影响下床：□是 □否 拔尿管后 8 小时内解尿顺畅：□是 □否							
签章	大夜班	白班		小夜班	大夜班	白班		小夜班

【注】△：长期医嘱　√：已执行，完全了解，达到预期结果　×：不了解，需重新指导及追踪　■：需要进一步处理及记录　N：无此需要
　　　〇：未执行，变异

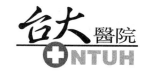

台湾大学医学院附属医院

剖腹产（产后病房Ⅱ） 临床路径（续）

病人名条粘贴处

临床路径代码：0373AO　　　　　　　　　　　　　　　　　　　　预定住院天数：术后6天

	产后第4天 ___年___月___日		大	白	小	产后第5天（出院日）___年___月___日		大	白
监测/评估	生命体征 腹部伤口敷料：1.净 2.切口痕迹 3.陈旧性血迹 　　　　　　　4.渗液 子宫复旧评估—a.宫缩：1.硬 2.按摩硬 3.软 　　　　　　　b.宫底 恶露评估—a.量：1.少 2.中 3.多 4.无 5.血块 　　　　　b.颜色：1.暗红 2.褐 3.淡红 4.鲜红 乳房充盈度：1.软 2.局部胀 3.胀硬 4.充盈 △哺母乳者 　a.乳汁分泌：1.未泌 2.微泌 3.少泌 4.泌奶 　b.乳头完整性：1.完整 2.发红或疼痛 3.破裂 　　　　　　　　4.水泡 5.结痂		□□ ＿ ＿ ＿ ＿	□□ ＿ ＿ ＿ ＿	□ 	生命体征 腹部伤口敷料： 子宫复旧评估—a.宫缩： 　　　　　　　b.宫底： 恶露评估 乳房充盈度： △哺母乳者 　a.乳汁分泌： 　b.乳头完整性：		□＞37.7℃ □干燥愈合 □硬 ＿＿＿＿＿ □中/少 ＿ ＿	
治疗						换药			□
护理照顾	会阴伤口护理：1.冲洗 2.自行冲洗 3.换护垫		＿						
药物	依医嘱给药					需要时依医嘱给药			
活动	1.协助翻身 2.可自行翻身 3.坐起 4.可下床		＿	＿		1.协助翻身 2.可自行翻身 3.可坐起 4.可下床		＿	
饮食	1.禁食 2.水分 3.软食 4.普食		＿	＿		1.禁食 2.水分 3.软食 4.普食			
排泄	排尿状况：1.自解畅 2.解尿困难 3.无法自解 排便状况：1.自解 2.产后未解 3.腹泻		＿ ＿	＿		排尿状况： 排便状况：			
护理指导/出院规划	△哺母乳者：胀奶处理及乳汁储存方法回复示教 　　　　　　及返家后喂食计划 △哺牛奶者：退奶护理回复示教/方法 　1.麦芽水、韭菜 2.减少水分 3.冷敷 4.药物 　5.自然退奶 产后运动指导 哺＿＿乳指导/吸吮状况： 　1.吸吮佳 2.可 3.差 4.嗜睡或不饿 　5.婴儿未推 6.其他 讨论出院后母子照顾的安排 　1.不需转介 2.需转介：＿＿＿＿		□ □ □ 	 □		出院宣教： 恶露观察及判断追踪指导 腹部伤口自我照顾追踪指导 药物使用指导 母婴出院后追踪时间（给预约单）咨询 　方式介绍 办理出院手续		□ □ □ □ □	
评值/其他	了解胀奶的处理方法：□是 □否					身体状况符合出院标准：□是 □否 了解恶露观察及伤口照顾：□是 □否 出院状态： 　□体温低于37.7℃至少24小时 　□伤口干燥并愈合 　□病人可进全食 　□教导病人沐浴及个人卫生			
签章	大夜班	白班		小夜班		大夜班		白班	

【注】△：长期医嘱　√：已执行，完全了解，达到预期结果　×：不了解，需重新指导及追踪　■：需要进一步处理及记录　N：无此需要
　　　○：未执行，变异

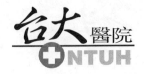

台湾大学医学院附属医院

子宫肌瘤切除术 临床路径

临床路径代码：_____

住院日期：_____年_____月_____日

病人名条粘贴处

预定住院天数：7天6夜

	第1天(术前第1日) ___年___月___日			第2天(手术当日)(术前) ___年___月___日				第2天(手术当日)(术后) ___年___月___日		
	入院时间：_____上午/下午	白	小	送手术室时间：_____上午/下午	大	白	小	返室时间：_____上午/下午	白	小
监测/评估	常规性生命体征及血压监测 病史及分娩史收集 阴道分泌物评估(量/性状)： 　1.无　2.点状少量　3.中量 　4.多量/1.正常　2.淡色水样 　3.淡红血样　4.褐、暗红血 　5.黏稠有异味　6.鲜红血 　7.其他_____	□	□	常规性生命体征及血压监测 病史及分娩史收集 阴道分泌物评估(量/性状)： 　1.无　2.点状少量　3.中量 　4.多量/1.正常　2.淡色水样 　3.淡红血样　4.褐、暗红血 　5.黏稠有异味　6.鲜红血 　7.其他 静脉注射部位评估： 　1.正常　2.轻微组织浸润 　3.微红肿　4.红肿疼痛	□	□	□	术后生命体征及血压监测，即刻 　每1小时1次，连测3次 　每2小时1次，连测3次 　每3小时1次，连测3次 　直至血压平稳后常规测量 意识状态评估 　1.清醒　2.嗜睡　3.昏迷 伤口外敷料渗湿情形 　1.无　2.微量　3.中量 　4.多量　5.出血中 伤口疼痛评估(0~10分) 输入/输出量_____/_____ 阴道出血量评估(量/性状)： 　1.无　2.点状少量　3.中量 　4.多量/1.正常　2.淡色水样 　3.淡红血样　4.褐、暗红色 　5.黏稠有异味　6.鲜红血 　7.其他_____ 静脉注射部位评估： 　1.正常　2.轻微组织浸润 　3.微红肿　4.红肿疼痛	□	□
检验	心电图、胸片 血常规+血小板、谷氨酸、胆红素、谷草转氨酶、谷丙转氨酶、尿素氮、血肌酐、钠、钾、氯、凝血酶原时间、凝血酶时间 超声 尿液分析 备血2个单位 △血常规(输血后复查)							☆标本送病理切片检查		
治疗	△静脉输液导管置入：_____	□		△静脉输液导管置入 ☆在手术室留置导尿 ☆手术室阴道灌洗						
术前术后照顾	备皮 准备手术知情同意书 准备手术麻醉同意书 禁食通知 △输血_____/_____单位 　时间_____	□ □ □		肠道准备(灌肠后解便次数) 　时间_____ 病人准备(戴手圈、取下饰品及 　更换手术衣) 送病人至手术室 　(带好病历本和X光片)	□ □	□ □		维持身体各管道的畅通 体温的维持 维持舒适卧位 术后减轻疼痛照护 △镇痛泵_____ △哌替啶50 mg 肌内注射 口腔护理 会阴护理	□ □ □ □ □ □	□ □ □ □ □ □

【注】△：长期医嘱　√：已执行,完全了解,达到预期结果　×：不了解,需重新指导及追踪　✓：部分了解,待追踪
　　　 ：需要进一步处理及记录　　N：无此需要　　○：未执行,变异　　☆：由医师查核

台湾大学医学院附属医院

子宫肌瘤切除术 临床路径(续)

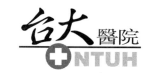

临床路径代码：_____

住院日期：_____年_____月_____日

病人名条粘贴处

预定住院天数：7天6夜

	第1天(术前第1日) ___年___月___日			第2天(手术当日)(术前) ___年___月___日				第2天(手术当日)(术后) ___年___月___日		
		白	小	送手术室时间：___上午/下午	大	白	小	返室时间：_____上午/下午	白	小
药物	△静脉输液			依医嘱给药				依医嘱给药		
活动	正常	□		正常		□		协助下翻身及自行四肢活动	□	□
饮食	正常	□	□	禁食中		□	□	禁食中	□	□
排泄	大小便自解	□						导管留置	□	□
转介	麻醉科访视	□								
护理指导	入院病人介绍 术后止痛方法指导 （止痛针及病人自控镇痛泵使用说明） 相关的术后止痛技巧说明 （深呼吸、放松和咳嗽技巧） 身体清洁方式说明 超声波检查的准备说明	□ □ □ □ □		口腔护理指导 放松技术的追踪指导		□ □		术后止痛技巧的追踪指导 （深呼吸、松弛技巧） 术后咳痰技巧指导 呕吐处理方式指导 床上翻身技巧指导 更换卫生棉方法指导 病人自控镇痛泵正确使用方法 追踪指导	□ □ □ □ □ □	
出院计划	提供病人有关住院每日的治疗 重点及预期的住院日数 能操作深呼吸、咳嗽及放松的 方式	□ □						会深呼吸、咳嗽 有效的伤口止痛(身体肌肉放 松、能入睡) 在协助下能翻身	□ □ □	□ □ □
结果评值	生命体征及血压正常且稳定 △输血病人复查血常规值	□	□					意识清楚 生命体征及血压正常且稳定 无大量阴道出血	□ □ □	□ □ □
其他										
签章	白班	小夜班		大夜班	白班		小夜班	白班	小夜班	

【注】△：长期医嘱　√：已执行,完全了解,达到预期结果　×：不了解,需重新指导及追踪　√：部分了解,待追踪
　　　■：需要进一步处理及记录　N：无此需要　○：未执行,变异　☆：由医师查核

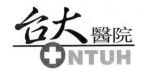

台湾大学医学院附属医院

子宫肌瘤切除术 临床路径（续）

临床路径代码：　　　　　　　　　　　　　　　　　　　　　　　病人名条粘贴处

住院日期：＿＿＿＿年＿＿＿＿月＿＿＿＿日　　　　预定住院天数：7天6夜

		第3天(术后第1日) ＿＿年＿＿月＿＿日				第4天(术后第2日) ＿＿年＿＿月＿＿日			
			大	白	小		大	白	小
监测/评估	术后生命体征及血压监测 睡眠状态：1.安睡 2.间断睡眠 3.无法入眠 意识状态评估：1.清醒 2.嗜睡 3.昏迷 伤口外敷料渗湿情形： 　　1.无 2.微量 3.中量 4.多量 5.出血中 伤口疼痛评估（0~10分） 肠蠕动评估：1.正常（4~12次/分钟） 　　2.亢进（＞12次/分钟） 　　3.减弱（＜4次/分钟） 输入/输出量 大夜＿＿＿／＿＿＿ 　　　　　白班＿＿＿／＿＿＿ 　　　　　小夜＿＿＿／＿＿＿ 阴道出血量评估（量/性状） 　　1.无 2.点状少量 3.中量 4.多量/1.正常 　　2.淡色水样 3.淡红血样 4.褐、暗红血 　　5.黏稠有异味 6.鲜红血 7.其他 静脉注射部位评估：1.正常 2.轻微组织浸润 　　3.微红肿 4.红肿疼痛	☐ ☐	☐ ☐	☐ ☐	常规性生命体征及血压监测 睡眠状态：1.安睡 2.间断睡眠 3.无法入眠 伤口愈合情形： 　　1.佳 2.尚可 3.有分泌液 4.不佳,分泌液 　　多 5.差,有感染 6.其他＿＿＿＿＿ 伤口疼痛评估（0~10分） 肠蠕动评估：1.正常（4~12次/分钟） 　　2.亢进（＞12次/分钟） 　　3.减弱（＜4次/分钟） 阴道出血量评估（量/性状） 　　1.无 2.点状少量 3.中量 4.多量/1.正常 　　2.淡色水样 3.淡红血样 4.褐、暗红血 　　5.黏稠有异味 6.鲜红血 7.其他＿＿＿ 解尿评估（解尿状况/尿液性质）： 　　1.能自解自畅 2.能自解但有困难 　　3.无法自解 4.尿管留置/1.正常 2.淡红 　　澄清(浑浊) 3.茶色澄清(浑浊) 4.血尿 静脉注射部位评估：1.正常 2.轻微组织浸润 　　3.微红肿 4.红肿疼痛 △解便评估（解便状况/粪便性质） 　　1.已解 2.未解有便意 3.未解无便意 　　1.正常 2.稀或软便 3.水便 4.硬便 　　5.其他＿＿＿＿＿	☐	☐	☐
检验	△血常规							
治疗	☐伤口换药 时间＿＿＿＿执行者＿＿＿＿ ☐排气判定 时间＿＿＿＿执行者＿＿＿＿				☐伤口换药 时间＿＿＿＿执行者＿＿＿＿ ☐排气判定 时间＿＿＿＿执行者＿＿＿＿			
术前术后照顾	维持身体各管道通畅 术后减轻疼痛护理 　△镇痛泵＿＿＿＿＿＿ 　△50 mg哌替啶肌内注射＿＿＿＿＿＿ 温水擦澡（更衣） 留置尿管护理 会阴冲洗 ☐排气处置 　（次数/排气情况 1.已排气 2.未排气） ☐已排气者： 　△拔除静脉输液导管 时间＿＿＿＿＿ 　△拔除留置尿管 时间＿＿＿＿＿	☐ ☐ ☐ ☐ ☐	☐ ☐ ☐ ☐ ☐		留置尿管护理 未排气者 　☐△排气处置 　（次数/排气情形 1.已排气 2.未排气） 已排气者： 　△拔除静脉输液导管 时间＿＿＿＿＿ 　△拔除留置尿管 时间＿＿＿＿＿ 　△伤口护理	☐	☐	☐
药物	依医嘱给药				依医嘱给药			

【注】△：长期医嘱　√：已执行,完全了解,达到预期结果　×：不了解,需重新指导及追踪　√：部分了解,待追踪
　　　■：需要进一步处理及记录　N：无此需要　○：未执行,变异　☆：由医师查核

台湾大学医学院附属医院

子宫肌瘤切除术 临床路径(续)

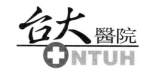

临床路径代码：　　　　　　　　　　　　　　　　　　　　　　病人名条粘贴处

住院日期：＿＿＿年＿＿＿月＿＿＿日　　　　　　　　　　　预定住院天数：7天6夜

	第3天(术后第1日) ___年___月___日	大	白	小	第4天(术后第2日) ___年___月___日	大	白	小
活动	协助翻身、四肢活动 协助坐起		□ □	□ □	自行翻身、四肢活动 协助坐起下床活动		□ □	□ □
饮食	1. 禁食 2. 正常饮食(治疗饮食＿＿＿＿)	—	—	—	1. 禁食 2. 正常饮食(治疗饮食＿＿＿＿)	—	—	—
排泄	大便次数 小便自解情形： 　1. 正常　2. 尿管留置　3. 异常需处理	—		—	大便次数 小便自解情形： 　1. 正常　2. 尿管留置　3. 异常需处理	—		—
转介	△社工室照顾							
护理指导	口腔护理指导 束腹带的使用方法指导 教导促进排气的运动 排气者： 　渐进式下床活动说明 　排气后饮食指导		□ □ □ □ □		□排气者： 　渐进式饮食指导 　口服药物说明 　下床活动指导 □未排气者： 　促进排气运动,加强指导 　排气后饮食指导 宫缩疼痛说明与止痛方式指导 束腹带使用的追踪指导 腹部伤口自我照顾指导 阴道分泌物异常情况说明指导 自我会阴清洁方式示教说明 病人术后对身体改变的认知方面的评估与指导		□ □ □ □ □ □ □ □ □ □ □	
出院计划	能自行翻身(静卧不感疼痛、活动时的疼痛在可接受范围) 有效伤口止痛		□ □		△诊断书的申请 止痛针剂已不需使用 进食无不适反应 无腹胀现象		□ □ □ □	□ □ □
结果评值	生命体征及血压值稳定 无大量阴道出血		□ □	□ □	生命体征及血压值稳定 了解口服药的种类与作用 能完成自我会阴清洁的方式		□ □ □	□ □ □
签章	大夜班	白班		小夜班	大夜班　　　　　　白班			小夜班

【注】△：长期医嘱　√：已执行,完全了解,达到预期结果　×：不了解,需重新指导及追踪　√：部分了解,待追踪
　　　■：需要进一步处理及记录　　N：无此需要　　○：未执行,变异　　☆：由医师查核

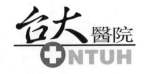

台湾大学医学院附属医院

子宫肌瘤切除术 临床路径(续)

临床路径代码：

住院日期：_____年_____月_____日

病人名条粘贴处

预定住院天数：7天6夜

	第5天(术后第3日) ___年___月___日	大	白	小	第6天(术后第4日) ___年___月___日	大	白	小	第7天(术后第5日)(出院日) ___年___月___日	大	白
监测/评估	常规性生命体征及血压监测 睡眠状态：1.安睡 2.间断睡眠 3.无法入眠___ 伤口愈合情形：1.佳 2.尚可,有分泌液 3.不佳,分泌液多 4.差,有感染___ 伤口疼痛评估(0~10分)___ 解尿评估： (解尿状况/尿液性状) 1.能自解自畅 2.能自解但有困难 3.无法自解 4.尿管留置/1.正常 2.淡红澄清(浑浊) 3.茶色澄清(浑浊) 4.血尿___ 解便评估： (解便状况/粪便性状) 1.已解 2.未解有便意 3.未解无便意/1.正常 2.稀或软便 3.水便 4.硬便 5.其他_____ ___ 阴道出血量评估(量/性状)： 1.无 2.点状少量 3.中量 4.多量/1.正常 2.淡色水样 3.淡红血样 4.褐、暗红血 5.黏稠有异味 6.鲜红血 7.其他_____ ___	□	□	□	常规性生命体征及血压监测 睡眠状态：1.安睡 2.间断睡眠 3.无法入眠___ 伤口愈合情形：1.佳 2.尚可,有分泌液 3.不佳,分泌液多 4.差,有感染___ 伤口疼痛评估(0~10分)___ 解尿评估： (解尿状况/尿液性状) 1.能自解自畅 2.能自解但有困难 3.无法自解 4.尿管留置/1.正常 2.淡红澄清(浑浊) 3.茶色澄清(浑浊) 4.血尿___ 解便评估： (解便状况/粪便性状) 1.已解 2.未解有便意 3.未解无便意/1.正常 2.稀或软便 3.水便 4.硬便 5.其他_____ ___ 阴道出血量评估(量/性状)： 1.无 2.点状少量 3.中量 4.多量/1.正常 2.淡色水样 3.淡红血样 4.褐、暗红血 5.黏稠有异味 6.鲜红血 7.其他_____ ___	□	□	□	常规性生命体征及血压监测 睡眠状态：1.安睡 2.间断睡眠 3.无法入眠___ 伤口愈合情形：1.佳 2.尚可,有分泌液 3.不佳,分泌液多 4.差,有感染___ 伤口疼痛评估(0~10分)___ 解尿评估： (解尿状况/尿液性状) 1.能自解自畅 2.能自解但有困难 3.无法自解 4.尿管留置/1.正常 2.淡红澄清(浑浊) 3.茶色澄清(浑浊) 4.血尿___ 解便评估： (解便状况/粪便性状) 1.已解 2.未解有便意 3.未解无便意/1.正常 2.稀或软便 3.水便 4.硬便 5.其他_____ ___ 阴道出血量评估(量/性状)： 1.无 2.点状少量 3.中量 4.多量/1.正常 2.淡色水样 3.淡红血样 4.褐、暗红血 5.黏稠有异味 6.鲜红血 7.其他_____ ___	□	□
治疗									拆线,换药 时间_____ 执行者_____		
术后照顾	△伤口护理				△伤口护理						
药物	依医嘱给药				依医嘱给药				依医嘱给药		

【注】△：长期医嘱 √：已执行,完全了解,达到预期结果 ×：不了解,需重新指导及追踪 ✓：部分了解,待追踪
■：需要进一步处理及记录 N：无此需要 ○：未执行,变异 ☆：由医师查核

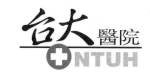

台湾大学医学院附属医院

子宫肌瘤切除术 临床路径(续)

临床路径代码：　　　　　　　　　　　　　　　　　　　　　　　　病人名条粘贴处

住院日期：_____年_____月_____日

预定住院天数：7天6夜

	第5天(术后第3日) ___年___月___日				第6天(术后第4日) ___年___月___日				第7天(术后第5日)(出院日) ___年___月___日			
		大	白	小		大	白	小			大	白
活动	自行下床活动		☐		自行下床活动		☐		自行下床活动			☐
饮食	正常饮食 (治疗饮食)_____		☐		正常饮食 (治疗饮食)_____		☐		正常饮食 (治疗饮食)_____			☐
排泄	大便次数 小便自解情形 　1.正常　2.异常需处理		— —		大便次数 小便自解情形 　1.正常　2.异常需处理		— —		大便次数 小便自解情形 　1.正常　2.异常需处理			— —
护理指导	宫缩疼痛说明与止痛方式指导 身体清洁方式的示教说明 渐进式居家身体活动的程度的说明 自我会阴处清洁方式的追踪指导 腹部伤口自我照顾追踪指导 术后性生活注意事项的追踪指导 协助病人术后对身体改变的认知调适		☐ ☐ ☐ ☐ ☐ ☐ ☐		术后性生活注意事项的追踪指导 身体清洁方式的追踪指导 △卵巢全部切除者： 　更年期症状及其处理方式的说明指导 △出院药物的种类与作用说明		☐ ☐ ☐ ☐		出院药物的种类与作用说明 △卵巢全部切除者： 　更年期症状及其处理方式的追踪指导			☐ ☐
出院计划	能说出渐进式居家身体活动的程度 能示范腹部伤口自我照顾方式		☐ ☐		能示范身体清洁的方式		☐		返院追踪时间(预约单给予)及咨询方式的介绍 办理出院手续 △出院后药物的咨询方式			☐ ☐ ☐
结果评值	体温< 37.5℃ 伤口外敷料无渗出液 能自解尿且无困难		☐ ☐ ☐	☐	体温< 37.5℃ 伤口外敷料无渗出液 已能自行下床活动		☐ ☐ ☐	☐	术后无并发症 体温< 37.5℃ 伤口无感染现象 能自解尿且无困难 能独自完成生活起居活动			☐ ☐ ☐ ☐
其他												
签章	大夜班	白班		小夜班	大夜班	白班		小夜班	大夜班	白班		小夜班

【注】△：长期医嘱　√：已执行,完全了解,达到预期结果　×：不了解,需重新指导及追踪　√：部分了解,待追踪
　　　■：需要进一步处理及记录　N：无此需要　○：未执行,变异　☆：由医师查核

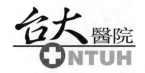

台湾大学医学院附属医院

□次全子宫切除术 □子宫完全切除术 临床路径

临床路径代码：_____

住院日期：_____年_____月_____日

病人名条粘贴处

预定住院天数：8 天 7 夜

	第 1 天(术前第 1 日) ___年___月___日			第 2 天(手术当日)(术前) ___年___月___日				第 2 天(手术当日)(术后) ___年___月___日		
	入院时间：_____上午/下午	白	小	送手术室时间：___上午/下午	大	白	小	返室时间：___上午/下午	白	小
监测/评估	常规性生命体征及血压监测 病史及孕产史收集 阴道分泌物评估(量/性状)： 　1. 无 2. 点状少量 3. 中量 　4. 多量 /1. 正常 2. 淡色水样 　3. 淡红血样 4. 褐、暗红血 　5. 黏稠有异味 6. 鲜红血 　7. 其他_____	□ □	□ □	常规性生命体征及血压监测 阴道分泌物评估(量/性状)： 　1. 无 2. 点状少量 3. 中量 　4. 多量 /1. 正常 2. 淡色水样 　3. 淡红血样 4. 褐、暗红血 　5. 黏稠有异味 6. 鲜红血 　7. 其他_____ 静脉注射部位评估： 　1. 正常 2. 轻微组织浸润 　3. 微红肿 4. 红肿疼痛	□	□	□	术后生命体征及血压监测 即刻测量 1 次后每小时测量 1 次 ×1,每 2 小时测量 1 次 × 3,直至生命体征稳定后按常规 测量 意识状态评估：1. 清醒 2. 嗜睡 　　　　　　　3. 昏迷 伤口外敷料渗液情形 　1. 无 2. 微量 3. 中量 　4. 多量 5. 出血中 伤口疼痛评估(0~10 分) 输入/输出量 _____/_____ 　　　　　　　_____/_____ 阴道出血量评估(量/性状)： 　1. 无 2. 点状少量 3. 中量 　4. 多量 /1. 正常 2. 淡色水样 　3. 淡红血样 4. 褐、暗红血 　5. 黏稠有异味 6. 鲜红血 　7. 其他_____ 静脉注射部位评估： 　1. 正常 2. 轻微组织浸润 　3. 微红肿 4. 红肿疼痛	□	□
检验	心电图 胸片 血常规 + 血小板 　血糖,总胆红素,谷草转氨酶,尿素氮 肌酐,钠,钾,氯 凝血酶原时间,凝血酶时间 超声 尿液分析 备血 1 个单位 △输血后复查血常规							☆标本送病理切片检查		
治疗	△静脉输液导管置入			□静脉输液导管置入 　☆在手术室留置导尿管 　☆手术室阴道灌洗						

【注】△：长期医嘱 √：已执行,完全了解,达到预期结果 ×：不了解,需重新指导及追踪 √：部分了解,待追踪
　　　：需要进一步处理及记录 N：无此需要 ○：未执行,变异 ☆：由医师查核

台湾大学医学院附属医院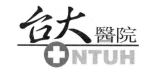

□次全子宫切除术
□子宫完全切除术　临床路径(续)

病人名条粘贴处

临床路径代码：

住院日期：_____年_____月_____日　　　　　　　预定住院天数：8天7夜

	第1天(术前第1日) ___年___月___日			第2天(手术当日)(术前) ___年___月___日				第2天(手术当日)(术后) ___年___月___日		
	入院时间：_____上午/下午	白	小	送手术室时间：___上午/下午	大	白	小	返室时间：___上午/下午	白	小
护理照护	备皮 备齐手术同意书 备齐麻醉同意书 禁食通知 △输血____/____单位 　时间_____	□		肠道准备(灌肠后解便次数) 　时间_____ 病人准备(戴手圈、取下饰品及更换手术衣) 送病人至手术室(带病历和X光片)	—	□ □ □	—	维持身体各管道的通畅 维持体温 维持舒适卧位 术后减轻疼痛照护 　△镇痛泵 　△50 mg 哌替啶肌内注射 　　时间_____ 口腔护理 会阴护理	□ □ □ □ □ □ □	□ □ □ □ □ □ □
药物	△静脉输液			静脉输液 2.5% 葡萄糖水 500 mL 静脉注射 头孢唑啉 1 g 静脉注射 其他：_____				静脉输液 每8小时头孢唑啉 1 g 静脉注射 △哌替啶 50 mg 肌内注射或用镇痛泵 其他：_____		
活动	正常							协助下床翻身及自行四肢活动	□	□
饮食	正常	□		禁食中		□	□	禁食中	□	□
排泄	大小便自解							尿管留置		
转介	麻醉会诊	□								
护理指导	入院病人须知说明 术后止痛方式说明指导 　(止痛针剂及镇痛泵使用的说明) 相关的术后止痛技巧说明 　(深呼吸、松弛及咳嗽技巧) 身体清洁方式说明 超声波检查的准备说明	□ □ □ □ □		口腔护理指导 放松技术的追踪指导		□ □		术后止痛技巧的追踪指导 　(深呼吸、松弛技巧) 术后咳痰技巧指导 呕吐处理方式指导 床上翻身技巧指导 更换卫生棉方法指导 △镇痛泵正确使用方法的追踪指导	□ □ □ □ □ □	□ □ □ □ □ □
出院计划	提供病人有关住院每日的治疗重点及预期的住院日数 能操作深呼吸、咳嗽及放松的方式	□						会深呼吸、咳嗽 有效的伤口止痛(身体肌肉放松、能入睡) 在协助下能翻身	□ □ □	□ □ □
结果评值	生命体征及血压正常且稳定 △输血病人予复测血常规	□ □	□ □					意识清楚 生命体征及血压正常且稳定 无大量阴道出血	□ □ □	□ □ □
其他										
签章	白班		小夜班	大夜班		白班	小夜班	白班		小夜班

【注】△:长期医嘱　√:已执行,完全了解,达到预期结果　×:不了解,需重新指导及追踪　√:部分了解,待追踪
　　　■:需要进一步处理及记录　N:无此需要　○:未执行,变异　☆:由医师查核

141

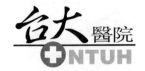

台湾大学医学院附属医院

□次全子宫切除术
□子宫完全切除术   临床路径（续）

病人名条粘贴处

临床路径代码：

住院日期：＿＿＿＿年＿＿＿＿月＿＿＿＿日   预定住院天数：8天7夜

	第3天（术后第1日） ＿＿＿年＿＿＿月＿＿＿日 排气时间：＿＿＿＿＿＿上午/下午	大	白	小	第4天（术后第2日） ＿＿＿年＿＿＿月＿＿＿日 排气时间：＿＿＿＿＿＿上午/下午	大	白	小
监测/评估	术后生命体征及血压监测 睡眠状态：1.安睡 2.间断睡眠 3.无法入眠 意识状态评估：1.清醒 2.嗜睡 3.昏迷 伤口外敷料渗液情形： 　1.无 2.微量 3.中量 4.多量 5.出血中 伤口疼痛评估（0~10分） 肠蠕动评估：1.正常（4~12次/分钟） 　　　　　　2.肠鸣音亢进（＞12次/分钟） 　　　　　　3.肠鸣音减弱（＜4次/分钟） 输入输出量＿＿＿＿＿＿＿＿＿＿ 　　　＿＿＿＿＿＿＿＿＿＿＿＿ 　　　＿＿＿＿＿＿＿＿＿＿＿＿ 阴道出血量评估（量/性状）： 　1.无 2.点状少量 3.中量 4.多量/1.正常 2.淡 　色水样 3.淡红血样 4.褐、暗红色 5.黏稠有异 　味 6.鲜红血 7.其他＿＿＿＿＿＿ 静脉注射部位评估： 　1.正常 2.轻微组织浸润 3.微红肿 4.红肿疼痛	□ — — — — — — — —	□ — — — — — — — —	□ — — — — — — — —	常规性生命体征及血压监测 睡眠状态：1.安睡 2.间断睡眠 3.无法入眠 伤口愈合情形： 　1.佳 2.尚可 3.有分泌液 4.不佳，分泌液多 　5.差，有感染 6.其他＿＿＿＿＿ 伤口疼痛评估（0~10分） 肠蠕动评估：1.正常（4~12次/分钟） 　　　　　　2.肠鸣音亢进（＞12次/分钟） 　　　　　　3.肠鸣音减弱（＜4次/分钟） 阴道出血量评估（量/性状）： 　1.无 2.点状少量 3.中量 4.多量/1.正常 2.淡 　色水样 3.淡红血样 4.褐、暗红色 5.黏稠有异 　味 6.鲜红血 7.其他＿＿＿＿＿ 解尿评估（解尿状况/尿液性状）： 　1.能自解且畅 2.能自解但有困难 3.无法自解 　4.尿管留置/1.正常 2.淡红澄清（浑浊）3.茶 　色澄清（浑浊）4.血尿 静脉注射部位评估： 　1.正常 2.轻微组织浸润 3.微红肿 4.红肿疼痛 △解便评估（解便状况/粪便性状）： 　1.已解 2.未解有便意 3.未解无便意/ 　1.正常 2.稀或软便 3.水便 4.硬便 5.其他	□ — — — — — — — —	□ — — — — — — — —	□ — — — — — — — —
检验	△血常规							
治疗	□伤口换药 时间＿＿＿＿＿执行者＿＿＿＿＿				□伤口换药 时间＿＿＿＿＿执行者＿＿＿＿＿			
护理照护	维持身体各管道通畅 术后减轻疼痛照护 △镇痛泵＿＿＿＿＿＿ △50mg哌替啶 肌内注射＿＿＿＿＿ 温水擦澡（更衣） 留置尿管护理 会阴冲洗 □排气处置 　次数/排气情形：1.已排气 2.未排气 □已排气者： 　拔除静脉输液导管 时间＿＿＿＿＿	□ □ □ □ □ —	□ □ □ □ □ —		留置尿管护理 未排气者： □排气处置 　次数/排气情形：1.已排气 2.未排气 　拔除静脉输液导管 时间＿＿＿＿＿ 　拔除留置尿管 时间＿＿＿＿＿ 已排气者： 　△拔除静脉输液导管 时间＿＿＿＿＿ 　△拔除留置尿管 时间＿＿＿＿＿ 　△伤口护理	□		
药物	静脉输液 每8小时头孢唑啉1g静脉注射 △哌替啶 50mg 肌内注射，4小时1次备用或用镇痛泵 △诺华敏 5mg/安瓿瓶 肌肉注射 其他：				静脉输液 头孢氨苄250mg 1支每6小时或阿莫西林250mg 1支每8小时或头孢羟氨苄500mg 1支每12小 时或克林霉素150mg 1支每6小时或巴氨西林 400mg 1支每12小时口服 醋氨酚1片，每天4次口服 △西甲硅油1片，每天4次口服 △水滑石1片，每天4次口服 △涂抹薄荷油或双醋苯啶2支栓剂每4小时1次 （如果术后24小时未发生肛门排气）			

【注】△：长期医嘱 √：已执行，完全了解，达到预期结果 ×：不了解，需重新指导及追踪 √：部分了解，待追踪
■：需要进一步处理及记录 N：无此需要 ○：未执行，变异 ☆：由医师查核

台湾大学医学院附属医院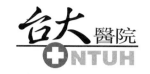

□次全子宫切除术
□子宫完全切除术   临床路径(续)

临床路径代码：

住院日期：_____年_____月_____日

病人名条粘贴处

预定住院天数：8天7夜

	第3天(术后第1日) ___年___月___日	大	白	小	第4天(术后第2日) ___年___月___日	大	白	小
活动	协助翻身、四肢活动 协助坐起		□ □	□ □	自行翻身、四肢活动 协助坐起下床活动		□ □	□ □
饮食	1. 禁食 2. 正常饮食(治疗饮食_____)		— —		1. 禁食 2. 正常饮食(治疗饮食_____)		— —	
排泄	大便次数 小便自解情形： 　1. 正常　2. 尿管留置　3. 异常需处理		— —		大便次数 小便自解情形： 　1. 正常　2. 尿管留置　3. 异常需处理		— —	
转介	△社工室会诊							
护理指导	教导促进排气的运动 束腹带使用的说明与指导 排气者： 　渐进式下床活动说明 　排气后饮食指导		□ □ □ □		□排气者： 　渐进式饮食指导 　口服药物的说明 　下床活动的指导 □未排气者： 　促进排气运动的加强指导 　排气后饮食指导 束腹带使用的追踪指导 腹部伤口自我照顾指导 自我会阴清洁方式示教说明 △病人术后对身体改变在认知上的评估与指导		□ □ □ □ □ □ □ □ □	
出院计划	能自行翻身 有效伤口止痛(静卧不感疼痛、活动时的疼痛在可接受范围)		□ □		△诊断书的申请 止痛针剂已不需要使用 进食无不适反应 无腹胀现象		□ □ □ □	□
结果评值	生命体征及血压值稳定 无大量阴道出血		□ □	□ □	生命体征及血压值稳定 了解口服药的种类与作用 能完成自我会阴清洁的方式		□ □ □	□ □ □
其他								
签章	大夜班	白班		小夜班	大夜班	白班		小夜班

【注】△：长期医嘱　√：已执行,完全了解,达到预期结果　×：不了解,需重新指导及追踪　√：部分了解,待追踪
　　　■：需要进一步处理及记录　N：无此需要　○：未执行,变异　☆：由医师查核

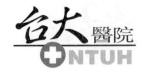

台湾大学医学院附属医院

□次全子宫切除术
□子宫完全切除术   临床路径（续）

病人名条粘贴处

临床路径代码：

住院日期：＿＿＿年＿＿＿月＿＿＿日   预定住院天数：8天7夜

	第5天(术后第3日) ___年___月___日				第6天(术后第4日) ___年___月___日			
		大	白	小		大	白	小

监测/评估	常规性生命体征及血压监测
	睡眠状态：1.安睡 2.间断睡眠 3.无法入眠 ___
	伤口愈合情形：1.佳 2.尚可,有分泌液 3.不佳,分泌液多 4.差,有感染 ___
	伤口疼痛评估(0~10分) ___
	解尿评估(解尿状况/尿液性状)：
	  1.能自解且畅 2.能自解但有困难 3.无法自解 4.尿管留置/1.正常 2.淡红澄清(浑浊) 3.茶色澄清(浑浊) 4.血尿 ___
	解便评估(解便状况/粪便性状)：
	  1.已解 2.未解有便意 3.未解无便意/
	  1.正常 2.稀或软便 3.水便 4.硬便 5.其他 ___
	阴道出血量评估(量/性状)：
	  1.无 2.点状少量 3.中量 4.多量/1.正常 2.淡色水样 3.淡红血样 4.褐、暗红血 5.黏稠有异味 6.鲜红血 7.其他 ___
		□	□	□	常规性生命体征及血压监测
					睡眠状态：1.安睡 2.间断睡眠 3.无法入眠 ___
					伤口愈合情形：1.佳 2.尚可,有分泌液 3.不佳,分泌液多 4.差,有感染 ___
					伤口疼痛评估(0~10分) ___
					解尿评估(解尿状况/尿液性状)：
					  1.能自解且畅 2.能自解但有困难 3.无法自解 4.尿管留置/1.正常 2.淡红澄清(浑浊) 3.茶色澄清(浑浊) 4.血尿 ___
					解便评估(解便状况/粪便性状)：
					  1.已解 2.未解有便意 3.未解无便意/
					  1.正常 2.稀或软便 3.水便 4.硬便 5.其他 ___
					阴道出血量评估(量/性状)：
					  1.无 2.点状少量 3.中量 4.多量/1.正常 2.淡色水样 3.淡红血样 4.褐、暗红血 5.黏稠有异味 6.鲜红血 7.其他 ___
						□	□	□

护理照护	△伤口照护				△伤口照护			

药物	静脉输液
	  头孢氨苄 250 mg 1 片,口服,每6小时1次
	  或阿莫西林 250 mg 1 片,口服,每8小时1次
	  或头孢羟氨苄 500 mg 1 片,口服,每12小时1次
	  或克林霉素 150 mg 1 片,口服,每6小时1次
	  或巴坎西林 400 mg 1 片,口服,每12小时1次
	对乙酰氨基酚 1 片,口服,1日4次
	△西甲硅油 1 片,口服,1日4次
	△水滑石 1 片,口服,1日4次
	其他：
					对乙酰氨基酚 500 mg 1 片,口服,1日4次
					△西甲硅油 1 片口服 1日4次
					△水滑石 1 片口服 1日4次
					  其他：			

活动	自行下床活动		□		自行下床活动		□	
饮食	正常饮食(治疗饮食＿＿＿＿＿)		□		正常饮食(治疗饮食＿＿＿＿＿)		□	
排泄	大便次数 小便自解情形：1.正常 2.异常需处理		___		大便次数 小便自解情形：1.正常 2.异常需处理		___	
护理指导	身体清洁方式的示教说明 渐进式居家身体活动的程度的说明 自我会阴处清洁方式的追踪指导 腹部伤口自我照顾追踪指导 协助病人术后对身体改变的认知调适		□ □ □ □ □		术后性生活注意事项的说明指导 身体清洁方式的追踪指导		□ □	
出院计划	能说出渐进式居家身体活动的程度 能示范腹部伤口自我照顾的方式				能示范身体清洁的方式			
结果评值	体温 < 37.5℃ 伤口外敷料渗出液少 已能自行下床活动	□ □ □	□ □ □		体温 < 37.5℃ 伤口外敷料渗出液少 已能自行下床活动	□ □ □	□ □ □	
签章	大夜班		白班		小夜班	大夜班	白班	小夜班

【注】△：长期医嘱　√：已执行,完全了解,达到预期结果　×：不了解,需重新指导及追踪　√：部分了解,待追踪
　　　■：需要进一步处理及记录　N：无此需要　○：未执行,变异　☆：由医师查核

台湾大学医学院附属医院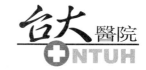

□次全子宫切除术
□子宫完全切除术 临床路径(续)

病人名条粘贴处

临床路径代码：

住院日期：＿＿＿年＿＿＿月＿＿＿日

预定住院天数：8天7夜

	第7天(术后第5日) ＿＿年＿＿月＿＿日	大	白	小	第8天(术后第6日)(出院日) ＿＿年＿＿月＿＿日 出院时间：＿＿上午/下午	大	白	小
监测/评估	常规性生命体征及血压监测 睡眠状态：1.安睡 2.间断睡眠 3.无法入眠 伤口愈合情形：1.佳 2.尚可,有分泌液 3.不佳,分泌液多 4.差,有感染 伤口疼痛评估(0~10分) 解尿评估(解尿状况/尿液性状)： 1.能自解且畅 2.能自解但有困难 3.无法自解 4.尿管留置/1.正常 2.淡红澄清(浑浊) 3.茶色澄清(浑浊) 4.血尿 解便评估(解便状况/粪便性状)： 1.已解 2.未解有便意 3.未解无便意/ 1.正常 2.稀或软便 3.水便 4.硬便 5.其他＿＿＿ 阴道出血量评估(量/性状)： 1.无 2.点状少量 3.中量 4.多量/1.正常 2.淡色水样 3.淡红血样 4.褐、暗红血 5.黏稠有异味 6.鲜红血 7.其他＿＿＿	□ ― ― ― ― ― ―	□	□	常规性生命体征及血压监测 睡眠状态：1.安睡 2.间断睡眠 3.无法入眠 伤口愈合情形：1.佳 2.尚可,有分泌液 3.不佳,分泌液多 4.差,有感染 伤口疼痛评估(0~10分) 解尿评估(解尿状况/尿液性状)： 1.能自解且畅 2.能自解但有困难 3.无法自解 4.尿管留置/1.正常 2.淡红澄清(浑浊) 3.茶色澄清(浑浊) 4.血尿 解便评估(解便状况/粪便性状)： 1.已解 2.未解有便意 3.未解无便意/ 1.正常 2.稀或软便 3.水便 4.硬便 5.其他＿＿＿ 阴道出血量评估(量/性状)： 1.无 2.点状少量 3.中量 4.多量/1.正常 2.淡色水样 3.淡红血样 4.褐、暗红血 5.黏稠有异味 6.鲜红血 7.其他＿＿＿	□ ― ― ― ― ― ―	□	□
治疗					拆线、换药 执行者＿＿＿＿	□		
护理照护	△伤口照护							
药物	对乙酰氨基酚 500 mg 1片,口服,1日4次 △西甲硅油 1片,口服,1日4次 △水滑石 1片,口服,1日3次 其他：				对乙酰氨基酚 500 mg 1片,口服,1日4次 △西甲硅油 1片,口服,1日4次 △水滑石 1片,口服,1日3次 其他：			
活动	自行下床活动	□			自行下床活动	□		
饮食	正常饮食(治疗饮食＿＿＿＿)				正常饮食(治疗饮食＿＿＿＿)			
排泄	大便次数 小便自解情形：1.正常 2.异常需处理	― ―			大便次数 小便自解情形：1.正常 2.异常需处理	― ―		
护理指导	术后性生活注意事项的追踪指导	□			△出院药物的种类与作用说明			
出院计划					返院追踪时间(预约单给予)及咨询方式的介绍 办理出院手续 △出院后药物的咨询方式	□ □ □		
结果评值	体温＜37.5℃ 伤口外敷料已无渗出液	□ □			出院状态： 1.体温＜37.5℃至少24小时 2.伤口无渗出液 3.能自解尿 4.出院前24小时内能正常排泄	□ □ □ □		
其他								
签章	大夜班	白班	小夜班		大夜班	白班		小夜班

【注】△：长期医嘱 √：已执行,完全了解,达到预期结果 ×：不了解,需重新指导及追踪 ✓：部分了解,待追踪
■：需要进一步处理及记录 N：无此需要 ○：未执行,变异 ☆：由医师查核

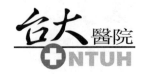

台湾大学医学院附属医院

输卵管外孕手术 临床路径

病人名条粘贴处

临床路径代码：

住院日期：＿＿＿年＿＿＿月＿＿＿日　　　　预定住院天数：6天5夜

	第1天(术前第1日) ＿＿年＿＿月＿＿日 入院时间：＿＿＿上午/下午 术前准备位置：＿＿＿＿		第2天(手术当日) （术前） ＿＿＿年＿＿＿月＿＿＿日 送手术室时间：＿＿上午/下午	大	白	小	第2天(手术当日) （术后） ＿＿年＿＿月＿＿日 返室时间：＿＿＿上午/下午	大	白	小
监测/评估	常规性生命体征及血压监测 病史及孕产史收集 阴道出血量评估(量/性状)： 　1. 无　2. 点状少量　3. 中量 　4. 多量/1. 正常　2. 淡色水样 　3. 淡红血样　4. 褐、暗红血 　5. 黏稠有异味　6. 鲜红血 　7. 其他 内出血体征评估： 　1. 腹部柔软无压痛反应 　2. 腹部硬且有压痛反应 　3. 腹部有压痛反应且肝脐周围有淤青(Cullen sign) 内诊 5CD： 疼痛评估(0~10分)	□ □ — — — □ —	术前生命体征及血压监测 阴道出血量评估(量/性状)： 　1. 无　2. 点状少量　3. 中量 　4. 多量/1. 正常　2. 淡色水样 　3. 淡红血样　4. 褐、暗红色 　5. 黏稠有异味　6. 鲜红血 　7. 其他＿＿＿＿ 内出血体征评估： 　1. 腹部柔软无压痛反应 　2. 腹部硬且有压痛反应 　3. 腹部有压痛反应且肝脐周围有淤青(Cullen sign) 5CD： 疼痛评估(0~10分)	□ — — — —	□ — — — —	□ — — — —	术后生命体征及血压监测 　即刻测量1次，每1小时测量1次×1，每2小时测量1次×1，每3小时测量1次×3，直至血压稳定后按常规测量生命体征 意识状态评估： 　1. 清醒　2. 嗜睡　3. 昏迷 伤口疼痛评估(0~10分) 伤口渗出液评估： 　1. 无　2. 微量　3. 中量　4. 多量　5. 出血中 输入/输出量　大夜＿＿＿／＿＿＿ 　　　　　　白班＿＿＿／＿＿＿ 　　　　　　小夜＿＿＿／＿＿＿ 阴道出血量评估(量/性状)： 　1. 无　2. 点状少量　3. 中量 　4. 多量/1. 正常　2. 淡色水样 　3. 淡红血样　4. 褐、暗红色 　5. 黏稠有异味　6. 鲜红血 　7. 其他 静脉注射部位评估： 　1. 正常　2. 轻微组织浸润 　3. 微红肿　4. 红肿疼痛	□ — — □ — —	□ — — □ — —	□ — — □ — —
检验	☆妊娠，检查 雌三醇： 心电图 胸片 血常规 尿素氮、血清谷丙转氨酶、血糖、凝血酶原时间、凝血酶时间 血清人绒毛膜促性腺激素 尿液分析 备血 △阴道陷凸穿刺检查 △输血后复测血常规	□ □ □ □ □ □ □ □ □ □ □					☆标本送病理切片检查	□	□	□
护理照护	备齐手术同意书 备齐麻醉同意书 禁食通知　时间＿＿＿＿＿ △输血＿＿＿／＿＿＿单位 时间＿＿＿＿ 5CD：备皮	□ □ □ □	ES：△留置尿管置放 时间＿＿＿＿ 5CD： △肠道准备(灌肠后解便次数) 时间 病人术前准备(取下饰品、更换手术衣及戴手圈) 送病人至手术室(带病历和X光片)	□ □ □ □	□ □ □ □	□ □ □ □	维持身体各管道的通畅 维持体温 维持舒适卧位 术后减轻疼痛照护 △镇痛泵 △哌替啶 50 mg 肌内注射 口腔护理 会阴护理	□ □ □ □ □ □ □ □	□ □ □ □ □ □ □ □	□ □ □ □ □ □ □ □

【注】△：长期医嘱　√：已执行,完全了解,达到预期结果　×：不了解,需重新指导及追踪　√：部分了解,待追踪
　　　▓：需要进一步处理及记录　N：无此需要　○：未执行,变异　☆：由医师查核

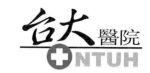

台湾大学医学院附属医院

输卵管外孕手术　临床路径(续)

临床路径代码：　　　　　　　　　　　　　　　　　　　　　　病人名条粘贴处

住院日期：＿＿＿＿年＿＿＿＿月＿＿＿＿日　　　　　预定住院天数：6天5夜

	第1天(术前第1日) ＿＿年＿＿月＿＿日		第2天(手术当日)(术前) ＿＿年＿＿月＿＿日				第2天(手术当日)(术后) ＿＿年＿＿月＿＿日			
				大	白	小		大	白	小
治疗	静脉输液导管置入 ES： △中心静脉输液导管置入 （测量中心静脉压）	□ □	□静脉输液导管置入 □内出血症状检查 ☆在手术室留置导尿管 ☆手术室阴道灌洗							
药物			术前静脉注射头孢唑啉1支				药物： 每日静脉注射用药：＿＿＿＿＿ 头孢唑啉(1g/瓶)每8小时1次，每次2瓶 镇痛泵或哌替啶(50 mg)每4小时肌内注射，长期备用医嘱 如果发生呕吐,丙氯拉索5 mg肌内注射,每4小时1次,长期备用医嘱 如果术后24小时,患者肠蠕动仍未恢复,涂抹薄荷或双醋苯啶(10 mg)2支,栓剂,每4小时1次,长期备用医嘱			
活动	正常		1. 正常　2. 卧床休息	□	＿	＿	翻身及四肢活动	□	□	□
饮食	正常→禁食中		禁食中	□	□		禁食中	□	□	□
排泄	大/小便自解		ES： △尿管留置		□		尿管留置	□	□	□
转介	麻醉会诊									
护理指导	到/入院病人须知说明 身体清洁说明 超声波检查的准备说明 雌三醇 办理结账及住院手续的说明指导 5CD： △术后止痛方式说明指导 （止痛针剂及镇痛泵使用的说明） 相关的术后止痛技巧说明(深呼吸、松弛及咳嗽技巧)	□ □ □ □ □ □	5CD： 口腔清洁湿润指导 放松技术的追踪指导	□ □			术后止痛技巧(追踪)指导 （深呼吸、松弛技巧） 术后咳痰技巧指导 呕吐处理方式指导 床上翻身指导 卫生棉更换指导 △入院病人须知说明 △渐进式饮食指导	□ □ □ □ □ □ □	□ □ □ □ □ □ □	
出院计划	5CD： 提供病人有关住院每日的治疗重点及预期的住院日数 能操作深呼吸、咳嗽及放松的方式	□ □					会深呼吸、咳嗽 有效的伤口止痛 （身体肌肉放松、能入睡） 在协助下能翻身 △提供病人有关住院每日的治疗重点及预期的住院日数	□ □ □ □	□ □ □ □	
结果评值	意识清楚 生命体征及血压稳定 5CD： △输血病人给予复查血常规	□ □ □					鼓励表达关注的事 提供资讯 提供情绪支持	□ □ □	□ □ □	
签章	大夜班　白班　小夜班		大夜班　白班　小夜班				大夜班　白班　小夜班			

【注】△：长期医嘱　　√：已执行,完全了解,达到预期结果　　×：不了解,需重新指导及追踪　　√：部分了解,待追踪
　　　■：需要进一步处理及记录　　N：无此需要　　○：未执行,变异　　☆：由医师查核

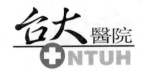

台湾大学医学院附属医院

输卵管外孕手术　临床路径(续)

病人名条粘贴处

临床路径代码：

住院日期：＿＿＿＿年＿＿＿月＿＿＿日　　　预定住院天数：6天5夜

	第3天(术后第1日) ＿＿＿年＿＿＿月＿＿＿日 排气时间：＿＿＿＿＿上午／下午	大	白	小	第4天(术后第2日) ＿＿＿年＿＿＿月＿＿＿日 排气时间：＿＿＿＿＿上午／下午	大	白	小
监测／评估	术后生命体征及血压监测 睡眠状态：1. 安睡　2. 间断睡眠　3. 无法入眠 意识状态评估：1. 清醒　2. 嗜睡　3. 昏迷 伤口外敷料渗液情形： 　1. 无　2. 微量　3. 中量　4. 多量　5. 出血中 伤口疼痛评估(0~10分) 肠蠕动评估：1. 正常（4~12次／分钟） 　2. 肠鸣音亢进（＞12次／分钟） 　3. 肠鸣音减弱（＜4次／分钟） 输入／输出量　大夜 ＿＿＿／＿＿＿ 　　　　　　　白班 ＿＿＿／＿＿＿ 　　　　　　　小夜 ＿＿＿／＿＿＿ 阴道出血量评估(量／性状)： 　1. 无　2. 点状少量　3. 中量　4. 多量／1. 正常　2. 淡色水样　3. 淡红血样　4. 褐、暗红血　5. 黏稠有异味　6. 鲜红血　7. 其他＿＿＿ 静脉注射部位评估：1. 正常　2. 轻微组织浸润 　3. 微红肿　4. 红肿疼痛	□	□	□	常规性生命体征及血压监测 睡眠状态：1. 安睡　2. 间断睡眠　3. 无法入眠 伤口愈合情形 　1. 佳　2. 尚可，有分泌物　3. 不佳，分泌液多 　4. 差，有感染　5. 其他＿＿＿ 伤口疼痛评估(0~10分) 肠蠕动评估：1. 正常（4~12次／分钟） 　2. 肠鸣音亢进（＞12次／分钟） 　3. 肠鸣音减弱（＜4次／分钟） 阴道出血量评估(量／性状)： 　1. 无　2. 点状少量　3. 中量　4. 多量／1. 正常　2. 淡色水样　3. 淡红血样　4. 褐、暗红血　5. 黏稠有异味　6. 鲜红血　7. 其他＿＿＿ 解尿评估(解尿状况／尿液性状)： 　1. 能自解且畅　2. 能自解但有困难　3. 无法自解　4. 尿管留置／1. 正常　2. 淡红澄清（浑浊）　3. 茶色澄清（浑浊）　4. 血尿 静脉注射部位评估：1. 正常　2. 轻微组织浸润 　3. 微红肿　4. 红肿疼痛 △解便评估(解便状况／粪便性状)： 　1. 已解　2. 未解有便意　3. 未解无便意／ 　1. 正常　2. 稀或软便　3. 水便　4. 硬便 　5. 其他＿＿＿	□	□	□
检验	□△血常规 □△人绒毛膜促性腺激素							
治疗	□伤口换药　时间＿＿＿执行者＿＿＿ □△排气判定　时间＿＿＿执行者＿＿＿				□伤口换药　时间＿＿＿执行者＿＿＿ □△排气判定　时间＿＿＿执行者＿＿＿			
护理照护	维持身体各管道通畅 术后减轻疼痛照护 △镇痛泵＿＿＿ △哌替啶 50 mg 肌内注射＿＿＿ 温水擦澡(更衣) 留置尿管护理 会阴冲洗 □△排气处置 　次数／排气情形：1. 已排气　2. 未排气 已排气者： △拔除静脉输液导管　时间＿＿＿ △拔除留置尿管　时间＿＿＿	□ □ □ □ □ □ □		□	留置尿管护理 未排气者： □△排气处置 　次数／排气情形：1. 已排气　2. 未排气 已排气者： △拔除静脉输液导管　时间＿＿＿ △拔除留置尿管　时间＿＿＿ △伤口照护 △镇痛泵＿＿＿	□		
药物	△涂抹薄荷，每4小时1次(如超过1天未排气) △比沙可啶(便塞停)2支，栓剂(如超过1天未排气) △用镇痛泵或哌替啶 50 mg 肌内注射每4小时1次(如仍未排气且痛) △丙氯拉嗪1瓶肌肉注射，每4小时1次(如呕吐) 对乙酰氨基酚1片，口服，1日4次(如可进食) 头孢唑啉2瓶静脉注射，每8小时1次				头孢氨苄 250 mg 2片，口服，每6小时1次 或阿莫西林 250 mg 1片，口服，每8小时1次 或头孢羟氨苄 500 mg 1片，口服，每12小时1次 或阿莫西林 250 mg + 克拉维酸 125 mg 1片，口服，每8小时1次 或巴坎西林 400 mg 1片，口服，每12小时1次 对乙酰氨基酚1片，口服，每日4次			

【注】△：长期医嘱　√：已执行，完全了解，达到预期结果　×：不了解，需重新指导及追踪　✓：部分了解，待追踪
　　　■：需要进一步处理及记录　N：无此需要　○：未执行，变异　☆：由医师查核

台湾大学医学院附属医院

输卵管外孕手术 临床路径(续)

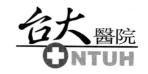

临床路径代码：　　　　　　　　　　　　　　　　　　　　　　　　　　　病人名条粘贴处

住院日期：＿＿＿＿年＿＿＿＿月＿＿＿＿日　　　　　　　预定住院天数：6天5夜

	第3天(术后第1日) ＿＿年＿＿月＿＿日	大	白	小	第4天(术后第2日) ＿＿年＿＿月＿＿日	大	白	小
活动	协助翻身、四肢活动 协助坐起		□ □	□ □	自行翻身、四肢活动 协助坐起下床活动		□ □	□ □
饮食	1.禁食　2.正常饮食(治疗饮食＿＿＿)	＿	＿	＿	1.禁食　2.正常饮食(治疗饮食＿＿＿)	＿	＿	＿
排泄	大便次数 小便自解情形： 　1.正常　2.尿管留置　3.异常需处理		＿ ＿		大便次数 小便自解情形： 　1.正常　2.尿管留置　3.异常需处理		＿ ＿	
转介	△社工室会诊							
护理指导	口腔清洁指导 束腹带使用的示教说明 教导促进排气的运动 排气者： 　渐进式下床活动说明 　排气后饮食指导		□ □ □ □		□排气者： 　渐进式饮食指导 　口服药物的说明 　下床活动的指导 □未排气者： 　促进排气运动的加强指导 　排气后饮食指导 宫缩疼痛说明与止痛方式指导 束腹带使用的追踪指导 自我会阴清洁方式示教说明 病人术后对身体改变认知上的评估与指导		□ □ □ □ □ □ □ □	□ □
出院计划	能自行翻身 有效伤口止痛(静卧不感疼痛、活动的疼痛在可接受范围)		□ □	□ □	△诊断书的申请 止痛针剂已不需使用 进食无不适反应 无腹胀现象		□ □ □	
结果评值	生命体征及血压值稳定 伤口无渗血 无大量阴道出血		□ □ □		生命体征及血压值稳定 能完成自我会阴清洁的方式 了解口服药的种类与作用		□ □ □	
其他								
签章	大夜班		白班		小夜班	大夜班	白班	小夜班

【注】△：长期医嘱　　√：已执行,完全了解,达到预期结果　　×：不了解,需重新指导及追踪　　√：部分了解,待追踪
　　　■：需要进一步处理及记录　　N：无此需要　　○：未执行,变异　　☆：由医师查核

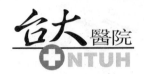

台湾大学医学院附属医院

输卵管外孕手术 临床路径(续)

病人名条粘贴处

临床路径代码：

住院日期：＿＿＿年＿＿＿月＿＿＿日

预定住院天数：6天5夜

	第5天(术后第3日) ___年___月___日	大	白	小	第6天(术后第4日) ___年___月___日 出院时间：＿＿＿上午/下午	大	白	小
监测/评估	常规性生命体征及血压监测 睡眠状态：1.安睡 2.间断睡眠 3.无法入眠 伤口愈合情形：1.佳 2.尚可,有分泌物 3.不佳,分泌液多 4.差,有感染 伤口疼痛评估(0~10分) 解尿评估(解尿状况/尿液性状)： 1.能自解且畅 2.能自解但有困难 3.无法自解 4.尿管留置/1.正常 2.淡红澄清(浑浊) 3.茶色澄清(浑浊) 4.血尿 解便评估(解便状况/粪便性状)： 1.已解 2.未解有便意 3.未解无便意/ 1.正常 2.稀或软便 3.水便 4.硬便 5.其他 阴道出血量评估(量/性状)： 1.无 2.点状少量 3.中量 4.多量/1.正常 2.淡色水样 3.淡红血样 4.褐、暗红血 5.黏稠有异味 6.鲜红血 7.其他＿＿＿	□	□	□	常规性生命体征及血压监测 睡眠状态：1.安睡 2.间断睡眠 3.无法入眠 伤口愈合情形：1.佳 2.尚可,有分泌物 3.不佳,分泌液多 4.差,有感染 5.其他＿＿＿ 伤口疼痛评估(0~10分) 解尿评估(解尿状况/尿液性状)： 1.能自解且畅 2.能自解但有困难 3.无法自解 4.尿管留置/1.正常 2.淡红澄清(浑浊) 3.茶色澄清(浑浊) 4.血尿 解便评估(解便状况/粪便性状)： 1.已解 2.未解有便意 3.未解无便意/ 1.正常 2.稀或软便 3.水便 4.硬便 5.其他 阴道出血量评估(量/性状)： 1.无 2.点状少量 3.中量 4.多量/1.正常 2.淡色水样 3.淡红血样 4.褐、暗红血 5.黏稠有异味 6.鲜红血 7.其他＿＿＿	□	□	□
治疗					拆线、换药执行者＿＿＿＿ 时间＿＿＿＿		□	
护理照护	□伤口照护				□伤口照护			
药物	头孢氨苄 250 mg 1片,口服,每6小时1次 或阿莫西林 250 mg 1片,口服,每8小时1次 或头孢羟氨苄 500 mg 1片,口服,每12小时1次 或阿莫西林 250 mg+ 克拉维酸 125 mg 1片,口服,每8小时1次 或巴坎西林 400 mg 1片,口服,每12小时1次 对乙酰氨基酚 1片,口服,每日4次				出院： 对乙酰氨基酚 1片,口服,每日4次,连续3天			
活动	自行下床活动		□		自行下床活动		□	
饮食	正常饮食(治疗饮食＿＿＿＿＿)		□		正常饮食(治疗饮食＿＿＿＿＿)		□	
排泄	大便次数 小便自解情形：1.正常 2.异常需处理		—		大便次数 小便自解情形：1.正常 2.异常需处理		—	

【注】△：长期医嘱 √：已执行,完全了解,达到预期结果 ×：不了解,需重新指导及追踪 √：部分了解,待追踪
▲：需要进一步处理及记录 N：无此需要 ○：未执行,变异 ☆：由医师查核

台湾大学医学院附属医院

输卵管外孕手术　临床路径（续）

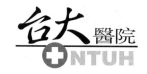

临床路径代码：　　　　　　　　　　　　　　　　　　　　　　　病人名条粘贴处

住院日期：＿＿＿＿年＿＿＿＿月＿＿＿＿日　　　　　　　　　预定住院天数：6天5夜

	第5天（术后第3日） ＿＿年＿＿月＿＿日				第6天（术后第4日） ＿＿年＿＿月＿＿日			
		大	白	小	出院时间：＿＿＿＿上午/下午	大	白	小
护理指导	口服药物的种类与作用说明 身体清洁方式的示教说明 渐进式居家身体活动程度的说明 术后性生活注意事项的说明指导 自我会阴处清洁方式的追踪指导 腹部伤口自我照顾追踪指导 家庭计划指导 △协助病人术后对身体改变的认知调适		□ □ □ □ □ □ □ □		术后性生活事项的追踪指导 身体清洁方式的追踪指导 △出院药物的种类与作用说明		□ □ □	
出院计划	能说出渐进式居家身体活动的程度 能示范伤口的照顾方式 能示范术后身体清洁的方式		□ □ □		返院追踪时间（预约单给予）及咨询方式的介绍 办理出院手续 △出院后药物的咨询方式		□ □ □	
结果评值	体温＜37.5℃ 伤口无渗出液 无大量阴道出血 已能自行下床活动		□ □ □ □		□术后无并发症 　体温＜37.5℃ 　伤口无感染现象 　能自解尿且无困难 □☆术后合并症： 　1. 体温＞37.5℃ 　2. 出血 　3. 伤口感染 　4. 其他＿＿＿＿ 能独自完成生活起居的活动 能了解出院药物的种类与作用		□ — □ □	
其他								
签章	大夜班	白班		小夜班	大夜班	白班		小夜班

【注】△：长期医嘱　√：已执行,完全了解,达到预期结果　×：不了解,需重新指导及追踪　√：部分了解,待追踪
　　　■：需要进一步处理及记录　N：无此需要　○：未执行,变异　☆：由医师查核

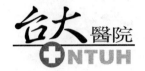

台湾大学医学院附属医院

☐卵巢部分切除术 ☐卵巢全部切除术 ☐输卵管卵巢切除术   临床路径

病人名条粘贴处

临床路径代码：

住院日期：_____年_____月_____日 预定住院天数：6 天 5 夜

	第1天(术前第1日) ___年___月___日			第2天(手术当日)(术前) ___年___月___日				第2天(手术当日)(术后) ___年___月___日		
	入院时间：_____上午/下午	白	小	送手术室时间：__上午/下午	大	白	小	返室时间：_____上午/下午	白	小
监测/评估	常规性生命体征及血压监测 病史及孕产史收集 阴道分泌物评估(量/性状)： 　1.无 2.点状少量 3.中量 　4.多量 /1.正常 2.淡色水样 　3.淡红血样 4.褐、暗红血 　5.黏稠有异味 6.鲜红血 　7.其他_____	☐ ☐	☐ —	常规性生命体征及血压监测 阴道分泌物评估(量/性状)： 　1.无 2.点状少量 3.中量 　4.多量 /1.正常 2.淡色水样 　3.淡红血样 4.褐、暗红血 　5.黏稠有异味 6.鲜红血 　7.其他_____ 静脉注射部位评估： 　1.正常 2.轻微组织浸润 　3.微红肿 4.红肿疼痛	☐ —	☐	☐	术后生命体征及血压监测 　即刻测量1次,每1小时测量1次×3,每2小时测量1次×3,每3小时测量1次×3,直至血压稳定后按常规测量生命体征 意识状态评估： 　1.清醒 2.嗜睡 3.昏迷 伤口外敷料渗液情形： 　1.无 2.微量 3.中量 4.多量 5.出血中 伤口疼痛评估(0~10分) 输入/输出量 _____/_____ 阴道出血量评估(量/性状)： 　1.无 2.点状少量 3.中量 　4.多量 /1.正常 2.淡色水样 　3.淡红血样 4.褐、暗红血 　5.黏稠有异味 6.鲜红血 　7.其他_____ 静脉注射部位评估： 　1.正常 2.轻微组织浸润 　3.微红肿 4.红肿疼痛	☐ ☐	☐ ☐
检验	心电图、胸片 血常规+血小板、血糖、胆红素、谷草转氨酶、谷丙转氨酶、尿素氮,肌酐、钠、钾、氯、凝血酶时间、凝血酶原时间 超声波检查 尿液分析 备血2个单位 △血常规(输血后复查)							☆标本送病理切片检查		
治疗	△静脉输液导管置入：_____	☐		☐静脉输液导管置入 ☆在手术室留置导尿管 ☆手术室阴道灌洗						
术前术后准备	备皮 备齐手术同意书 备齐麻醉同意书 禁食通知 △输出 _____/_____单位 　　时间	☐ ☐ ☐		肠道准备(灌肠后解便次数) _____ 　时间_____ 病人准备(戴手圈、取下饰品及更换手术衣) 送病人至手术室(带病历和X光片)	_ _ _			维持身体各管道的通畅 维持体温 维持舒适卧位 术后减轻疼痛照护 △镇痛泵_____ △哌替啶50 mg 肌内注射 口腔护理 会阴护理	☐ ☐ ☐ ☐ ☐ ☐ ☐ ☐	☐ ☐ ☐ ☐ ☐ ☐ ☐ ☐

【注】△:长期医嘱 √:已执行,完全了解,达到预期结果 ×:不了解,需重新指导及追踪 √:部分了解,待追踪
　　■:需要进一步处理及记录   N:无此需要   ○:未执行,变异   ☆:由医师查核

台湾大学医学院附属医院

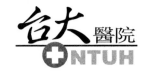

□卵巢部分切除术　□卵巢全部切除术　□输卵管卵巢切除术

临床路径（续）

病人名条粘贴处

临床路径代码：

住院日期：_____年_____月_____日　　　　预定住院天数：6天5夜

	第1天（术前第1日） ___年___月___日	白	小	第2天（手术当日）（术前） 送手术室时间：__上午/下午 ___年___月___日	大	白	小	第2天（手术当日）（术后） 返室时间：_____上午/下午 ___年___月___日	白	小
药物	△静脉输液			依医嘱给药				依医嘱给药		
活动	正常			正常		□		协助下翻身及自行四肢活动	□	□
饮食	正常	□	□	禁食中	□	□	□	禁食中	□	□
排泄	大小便自解	□						尿管留置	□	
转介	麻醉会诊	□								
护理指导	入院病人须知说明 术后止痛方式说明指导 （止痛针剂及镇痛泵使用的说明） 相关的术后止痛技巧说明 （深呼吸、松弛及咳嗽技巧） 身体清洁方式说明 超声波检查的准备说明	□ □ □ □ □		口腔清洁湿润指导 放松技巧的追踪指导		□ □		术后止痛技巧的追踪指导 （深呼吸、松弛技巧） 术后咳痰技巧指导 呕吐处理方式指导 床上翻身技巧指导 更换卫生棉方法指导 △镇痛泵正确使用方法追踪指导	□ □ □ □ □ □	□ □ □ □ □ □
出院计划	提供病人有关住院每日的治疗重点及预期的住院日数 能操作深呼吸、咳嗽及放松的方式	□ □						会深呼吸、咳嗽 有效的伤口止痛（身体肌肉放松，能入睡） 在协助下能翻身	□ □ □	□ □ □
结果评值	生命体征及血压正常且稳定 △输血病人复查血常规值	□ □	□ □					意识清楚 生命体征及血压正常且稳定 无大量阴道出血	□ □ □	□ □ □
其他										
签章	白班　　　　小夜班			大夜班　　　白班　　　小夜班				白班　　　　小夜班		

【注】△:长期医嘱　√:已执行,完全了解,达到预期结果　×:不了解,需重新指导及追踪　√:部分了解,待追踪
　　　 :需要进一步处理及记录　N:无此需要　○:未执行,变异　☆:由医师查核

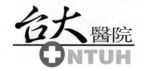

台湾大学医学院附属医院

□卵巢部分切除术 □卵巢全部切除术 □输卵管卵巢切除术

临床路径(续)

病人名条粘贴处

临床路径代码：

住院日期：_____ 年_____ 月_____ 日

预定住院天数：6 天 5 夜

	第 3 天(术后第 1 日) _____年____月___日	大	白	小	第 4 天(术后第 2 日) _____年____月___日	大	白	小
监测／评估	术后生命体征及血压监测 睡眠状态：1. 安睡 2. 间断睡眠 3. 无法入眠 意识状态评估：1. 清醒 2. 嗜睡 3. 昏迷 伤口外敷料渗液情形： 　1. 无 2. 微量 3. 中量 4. 多量 5. 出血中 伤口疼痛评估(0~10 分) 肠蠕动评估：1. 正常(4~12 次／分钟) 　2. 肠鸣音亢进(＞12 次／分钟) 　3. 肠鸣音减弱(＜4 次／分钟) 输入／输出量 大夜 _____／_____ 　　　　　 白班 _____／_____ 　　　　　 小夜 _____／_____ 阴道出血量评估(量／性状)： 　1. 无 2. 点状少量 3. 中量 4. 多量／1. 正常 　2. 淡色水样 3. 淡红血样 4. 褐、暗红血 5. 黏稠有异味 6. 鲜红血 7. 其他_____ 静脉注射部位评估：1. 正常 2. 轻微组织浸润 　3. 微红肿 4. 红肿疼痛	□	□	□	常规性生命体征及血压监测 睡眠状态：1. 安睡 2. 间断睡眠 3. 无法入眠 伤口愈合情形：1. 佳 2. 尚可 3. 有分泌液 4. 不佳，分泌液多 5. 差，有感染 6. 其他_____ 伤口疼痛评估(0~10 分) 肠蠕动评估：1. 正常(4~12 次／分钟) 　2. 肠鸣音亢进(＞12 次／分钟) 　3. 肠鸣音减弱(＜4 次／分钟) 阴道出血量评估(量／性状)： 　1. 无 2. 点状少量 3. 中量 4. 多量／1. 正常 　2. 淡色水样 3. 淡红血样 4. 褐、暗红血 5. 黏稠有异味 6. 鲜红血 7. 其他_____ 解尿评估(解尿状况／尿液性状)： 　1. 能自解且畅 2. 能自解但有困难 3. 无法自解 4. 尿管留置／1. 正常 2. 淡红澄清(浑浊) 3. 茶色澄清(浑浊) 4. 血尿 静脉注射部位评估：1. 正常 2. 轻微组织浸润 　3. 微红肿 4. 红肿疼痛 解便评估(解便状况／粪便性状)： 　1. 已解 2. 未解有便意 3. 未解无便意／ 　1. 正常 2. 稀或软便 3. 水便 4. 硬便 　5. 其他_____	□	□	□
检验	△血常规							
治疗	□伤口换药 时间_____ 执行者_____ □排气判定 时间_____ 执行者_____				□伤口换药 时间_____ 执行者_____ □排气判定 时间_____ 执行者_____			
术前准备／术后照顾	维持身体各管道畅通 术后减轻疼痛照护 △镇痛泵_____ □哌替啶 50 mg 肌内注射_____ 温水擦澡（更衣） 留置尿管护理 会阴冲洗 □排气处置 　次数／排气情形：1. 已排氧 2. 未排气 □已排气者 　△拔除静脉输液导管 时间_____ 　△拔除留置尿管 时间_____	□ □ □ □	□ □ □ □		留置尿管护理 未排气者： 　□△排气装置 　次数／排气情形：1. 已排气 2. 未排气 　拔除静脉输液导管 时间_____ 　拔除留置尿管 时间_____ 已排气者： 　△拔除静脉输液导管 时间_____ 　△拔除留置尿管 时间_____ 　△伤口照护	□		
药物	依医嘱给药				依医嘱给药			

【注】△：长期医嘱　√：已执行,完全了解,达到预期结果　×：不了解,需重新指导及追踪　✓：部分了解,待追踪
　　　■：需要进一步处理及记录　N：无此需要　○：未执行,变异　☆：由医师查核

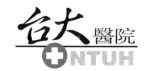

台湾大学医学院附属医院

□卵巢部分切除术　□卵巢全部切除术　□输卵管卵巢切除术

临床路径(续)

临床路径代码：

住院日期：＿＿＿年＿＿＿月＿＿＿日

病人名条粘贴处

预定住院天数：6天5夜

		第3天(术后第1日) ＿＿年＿＿月＿＿日				第4天(术后第2日) ＿＿年＿＿月＿＿日			
			大	白	小		大	白	小
活动		协助翻身、四肢活动 协助坐起		□ □	□ □	自行翻身、四肢活动 协助坐起、下床活动		□ □	□ □
饮食		1. 禁食 2. 正常饮食(治疗饮食＿＿＿＿)	—	—	—	1. 禁食 2. 正常饮食(治疗饮食＿＿＿＿)	—	—	—
排泄		大便次数 小便自解情形： 　1. 正确　2. 尿管留置　3. 异常需处理		—	—	大便次数 小便自解情形： 　1. 正确　2. 尿管留置　3. 异常需处理		—	—
转介		△社工室会诊							
护理指导		口腔清洁指导 束腹带使用的说明与指导 教导促进排气的运动 排气者： 　渐进式下床活动说明 　排气后饮食指导		□ □ □ □ □	 □ □	□排气者： 　渐进式饮食指导 　口服药物的说明 　下床活动的指导 □未排气者： 　促进排气运动的加强指导 　排气后饮食指导 束腹带使用的追踪指导 腹部伤口自我照顾教导 自我会阴清洁方式示教说明 病人术后对身体改变认知上的评估与指导		□ □ □ □ □ □ □ □ □ □	
出院计划		能自行翻身(静卧不感疼痛,活动时的疼痛在可接受范围) 有效伤口止痛		□ □	□ □	△诊断书的申请 止痛针剂已不需使用 进食无不适反应 无腹胀现象		□ □ □ □	□ □ □ □
结果评值		生命体征及血压值稳定 无大量阴道出血		□ □	□ □	生命体征及血压值稳定 了解口服药的种类与作用 能完成自我会阴清洁的方式		□ □ □	□ □ □
其他									
签章		大夜班	白班		小夜班	大夜班	白班		小夜班

【注】△：长期医嘱　√：已执行,完全了解,达到预期结果　×：不了解,需重新指导及追踪　√：部分了解,待追踪
　　　■：需要进一步处理及记录　　N：无此需要　　○：未执行,变异　　☆：由医师查核

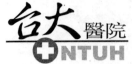

台湾大学医学院附属医院

□卵巢部分切除术　□卵巢全部切除术　□输卵管卵巢切除术

临床路径(续)

病人名条粘贴处

临床路径代码：

住院日期：＿＿＿年＿＿＿月＿＿＿日

预定住院天数：6天5夜

	第5天(术后第3日) ＿年＿月＿日	大	白	小	第6天(术后第4日)(出院日) ＿年＿月＿日	大	白	小
监测／评估	常规性生命体征及血压监测 睡眠状态：1.安睡　2.间断睡眠　3.无法入眠 伤口愈合情形：1.佳　2.尚可,有分泌液　3.不佳,分泌液多　4.差,有感染 伤口疼痛评估(0~10分) 解尿评估(解尿状况／尿液性状)： 　1.能自解且畅　2.能自解但有困难　3.无法自解　4.尿管留置/1.正常　2.淡红澄清(浑浊)　3.茶色澄清(浑浊)　4.血尿 解便评估(解便状况／粪便性状)： 　1.已解　2.未解有便意　3.未解无便意／ 　1.正常　2.稀或软便　3.水便　4.硬便 　5.其他＿＿＿ 阴道出血量评估(量／性状)： 　1.无　2.点状少量　3.中量　4.多量/1.正常 　2.淡色水样　3.淡红血样　4.褐、暗红血　5.黏稠有异味　6.鲜红血　7.其他＿＿＿	□	□	□	常规性生命体征及血压监测 睡眠状态：1.安睡　2.间断睡眠　3.无法入眠 伤口愈合情形：1.佳　2.尚可,有分泌液　3.不佳,分泌液多　4.差,有感染 伤口疼痛评估(0~10分) 解尿评估(解尿状况／尿液性状)： 　1.能自解且畅　2.能自解但有困难　3.无法自解　4.尿管留置/1.正常　2.淡红澄清(浑浊)　3.茶色澄清(浑浊)　4.血尿 解便评估(解便状况／粪便性状)： 　1.已解　2.未解有便意　3.未解无便意／ 　1.正常　2.稀或软便　3.水便　4.硬便 　5.其他＿＿＿ 阴道出血量评估(量／性状)： 　1.无　2.点状少量　3.中量　4.多量/1.正常 　2.淡色水样　3.淡红血样　4.褐、暗红血　5.黏稠有异味　6.鲜红血　7.其他＿＿＿	□	□	□
术后照顾	△伤口照护				△伤口照护			
药物	依医嘱给药				依医嘱给药			
活动	自行下床活动		□		自行下床活动		□	
饮食	正常饮食(治疗饮食＿＿＿)		□		正常饮食(治疗饮食＿＿＿)		□	
排泄	大便次数 小便自解情形：1.正常　2.异常需处理				大便次数 小便自解情形：1.正常　2.异常需处理			
护理指导	身体清洁方式的示教说明 渐进式居家身体活动的程度的说明 术后性生活注意事项的说明指导 自我会阴处清洁方式的说明指导 腹部伤口自我照顾追踪指导 协助病人术后对身体改变的认知调适 卵巢全部切除者： 　更年期症状及其处理方式的说明指导		□ □ □ □ □ □ □		术后性生活注意事项的追踪指导 身体清洁方式的追踪指导 卵巢全部切除者： 　更年期症状及其处理方式的追踪指导 出院药物的种类与作用说明		□ □ □ □	
出院计划	能说出渐进式居家身体活动的程度 能示范腹部伤口自我照顾方式 能示范术后身体清洁方式		□ □ □		返院追踪时间(预约单给予)及咨询方式的介绍 办理出院手续		□ □	
结果评值	体温＜37.5℃ 伤口外敷料无渗出液 能自解尿且无困难 已能自行下床活动		□ □ □ □		出院状态： 　1.体温＜37.5℃至少24小时 　2.伤口无渗出液 　3.能自解尿 　4.出院前24小时内能正常排便		□ □ □ □	
其他								
签章	大夜班		白班		小夜班	大夜班	白班	小夜班

【注】△:长期医嘱　√:已执行,完全了解,达到预期结果　×:不了解,需重新指导及追踪　√:部分了解,待追踪
　　　■:需要进一步处理及记录　N:无此需要　○:未执行,变异　☆:由医师查核

台湾大学医学院附属医院

腹腔镜子宫完全切除术 临床路径

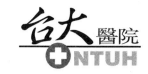

临床路径代码：_____

住院日期：_____年_____月_____日

病人名条粘贴处

预定住院天数：4天3夜

	第1天（术前第1日） ___年___月___日			第2天（手术当日）（术前） ___年___月___日				第2天（手术当日）（术后） ___年___月___日		
	入院时间：_____上午/下午	白	小	送手术室时间：__上午/下午	大	白	小	返室时间：_____上午/下午	白	小
监测/评估	常规性生命体征及血压监测 病史及孕产史收集 阴道分泌物评估(量/性状)： 　1. 正常 2. 点状少量 3. 中量 4. 多量/1. 正常 2. 淡色水样 3. 淡红血样 4. 褐、暗红血 5. 黏稠有异味 6. 鲜红血 7. 其他_____	□ □ —	□ □ —	常规性生命体征及血压监测 阴道分泌物评估(量/性状)： 　1. 正常 2. 点状少量 3. 中量 4. 多量/1. 正常 2. 淡色水样 3. 淡红血样 4. 褐、暗红血 5. 黏稠有异味 6. 鲜红血 7. 其他_____	□ —	□ —	□ —	术后生命体征及血压监测 　即刻测量1次，每1小时测量1次×1，每2小时测量1次×1，每3小时测量1次×3，直至血压稳定后按常规测量生命体征 意识状态评估： 　1. 清醒 2. 嗜睡 3. 昏迷 伤口外敷料渗液情形： 　1. 无 2. 微量 3. 中量 4. 多量 5. 出血中 输入/输出量_____/_____ 　_____/_____ 伤口疼痛评估(0~10分) 阴道出血量评估(量/性状)： 　1. 正常 2. 点状少量 3. 中量 4. 多量/1. 正常 2. 淡色水样 3. 淡红血样 4. 褐、暗红血 5. 黏稠有异味 6. 鲜红血 7. 其他_____ 静脉注射部位评估： 　1. 正常 2. 轻微组织浸润 3. 微红肿 4. 红肿疼痛	— □ □ — — 	— □ □ — —
检验	心电图、胸片 血常规+血小板、血糖、总胆红素、谷草转氨酶、尿素氮、肌酐、钠、钾、氯、凝血酶原时间、凝血酶时间 超声波检查 尿常规+尿沉渣检查 备血 △输血后复查血常规							☆标本送病理切片检查	□	□
护理照护	备皮 备齐手术同意书 备齐麻醉同意书 禁食通知 △输出_____/_____单位 时间_____	□ □ □ □		肠道准备(灌肠后解便次数) 时间_____ 术前病人准备(取下饰品、更换手术衣及戴手圈) 送病人至手术室(带病历和X光片)	— □ □			维持身体各管道的通畅 维持体温 维持舒适卧位 术后减轻疼痛照护 口腔护理	□ □ □ □ □	□ □ □ □ □
治疗	△静脉输液导管置入			□静脉输液导管置入 ☆手术室留置导尿管 ☆手术室阴道灌洗						

【注】△：长期医嘱　√：已执行，完全了解，达到预期结果　×：不了解，需重新指导及追踪　√：部分了解，待追踪
　　　■：需通知医师且需进一步处理及记录　N：无此需要　○：未执行，变异　☆：由医师查核

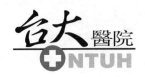

台湾大学医学院附属医院

腹腔镜子宫完全切除术 临床路径(续)

临床路径代码：　　　　　　　　　　　　　　　　　　　　　　　　　　　病人名条粘贴处

住院日期：_____年_____月_____日　　　　　　　预定住院天数：4天3夜

	第1天(术前第1日) ___年___月___日		白	小	第2天(手术当日)(术前) ___年___月___日	大	白	小	第2天(手术当日)(术后) ___年___月___日	白	小
药物	△静脉输液				依医嘱给药				依医嘱给药		
活动	正常		☐	☐	正常		☐	☐	协助下翻身及自行四肢活动	☐	☐
饮食	正常		☐	☐	禁食中			☐	禁食中	☐	☐
排泄	大小便自解		☐	☐					尿管留置	☐	☐
转介	麻醉会诊		☐								
护理指导	入院病人须知说明 术后止痛方式说明指导(止痛针剂及镇痛泵使用的说明) 相关的术后止痛技巧说明(深呼吸、松弛及咳嗽技巧) 身体清洁方式说明 超声波检查的准备说明		☐ ✓ ☐	☐ ☐	口腔清润洁湿指导 放松技术的追踪指导		☐	☐	术后止痛技巧的追踪指导(深呼吸、松弛技巧) 术后咳痰技巧指导 呕吐处理方式指导 床上翻身技巧指导 更换卫生棉方法指导 △镇痛泵正确使用方法的追踪指导	☐ ☐ ☐ ☐ ☐ ☐	☐ ☐ ☐ ☐ ☐ ☐
出院计划	提供病人有关住院每日的治疗重点及预期的住院日数 能操作深呼吸、咳嗽及放松的方式		☐ ☐						会深呼吸、咳嗽 有效的伤口止痛(身体肌肉放松、能入睡) 在协助下能翻身	☐ ☐ ☐	
结果评值	生命体征及血压稳定 △输血病人复查血常规值		☐ ☐						生命体征及血压稳定 意识清楚 无大量阴道出血	☐ ☐ ☐	
其他											
签章	白班	小夜班			大夜班	白班		小夜班	白班	小夜班	

【注】△:长期医嘱　√:已执行,完全了解,达到预期结果　×:不了解,需重新指导及追踪　√:部分了解,待追踪
　　　■:需通知医师且需进一步处理及记录　N:无此需要　○:未执行,变异　☆:由医师查核

台湾大学医学院附属医院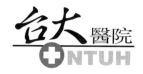

腹腔镜子宫完全切除术　临床路径(续)

临床路径代码：
住院日期：＿＿＿年＿＿＿月＿＿＿日

病人名条粘贴处

预定住院天数：4天3夜

	第3天(术后第1日) ＿＿年＿＿月＿＿日 排气时间：＿＿＿＿上午/下午	大	白	小	第4天(术后第2日)(出院日) ＿＿年＿＿月＿＿日 排气时间：＿＿＿＿上午/下午	大	白	小
监测/评估	术后生命体征及血压监测 睡眠状态：1.安睡 2.间断睡眠 3.无法入眠 意识状态评估： 　1.清醒 2.嗜睡 3.昏迷 伤口外敷料渗液情形： 　1.无 2.微量 3.中量 4.多量 5.出血中 伤口疼痛评估(0~10分) 肠蠕动评估：1.正常(4~12次/分钟) 　2.肠鸣音亢进(＞12次/分钟) 　3.肠鸣音减弱(＜4次/分钟) 输入/输出量　大夜＿＿＿/＿＿＿ 　　　　　　　白班＿＿＿/＿＿＿ 　　　　　　　小夜＿＿＿/＿＿＿ 阴道出血量评估(量/性状)： 　1.无 2.点状少量 3.中量 4.多量/1.正常 　2.淡色水样 3.淡红血样 4.褐、暗红血 5.黏稠 有异味 6.鲜红血 7.其他＿＿＿＿ 静脉注射部位评估： 　1.正常 2.轻微组织浸润 　3.微红肿 4.红肿疼痛	□ __ __ __ __ __	□ __	□ __	常规性生命体征及血压监测 睡眠状态：1.安睡 2.间断睡眠 3.无法入眠 伤口愈合情形：1.佳 2.尚可，有分泌物 3.不佳， 分泌液多 4.差，有感染 5.其他：＿＿＿＿ 伤口疼痛评估(0~10分) 肠蠕动评估：1.正常(4~12次/分钟) 　2.肠鸣音亢进(＞12次/分钟) 　3.肠鸣音减弱(＜4次/分钟) 阴道出血量评估(量/性状)： 　1.无 2.点状少量 3.中量 4.多量/1.正常 　2.淡色水样 3.淡红血样 4.褐、暗红血 5.黏稠 有异味 6.鲜红血 7.其他 解尿评估(解尿状况/尿液性状)： 　1.能自解且畅 2.能自解但有困难 3.无法自 解 4.尿管留置/1.正常 2.淡红澄清(浑浊) 3.茶色澄清(浑浊) 4.血尿 静脉注射部位评估： 　1.正常 2.轻微组织浸润 　3.微红肿 4.红肿疼痛 △解便评估(解便状况/粪便性状)： 　1.已解 2.未解有便意 3.未解无便意 　1.正常 2.稀或软便 3.水便 4.硬便 　5.其他＿＿＿＿	□ __ __ __ __ __ __ __ __ __	□	□
检验	△血常规		□					
治疗	□伤口换药　时间＿＿＿＿执行者＿＿＿＿ □排气判定　时间＿＿＿＿执行者＿＿＿＿				□伤口换药　时间＿＿＿＿执行者＿＿＿＿ □排气判定　时间＿＿＿＿执行者＿＿＿＿			
护理照护	维持身体各管道畅通 温水擦澡(更衣) 留置尿管护理 会阴冲洗 □排气处置 　次数/排气情形：1.已排气 2.未排气 已排气者： 　拔除静脉输液导管　时间＿＿＿＿ 　膀胱训练　时间＿＿＿＿	□ □ □ □ __						
药物	依医嘱给药				依医嘱给药			

【注】△：长期医嘱　√：已执行,完全了解,达到预期结果　×：不了解,需重新指导及追踪　✓：部分了解,待追踪
　　　■：需通知医师且需进一步处理及记录　N：无此需要　○：未执行,变异　☆：由医师查核

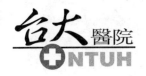

台湾大学医学院附属医院

腹腔镜子宫完全切除术 临床路径(续)

临床路径代码：　　　　　　　　　　　　　　　　　　　　　　　　　　病人名条粘贴处

住院日期：＿＿＿＿年＿＿＿＿月＿＿＿＿日　　　　　　　预定住院天数：4天3夜

		第3天(术后第1日) ＿＿＿年＿＿＿月＿＿＿日 排气时间：＿＿＿＿＿上午／下午	大	白	小	第4天(术后第2日)(出院日) ＿＿＿年＿＿＿月＿＿＿日 排气时间：＿＿＿＿＿上午／下午	大	白	小
活动		协助翻身、四肢活动 协助坐起		□ □	□ □	自行翻身、四肢活动 协助坐起下床活动		□ □	□ □
饮食		1.禁食 2.正常饮食(治疗饮食＿＿＿＿＿)	—	— 	— 	1.禁食 2.正常饮食(治疗饮食＿＿＿＿＿)	—	— 	—
排泄		大便次数 小便自解情形： 　1.正常　2.尿管留置　3.异常需处理		— 	— 	大便次数 小便自解情形： 　1.正常　2.尿管留置　3.异常需处理		— 	—
转介		△社工室会诊							
护理指导		口腔清洁指导 教导促进排气的运动 排气者： 　渐进式下床活动说明 　排气后饮食指导 　膀胱训练及其注意事项的说明与指导		□ □ □ □ □		□排气者： 　渐进式饮食指导 　口服药物的说明 　下床活动的指导 　膀胱训练的追踪指导 □未排气者： 　促进排气运动的加强指导 　膀胱训练及其注意事项的说明与指导 腹部伤口自我照顾教导 自我会阴清洁方式示教说明		 □ □ □ □ □ □ □ □	
出院计划		能自行翻身 有效伤口止痛(静卧不感疼痛、活动的疼痛在可接受范围)		□ □	□ □	△诊断书的申请 已接受膀胱训练 了解口服药的种类与作用 能完成自我会阴清洁的方式 止痛针剂已不需使用 进食无不适反应 无腹胀现象		□ □ □ □ □ □ □	
结果评值		生命体征及血压稳定 无大量阴道出血		□ □		生命体征及血压稳定 伤口无感染现象		□ □	
其他									
签章		大夜班　　　　白班　　　　小夜班				大夜班　　　　白班　　　　小夜班			

【注】△:长期医嘱　√:已执行,完全了解,达到预期结果　×:不了解,需重新指导及追踪　✓:部分了解,待追踪
　　　■:需通知医师且需进一步处理及记录　N:无此需要　○:未执行,变异　☆:由医师查核

台湾大学医学院附属医院

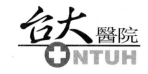

□腹腔镜卵巢部分切除术
□腹腔镜卵巢全部切除术   临床路径

临床路径代码：_____

住院日期：_____年_____月_____日

病人名条粘贴处

预定住院天数：3天2夜

	第1天（术前第1日） ____年____月____日 入院时间：_____ 上午/下午		白	小	第2天（手术当日）（术前） ____年____月____日 送手术室时间：_____ 上午/下午	大	白	小
监测/评估	常规性生命体征及血压监测 病史及孕产史收集 阴道分泌物评估（量/性状）： 1.正常 2.点状少量 3.中量 4.多量/1.正常 2.淡色水样 3.淡红血样 4.褐、暗红血 5.黏稠有异味 6.鲜红血 7.其他_____		□ □ —	□ —	常规性生命体征及血压监测 阴道分泌物评估（量/性状）： 1.正常 2.点状少量 3.中量 4.多量/1.正常 2.淡色水样 3.淡红血样 4.褐、暗红血 5.黏稠有异味 6.鲜红血 7.其他_____ 静脉注射部位评估： 1.正常 2.轻微组织浸润 3.微红肿 4.红肿疼痛	□ —	□ —	□ —
检验	心电图 胸片 血常规+血小板 血糖 尿素氮、肌酐、谷草转氨酶、钠、钾、氯、谷丙转氨酶、凝血酶原时间，凝血酶时间 尿液分析 超声波检查 备血（_____）							
治疗	△静脉输液导管置入				□静脉输液导管置入 ☆手术室留置导尿管 ☆手术室阴道灌洗			
护理照护	备皮 备齐手术同意书 备齐麻醉同意书 禁食通知 △输血_____/_____单位 时间_____		□ □ □ □	 □ □	肠道准备（灌肠后解便次数） 时间_____ 术前病人准备（取下饰品、更换手术衣及戴手圈） 送病人至手术室（带病历和X光片）	□ □ □	□ □ □	
药物	△静脉输液				静脉输液 病人进手术室前，头孢唑啉（1 g）1瓶静脉注射 其他：			

【注】△：长期医嘱 √：已执行，完全了解，达到预期结果 ×：不了解，需重新指导及追踪 ✓：部分了解，待追踪
　　　■：需通知医师且需进一步处理及记录 N：无此需要 ○：未执行，变异 ☆：由医师查核

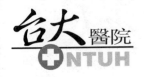

台湾大学医学院附属医院

□腹腔镜卵巢部分切除术
□腹腔镜卵巢全部切除术   临床路径(续)

病人名条粘贴处

临床路径代码:

住院日期:_____年_____月_____日   预定住院天数:3天2夜

	第1天(术前第1日) ___年___月___日			第2天(手术当日)(术前) ___年___月___日			
	入院时间:_____上午/下午	白	小	送手术室时间:_____上午/下午	大	白	小
活动	正常	□		正常		□	
饮食	正常	□	□	禁食中		□	
排泄	大小便自解	□					
转介	麻醉会诊	□					
护理指导	入院病人须知说明 术后止痛方式说明指导(止痛针剂及镇痛泵使用的说明) 相关的术后止痛技巧说明(深呼吸、松弛及咳嗽技巧) 身体清洁方式说明 超声波检查的准备说明	□ □ □ □ □		口腔清洁湿润指导 放松技术的追踪指导		□ □	
出院计划	提供病人有关住院每日的治疗重点及预期的住院日数 能操作深呼吸、咳嗽及放松的方式	□ □					
结果评价	血压稳定 △输血病人复查血常规值	□ □					
签章	白班	小夜班		大夜班	白班		小夜班

【注】△:长期医嘱 √:已执行,完全了解,达到预期结果   ×:不了解,需重新指导及追踪   √:部分了解,待追踪
　　　■:需通知医师且需进一步处理及记录   N:无此需要   ○:未执行,变异   ☆:由医师查核

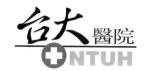

台湾大学医学院附属医院

☐腹腔镜卵巢部分切除术
☐腹腔镜卵巢全部切除术 临床路径(续)

临床路径代码：_____

住院日期：_____年_____月_____日

病人名条粘贴处

预定住院天数：3天2夜

	第2天(手术当日)(术后) ___年___月___日 返室时间：_____上午/下午	白	小	第3天(术后第1日)(出院日) ___年___月___日 出院时间：_____上午/下午	大	白
监测/评估	术后生命体征及血压监测 即刻测量1次，每1小时测量1次×3，每2小时测量1次×3，每3小时测量1次×3，直至血压稳定后按常规测量生命体征 意识状态评估： 　1.清醒　2.嗜睡　3.昏迷 伤口外敷料渗液情形： 　1.无　2.微量　3.中量　4.多量　5.出血中 伤口疼痛评估(0~10分) 输入/输出量　白班_____/_____ 　　　　　　　小夜_____/_____ 阴道出血量评估(量/性状)： 　1.正常　2.点状少量　3.中量　4.多量/1.正常　2.淡色水样　3.淡红血样　4.褐、暗红血　5.黏稠有异味　6.鲜红血　7.其他_____ 静脉注射部位评估： 　1.正常　2.轻微组织浸润　3.微红肿　4.红肿疼痛 △解尿评估(解尿状况/尿液性状)： 　1.能自解且畅　2.能自解但有困难　3.无法自解 　4.尿管留置/1.正常　2.淡红澄清(浑浊)　3.茶色澄清(浑浊)　4.血尿	☐	☐	常规性生命体征及血压监测 睡眠状态：1.安睡　2.间断睡眠　3.无法入眠 伤口外敷料渗液情形： 　1.无　2.微量　3.中量　4.多量　5.出血中 伤口疼痛评估(0~10分) 肠蠕动评估：1.正常(4~12次/分钟) 　2.肠鸣音亢进(>12次/分钟) 　3.肠鸣音减弱(<4次/分钟) 阴道出血量评估(量/性状)： 　1.无　2.点状少量　3.中量　4.多量/1.正常　2.淡色水样　3.淡红血样　4.褐、暗红血　5.黏稠有异味　6.鲜红血　7.其他_____ 解尿评估(解尿状况/尿液性状)： 　1.能自解且畅　2.能自解但有困难　3.无法自解 　4.尿管留置/1.正常　2.淡红澄清(浑浊)　3.茶色澄清(浑浊)　4.血尿 △输入/输出量　大夜_____/_____ 　　　　　　　白班_____/_____ △解便评估(解便状况/粪便性状)： 　1.已解　2.未解有便意　3.未解无便意/ 　1.正常　2.稀或软便　3.水便　4.硬便 　5.其他_____	☐	☐
检验	☆标本送病理切片检查	☐	☐	△血常规		☐
治疗				☐伤口换药　时间_____执行者_____		
护理照护	维持身体各管道的畅通 维持体温 维持舒适卧位 术后减轻疼痛照护 口腔护理 △拔除静脉输液导管　时间_____ △拔除留置尿管　时间_____	☐ ☐ ☐ ☐ ☐	☐ ☐ ☐ ☐ ☐	☐△拔除静脉输液导管　时间_____ ☐△拔除留置尿管　时间_____		
药物	静脉输液 头孢唑啉(1 mg)静脉注射，每次2瓶，每8小时1次 如果疼痛，用镇痛泵或哌替啶50 mg肌内注射每4小时1次，长期备用医嘱 其他：			抗生素：头孢氨苄(250 mg)1颗口服，每6小时1次 　阿莫西林(250 mg)1颗口服，每8小时1次 　头孢羟氨苄(250 mg)1颗口服，每12小时1次 　巴氨西林(400 mg)1片口服，每12小时1次 　对乙酰氨基酚(500 mg)1片口服，每日4次		

【注】△：长期医嘱　√：已执行,完全了解,达到预期结果　×：不了解,需重新指导及追踪　↓：部分了解,待追踪
　　　■：需通知医师且需进一步处理及记录　N：无此需要　○：未执行,变异　☆：由医师查核

163

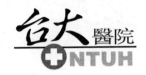

台湾大学医学院附属医院

☐ 腹腔镜卵巢部分切除术
☐ 腹腔镜卵巢全部切除术   临床路径（续）

临床路径代码：

住院日期：＿＿＿年＿＿＿月＿＿＿日

病人名条粘贴处

预定住院天数：3天2夜

	第2天（手术当日）（术后） ＿＿年＿＿月＿＿日			第3天（术后第1日）（出院日） ＿＿年＿＿月＿＿日		
		白	小		大	白
活动	协助下翻身及自行四肢活动	☐	☐	自行下床活动		☐
饮食	1. 正常饮食 2. 禁食中 （治疗饮食＿＿＿＿）	—	—	正常饮食（治疗饮食＿＿＿＿）		☐
排泄	小便自解情形： 　1. 正常 2. 尿管留置 3. 异常需处理	—	—	大便次数 小便自解情形： 　1. 正常 2. 异常需处理		— —
护理指导	术后止痛技巧的追踪指导（深呼吸、松弛技巧） 术后咳痰技巧指导 呕吐处理方式指导 渐进式身体活动指导 更换卫生棉方法指导 △镇痛泵正确使用方法的追踪指导 △渐进式饮食指导	☐ ☐ ☐ ☐ ☐ ☐ ☐		身体清洁方式的示教说明 渐进式居家身体活动程度的说明 术后性生活注意事项的说明指导 自我会阴处清洁方式的说明指导 腹部伤口自我照顾的说明指导 卵巢全部切除者： 　更年期症状及其处理方式的说明指导 △协助病人术后对身体改变的认知调适 △出院药物的种类与作用说明		☐ ☐ ☐ ☐ ☐ ☐ ☐ ☐
出院计划				△诊断书的申请 返院追踪时间（预约单给予）及咨询方式的介绍 办理出院手续 出院后药物的咨询方式		☐
结果评值	生命体征及血压稳定 意识清楚 腹部未形成血肿 在协助下能翻身	☐ ☐ ☐ ☐	☐ ☐ ☐ ☐	出院状态： 　体温＜37.5℃至少24小时 　伤口无渗出液 　能自解尿 　出院前24小时内能正常排便		☐ ☐ ☐ ☐
其他						
签章	白班		小夜班	大夜班		白班

【注】△：长期医嘱 √：已执行，完全了解，达到预期结果 ×：不了解，需重新指导及追踪 √：部分了解，待追踪
　　　■：需通知医师且需进一步处理及记录 N：无此需要 ○：未执行，变异 ☆：由医师查核

台湾大学医学院附属医院

腹腔镜子宫外孕 临床路径

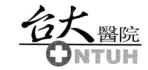

临床路径代码：_____

住院日期：_____年_____月_____日

病人名条粘贴处

预定住院天数：4天3夜

	第1天(术前第1日) ___年___月___日		第2天(手术当日)(术前) ___年___月___日		大	白	小	第2天(手术当日)(术后) ___年___月___日	大	白	小
	入院时间：_____上午/下午		送手术室时间：__上午/下午					返室时间：_____上午/下午			
监测/评估	常规性生命体征及血压监测 病史及孕产史收集 阴道出血量评估(量/性状)： 　1.无　2.点状少量　3.中量 　4.多量/1.正常　2.淡色水样 　3.淡红血样　4.褐、暗红血 　5.黏稠有异味　6.鲜红血 　7.其他____ 内出血体征评估： 　1.腹部柔软无压痛反应 　2.腹部硬且有压痛反应 　3.腹部有压痛反应且肚脐周围有淤青(Cullen sign) 内诊 5CD：(腹腔镜诊断：　) 疼痛评估(0~10分)	□ □ — — □	术前生命体征及血压监测 阴道出血评估(量/性状)： 　1.无　2.点状少量　3.中量 　4.多量/1.正常　2.淡色水样 　3.淡红血样　4.褐、暗红血 　5.黏稠有异味　6.鲜红血 　7.其他____ 内出血体征评估： 　1.腹部柔软无压痛反应 　2.腹部硬且有压痛反应 　3.腹部有压痛反应且肚脐周围有淤青(Cullen sign) 5CD： 疼痛评估(0~10分)	□ — — □	□ — — 	□ — — 	□ — — 	术后生命体征及血压监测 意识状态评估： 　1.清醒　2.嗜睡　3.昏迷 伤口疼痛评估(0~10分) 伤口渗出液评估： 　1.无　2.微量　3.中量　4.多量　5.出血中： 输入/输出量 大夜___/___ 　　　　　　白班___/___ 　　　　　　小夜___/___ 阴道出血量评估(量/性状)： 　1.无　2.点状少量　3.中量 　4.多量/1.正常　2.淡色水样 　3.淡红血样　4.褐、暗红血 　5.黏稠有异味　6.鲜红血 　7.其他____ 静脉注射部位评估： 　1.正常　2.轻微组织浸润 　3.微红肿　4.红肿疼痛 △解尿评估(解尿状况/尿液性状)： 1.能自解且畅　2.能自解但有困难　3.无法自解　4.尿管留置 /1.正常　2.淡红澄清(浑浊) 3.茶色澄清(浑浊)　4.血尿	□ — — — □ — — —	□ 	□ □
检验	☆术前检查 雌三醇 心电图 胸片 血常规 尿素氮、血清谷丙转氨酶、血糖、凝血酶时原间、凝血酶时间 血清人绒毛膜促性腺激素 尿液分析 备血 △阴道陷凸穿刺检查 △输血后复查血常规	□ □ □ □ □ □ □ □ □ □ □						☆标本送病理切片检查	□		□
护理照护	备齐手术同意书 备齐麻醉同意书 禁食通知 时间_____ △输血_____单位 　时间_____ 5CD：皮肤准备	□ □ □ □ □	ES：△留置尿管置放 时间____ 5CD： △肠道准备(灌肠后解便次数) 时间_____ 病人术前准备(取下饰品、更换手术衣及戴手圈) 送病人至手术室(带病历和X光片)	□ □ □ □	□			维持身体各管道的通畅 维持体温 维持舒适卧位 术后减轻疼痛照护 △镇痛泵 △哌替啶 50 mg 肌内注射____ 口腔护理 会阴护理	□ □ □ □ □ □ □ □		□ □ □ □ □ □ □ □

【注】△：长期医嘱　√：已执行,完全了解,达到预期结果　×：不了解,需重新指导及追踪　√：部分了解,待追踪
　　　■：需通知医师且需进一步处理及记录　N：无此需要　○：未执行,变异　☆：由医师查核

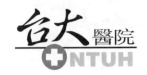

台湾大学医学院附属医院

腹腔镜子宫外孕 临床路径(续)

病人名条粘贴处

临床路径代码：

住院日期：＿＿＿年＿＿＿月＿＿＿日　　　预定住院天数：4天3夜

	第1天(术前第1日) ＿年＿月＿日		第2天(手术当日)(术前) ＿年＿月＿日	大	白	小	第2天(手术当日)(术后) ＿年＿月＿日	大	白	小
治疗	静脉输液导管置入 ES： △中心静脉输液导管置入(测量中心静脉压)	☐	静脉输液导管置入 内出血症状检查 ☆手术室留置导尿管 ☆手术室阴道灌洗	☐ ☐	☐ ☐	☐ ☐				
药物			依医嘱给药				依医嘱给药			
活动	正常	☐	1. 正常 2. 卧床休息	—	—	—	翻身及四肢活动	☐	☐	☐
饮食	正常→禁食中	☐	禁食中	☐	☐		1. 正常饮食 2. 禁食中 (治疗饮食＿＿＿＿＿)	—	—	—
排泄	大/小便自解	☐	ES： △尿管留置	☐	☐		小便自解情形： 1. 正常 2. 尿管留置 3. 异常需处理	—	—	—
转介	麻醉会诊									
护理指导	到/入院病人须知说明 身体清洁说明 超声波检查的准备说明 ES： 办理结账及住院手续的说明指导 5CD： △术后止痛方式说明指导(止痛针剂及镇痛泵使用的说明) 相关的术后止痛技巧说明(深呼吸、松弛及咳嗽技巧)	☐ ☐ ☐ ☐	5CD 口腔清洁湿润指导 放松技术的追踪指导	☐ ☐	☐ ☐		术后止痛技巧(追踪)指导(深呼吸、松弛技巧) 术后咳痰技巧指导 呕吐处理方式指导 床上翻身指导 卫生棉更换指导 △入院病人须知说明 △渐进式饮食指导	☐ ☐ ☐ ☐ ☐ ☐ ☐		
出院计划	5CD 提供病人有关住院每日的治疗重点及预期的住院日数 能操作深呼吸、咳嗽及放松的方式	☐					会深呼吸、咳嗽 有效的伤口止痛(身体肌肉放松、能入睡) 在协助下能翻身 △提供病人有关住院每日的治疗重点及预期的住院日数	☐ ☐ ☐ ☐	☐ ☐	
结果评值	意识清楚 生命体征及血压稳定 5CD： △输血病人予复查血常规值	☐ ☐					意识清楚 生命体征及血压稳定 腹部未形成血肿	☐ ☐ ☐	☐ ☐ ☐	
其他										
签章			大夜班	白班		小夜班	大夜班	白班		小夜班

【注】△：长期医嘱　√：已执行，完全了解，达到预期结果　×：不了解，需重新指导及追踪　ᐯ：部分了解，待追踪
　　　■：需通知医师且需进一步处理及记录　N：无此需要　○：未执行，变异　☆：由医师查核

台湾大学医学院附属医院

腹腔镜子宫外孕 临床路径(续)

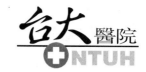

临床路径代码：

住院日期：＿＿＿年＿＿＿月＿＿＿日

病人名条粘贴处

预定住院天数：4天3夜

	第3天(术后第1日) ＿＿年＿＿月＿＿日 排气时间：＿＿＿＿上午/下午	大	白	小	第4天(术后第2日)(出院日) ＿＿年＿＿月＿＿日 排气时间：＿＿＿＿上午/下午	大	白	小
监测/评估	术后生命体征及血压监测 睡眠状态：1.安睡 2.间断睡眠 3.无法入眠 意识状态评估：1.清醒 2.嗜睡 3.昏迷 伤口外敷料渗液情形： 　1.无 2.微量 3.中量 4.多量 5.出血中 伤口疼痛评估(0~10分) 肠蠕动评估：1.正常(4~12次/分钟) 　2.肠鸣音亢进(＞12次/分钟) 　3.肠鸣音减弱(＜4次/分钟) 解尿评估(解尿状况/尿液性状)： 　1.能自解且畅 2.能自解但有困难 3.无法自解 　4.尿管留置/1.正常 2.淡红澄清(浑浊) 3.茶色澄清(浑浊) 4.血尿 阴道出血量评估(量/性状)： 　1.无 2.点状少量 3.中量 4.多量/1.正常 　2.淡色水样 3.淡红血样 4.褐、暗红血 5.黏稠有异味 6.鲜红血 7.其他＿＿＿＿ △输入/输出量 ＿＿＿＿/＿＿＿＿ 　　　　　　　　＿＿＿＿/＿＿＿＿ 静脉注射部位评估： 　1.正常 2.轻微组织浸润 3.微红肿 　4.红肿疼痛	□ — □	□ □	□ — — — — —	常规性生命体征及血压监测 睡眠状态：1.安睡 2.间断睡眠 3.无法入眠 伤口愈合情形： 　1.佳 2.尚可,有分泌物 3.不佳,分泌液多 　4.差,有感染 5.其他＿＿＿＿ 伤口疼痛评估(0~10分) 阴道出血量评估(量/性状)： 　1.无 2.点状少量 3.中量 4.多量/1.正常 　2.淡色水样 3.淡红血样 4.褐、暗红血 5.黏稠有异味 6.鲜红血 7.其他＿＿＿＿ 解尿评估(解尿状况/尿液性状)： 　1.能自解且畅 2.能自解但有困难 3.无法自解 4.尿管留置/1.正常 2.淡红澄清(浑浊) 　3.茶色澄清(浑浊) 4.血尿 △解便评估(解便状况/粪便性状)： 　1.已解 2.未解有便意 3.未解无便意/ 　1.正常 2.稀或软便 3.水便 4.硬便 　5.其他＿＿＿＿	□ —	□	
检验	△血常规 △人绒毛膜促性腺激素							
治疗					伤口换药 时间＿＿＿＿执行者＿＿＿＿			
护理照护	△会阴冲洗 △排除静脉液导管 时间＿＿＿＿ △拔除留置尿管 时间＿＿＿＿							
药物	依医嘱给药				依医嘱给药			
活动	协助翻身、四肢活动 协助坐起	□ □	□ □		自行翻身、四肢活动 协助坐起下床活动	□ □	□ □	
饮食								
排泄	大便次数 小便自解情形： 　1.正常 2.尿管留置 3.异常需处理			—	大便次数 小便自解情形：1.正常 2.异常需处理			—
转介	△社工室会诊							

【注】△:长期医嘱 √:已执行,完全了解,达到预期结果 ×:不了解,需重新指导及追踪 √:部分了解,待追踪
　　　■:需通知医师且需进一步处理及记录 N:无此需要 ○:未执行,变异 ☆:由医师查核

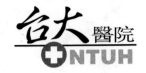

台湾大学医学院附属医院

腹腔镜子宫外孕　临床路径（续）

病人名条粘贴处

临床路径代码：

住院日期：_____年_____月_____日　　　　　　　　　　　　　　预定住院天数：4天3夜

	第3天（术后第1日） ___年___月___日	大	白	小	第4天（术后第2日）（出院日） ___年___月___日	大	白	小
护理指导	身体清洁方式的示教说明 渐进式居家身体活动程度的说明 术后性生活注意事项的说明指导 自我会阴处清洁方式的追踪指导 腹部伤口自我照顾追踪指导 家庭计划指导 口服药物的种类与作用说明 △协助病人术后对身体改变的认知调适 渐进式饮食指导		□ □ □ □ □ □ □ □ □		术后性生活事项的追踪指导 身体清洁方式的追踪指导 △出院药物的种类与作用说明		□ □ □	
出院计划	能示范伤口的照顾方式 能示范术后身体清洁的方式 已能自行下床活动 了解口服药的种类与作用 进食无不适反应，无腹胀现象		□ □ □ □ □		△诊断书的申请 返院追踪时间（预约单给予）及咨询方式的介绍 办理出院手续 出院后药物的咨询方式		□ □ □ □	
结果评值	体温 < 37.5℃ 伤口无渗出液 无大量阴道出血 已能自行下床活动		□ □ □ □		术后无并发症 　体温 < 37.5℃ 　伤口无感染现象 　能自解尿且无困难 ☆术后并发症： 　1.体温 > 37.5℃　2.出血　3.伤口感染 　4.其他_____ 能独自完成生活起居的活动 能了解出院药物的种类与作用		□ □ □ □ □ □	
其他								
签章	大夜班	白班		小夜班	大夜班	白班		小夜班

【注】△：长期医嘱　√：已执行,完全了解,达到预期结果　×：不了解,需重新指导及追踪　√：部分了解,待追踪
　　　■：需通知医师且需进一步处理及记录　N：无此需要　○：未执行,变异　☆：由医师查核

台大医院骨科部
临床路径护理篇目录

1. 肱骨闭合性骨折开放性复位术（＞17岁）……………………………………（171）
2. 股骨颈（粗隆）闭合性骨折开放性复位术（＞17岁）………………………（175）
3. 全股关节置换术（双侧）……………………………………………………（182）
4. 全膝关节置换术/全髋关节置换术…………………………………………（195）

台湾大学医学院附属医院

肱骨闭合性骨折开放性复位术（>17岁） 临床路径

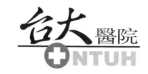

临床路径代码：100140　　　　　　　　　　　　　　　　　　病人名条粘贴处

住院日期：＿＿＿＿年＿＿＿＿月＿＿＿＿日　　　　　　预定住院天数：6天5夜

	第1天(手术当日)(术前)＿年＿月＿日		第1天(手术当日)(术后)＿年＿月＿日	大	白	小	第2天(术后第1日)＿年＿月＿日	大	白	小
	送手术室时间：__上午/下午		返回病房时间：__上午/下午							
监测/评估	△测量身高、体重 测量生命体征 时间＿＿＿＿ 病史收集 护理评估 末梢血供： 温度：1.温 2.冷 感觉：1.正常 2.麻 活动：1.可 2.不可 伤口疼痛评估(0~10分) 静脉管路通畅 △自备药回收	□ □ □ □ — — — □ □	术后即刻监测生命体征 　术后每1小时、每2小时、每 　3小时各测一次，接下来常规 　测量 伤口评估—敷料：1.无渗液 　2.少量渗液 3.大量渗液 末梢血供： 温度：1.温 2.冷 感觉：1.正常 2.麻 活动：1.可 2.不可 △引流管通畅：1.是 2.否 △引流液性质：1.淡红 2.暗 　红 3.鲜红 　量：＿＿＿＿mL 静脉管路通畅：1.是 2.否 注射部位无发炎：1.是 2.否 伤口疼痛评估(0~10分) 　(指数≥5分处理＿＿＿＿)	□ □ — — — □ □ □ □ □	□ □ — — — □ □ □ □ □	□ □ — — — □ □ □ □ □	生命体征 6-9-3-9 伤口评估—敷料：1.无渗液 　2.少量渗液 3.大量渗液 末梢血供： 温度：1.温 2.冷 感觉：1.正常 2.麻 活动：1.可 2.不可 △引流管通畅：1.是 2.否 △引流液性质：1.淡红 2.暗 　红 3.鲜红 　量：＿＿＿＿mL 静脉管路通畅：1.是 2.否 注射部位无发炎：1.是 2.否 伤口疼痛评估(0~10分) 　(指数≥5分处理＿＿＿＿)	□ □ — — — □ □ □ □ □	□ □ — — — □ □ □ □ □	□ □ — — — □ □ □ □ □
检验	确定检验已进行： 全血细胞计数＋血小板 肌酐、钠、钾 葡萄糖 心电图 术前肱骨X光片 尿液分析 △血型 凝血功能 △备血	□ □ □ □ □ □ □ □ □	术后复片 △血糖 △血红蛋白＋血细胞压积	□ □ □	□ □ □	□ □ □	全血细胞计数(血红蛋白+血 　细胞压积) △水电解质平衡 △血糖 △术后复片	□ □ □ □	□ □ □ □	□ □ □ □
药物	依医嘱给药 静脉置管＿＿＿＿ 时间＿＿＿＿ 携带抗生素到手术室备用		依医嘱给药(含降压药心脏用 　药及特殊用药) △硬膜外自控镇痛或由手术室 　带入镇痛泵 △使用镇痛泵时间＿＿＿＿	□ □ □	□ □ □	□ □ □	依医嘱给药			
治疗			△换药 △冰袋冷敷 △输血	□ □ □	□ □ □	□ □ □	△换药 △拔除引流管(依医嘱) 　时间 △冰袋冷敷 △输血	□ □ □ □	□ □ □ □	□ □ □ □
护理照护	填写手术、麻醉同意书及麻醉 　前基本资料，并回收 △皮肤准备 移除全身饰物及活动假牙 完成手术部位的标示	□ □ □ □	每2小时协助翻身 深呼吸、咳嗽 协助床上使用便盆				维持病人外观整洁、无异味 每2小时协助翻身 △协助床上使用便盆 患肢三角巾或吊手带支托			

【注】△:长期医嘱　√:已执行,完全了解,达到预期结果　×:不了解,需重新指导及追踪　■:需要进一步处理及记录　N:无此需要
　　　○:未执行,变异　☆:由医师查核

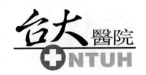

台湾大学医学院附属医院

肱骨闭合性骨折开放性复位术（>17岁） 临床路径（续）

临床路径代码：100140

住院日期：_____年_____月_____日

预定住院天数：6天5夜

病人名条粘贴处

		第1天(手术当日)(术前)		第1天(手术当日)(术后)	大	白	小	第2天(术后第1日)	大	白	小
活动	如同来院前		□	麻醉方式： 1. 全身麻醉 2. 静脉麻醉 3. 阻滞麻醉 4. 其他	—	—	—	进行手指伸屈运动 △进行被动性手臂伸屈运动 进行被动性手臂内收、外展 下床活动	□ □ □	□ □ □	□ □ □
饮食	告知禁食		□	饮食种类：1.禁食 2.一般 　　　　　 3.治疗 进食情形：1.禁食 2.佳 　　　　　 3.尚可 4.差	—	—	—	饮食种类：1.禁食 2.一般 　　　　　 3.治疗 进食情形：1.禁食 2.佳 　　　　　 3.尚可 4.差	—	—	—
排泄	如同来院前		□	排尿情形： 1. 术后6~8小时内排尿，自解 时间_____ 2. 术后尚未自解，无尿液感触摸膀胱软 3. 单次导尿 时间_____ 　　　　　　 量_____mL				排尿情形： 小便可自解 排便情形： 1. 有解 2. 未解，处理_____	□ — 	□ — 	□ —
会诊	△通知麻醉医师做术前评估		□					△通知复健治疗师	□	□	□
护理指导/出院计划	环境介绍 说明术前准备 说明住院天数 宣教预防跌倒内容		□ □ □ □	指导病人术后照顾技巧 指导病人维持舒适卧位 说明住院中应报告的状况 讨论居家照顾 解说出院规划注意事项 宣教预防跌倒内容			□ □ □ □ □ □	再加强指导病人术后照顾技巧 再加强指导复健重要性			□ □
结果评值	可以了解手术过程、术前准备、及预防跌倒相关事项			术后8小时内小便可自解 可以了解护理指导相关宣教事项 疼痛已缓解：疼痛指数由__分降至__分 疼痛未缓解：处理为_____	□ □ □	□ □ □		了解术后照顾技巧及复健运动的重要性	□	□	□
其他											
签章				大夜班		白班		小夜班	大夜班	白班	小夜班

【注】△：长期医嘱　√：已执行，完全了解，达到预期结果　×：不了解，需重新指导及追踪　▓：需要进一步处理及记录　N：无此需要
　　　○：未执行，变异　☆：由医师查核

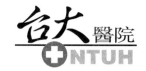

台湾大学医学院附属医院

肱骨闭合性骨折开放性复位术(＞17岁) 临床路径(续)

临床路径代码：100400

住院日期：_____年_____月_____日

病人名条粘贴处

预定住院天数：6天5夜

	第3天(术后第2日) ___年___月___日	大	白	小	第4天(术后第3日) ___年___月___日	大	白	小
监测/评估	生命体征 6-9-3-9 伤口评估—敷料：1.无渗液 2.少量渗液 3.大量渗液 末梢血供： 温度：1.温 2.冷 感觉：1.正常 2.麻 活动：1.可 2.不可 △评估引流管通畅：1.是 2.否 △引流液性质：1.淡红 2.暗红 3.鲜红 量：_____mL 静脉管路通畅：1.是 2.否 注射部位无发炎：1.是 2.否 伤口疼痛评估(0~10分)(指数≥5分处理___)	□	□	□	生命体征 6-9-3-9 伤口评估—敷料：1.无渗液 2.少量渗液 3.大量渗液 末梢血供： 温度：1.温 2.冷 感觉：1.正常 2.麻 活动：1.可 2.不可 △评估引流管通畅：1.是 2.否 △引流液性质：1.淡红 2.暗红 3.鲜红 量：_____mL 静脉管路通畅：1.是 2.否 注射部位无发炎：1.是 2.否 伤口疼痛评估(0~10分)(指数≥5分处理___)	□	□	□
检验	△血糖	□	□	□	△血糖	□	□	□
药物	依医嘱给药				依医嘱给药			
治疗	△换药 △拔除引流管(医师依情况) 时间_____ △冰袋冷敷	□ □ □	□ □ □	□ □ □	△换药 △拔除引流管(医师依情况) 时间_____ △冰袋冷敷	□ □ □	□ □ □	□ □ □
护理照护	维持病人外观整洁无异味 每2小时协助翻身 下床时患肢使用三角巾或吊手带支托		□ □ □		维持病人外观整洁无异味 △每2小时协助翻身 下床时患肢使用三角巾或吊手带支托		□ □ □	
活动	进行手指伸屈运动 △进行被动性手臂伸屈运动 进行被动性手臂内收、外展 下床活动		□ □ □ □		进行手指伸屈运动 △进行被动性手臂伸屈运动 进行被动性手臂内收、外展 下床活动		□ □ □ □	
饮食	饮食种类：1.禁食 2.一般 3.治疗 进食情形：1.禁食 2.佳 3.尚可 4.差				饮食种类：1.禁食 2.一般 3.治疗 进食情形：1.禁食 2.佳 3.尚可 4.差			
排泄	排尿情形： 小便可自解 排便情形：1.有解 2.未解,处理___		□ □		排尿情形： 小便可自解 排便情形：1.有解 2.未解,处理___		□ □	
转介								
护理指导/出院计划	再加强指导病人术后照顾技巧 再加强指导复健的重要性 宣教预防跌倒内容		□ □ □		再加强指导病人术后照顾技巧 再加强指导复健的重要性 加强宣教预防跌倒内容		□ □ □	
结果评值	皮肤完整 可进行被动性关节运动 手指能主动性伸屈运动 可了解预防跌倒内容		□ □ □ □		皮肤完整 可进行被动性关节运动 手指能主动性伸屈运动 可了解预防跌倒内容		□ □ □ □	
其他								
签章	大夜班	白班		小夜班	大夜班	白班		小夜班

【注】△：长期医嘱 √：已执行,完全了解,达到预期结果 ×：不了解,需重新指导及追踪 ■：需要进一步处理及记录 N：无此需要
○：未执行,变异 ☆：由医师查核

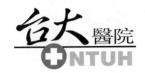

台湾大学医学院附属医院

肱骨闭合性骨折开放性复位术（>17岁） 临床路径（续）

临床路径代码：　　　　　　　　　　　　　　　　　　　　　　　　　　病人名条粘贴处

住院日期：＿＿＿年＿＿＿月＿＿＿日　　　　　　　　　　预定住院天数：6天5夜

	第5天（术后第4日） ＿＿年＿＿月＿＿日				第6天（术后第5日）（出院日） ＿＿年＿＿月＿＿日		
		大	白	小		大	白
监测/评估	生命体征 9-3-9 伤口评估—敷料：1.无渗液 2.少量渗液 　　　　　　　3.大量渗液 末梢血供： 温度：1.温 2.冷 感觉：1.正常 2.麻 活动：1.可 2.不可 伤口疼痛评估（0~10分）（指数≥5分处理＿＿＿）	□	□	□	生命体征 9 am 伤口疼痛评估（0~10分）（指数≥5分处理＿＿＿）	□	□
检验	△血糖	□	□	□	△血糖	□	□
药物	依医嘱给药				依医嘱给药		
治疗	△换药 △冰袋冷敷	□ □	□ □	□ □	△换药 △冰袋冷敷	□ □	□ □
护理照护	维持病人外观整洁无异味 △每2小时协助翻身 下床时患肢使用三角巾或吊手带支托	□ □ □	□ □ □	□ □ □	维持病人外观整洁无异味 日常生活活动可自理： 1.行走 2.进食 3.更衣 4.上厕所 5.沐浴	□	□
活动	进行手指伸屈运动 △进行被动性手臂伸屈运动 进行被动性手臂内收、外展 下床活动	□ □ □ □	□ □ □ □	□ □ □ □	确认出院后家居训练：复健运动	□	□
饮食	饮食种类：1.禁食 2.一般 3.治疗 进食情形：1.禁食 2.佳 3.尚可 4.差				饮食种类：1.禁食 2.一般 3.治疗 进食情形：1.禁食 2.佳 3.尚可 4.差		
排泄	排尿情形： 小便可自解 排便情形：1.有解 2.未解，处理＿＿＿	□	□	□	排尿情形： 小便可自解 排便情形：1.有解 2.未解，处理＿＿＿	□	□
转介	居家护理： 1.不需转介 2.需转介						
护理指导/出院计划	再加强指导病人术后照顾技巧 再加强指导复健的重要性 再加强宣教预防跌倒内容		□ □ □		出院后的随访及咨询途径指导 门诊随访指导 出院药服用时间、作用的说明 宣教预防跌倒内容 指导伤口护理 预约复诊时间 办理出院手续		□ □ □ □ □ □ □
结果评值	皮肤完整 可进行被动性关节运动 手指能主动性伸屈运动 可执行预防跌倒注意事项		□ □ □ □		出院状态： 1.生命体征平稳 2.患肢血液循环良好 3.伤口愈合良好，无红肿发炎现象		□ □ □ □
其他							
签章	大夜班		白班		小夜班	大夜班	白班

【注】△：长期医嘱　√：已执行，完全了解，达到预期结果　×：不了解，需重新指导及追踪　■：需要进一步处理及记录　N：无此需要
　　　○：未执行，变异　☆：由医师查核

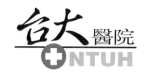

台湾大学医学院附属医院

股骨头（粗隆）闭合性骨折开放性复位术（>17岁） 临床路径

临床路径代码：100130

住院日期：_____年_____月_____日

病人名条粘贴处

预定住院天数：9天8夜

	第1天（手术当日）（术前） ___年___月___日		第1天（手术当日）（术后） ___年___月___日				第2天（术后第1日） ___年___月___日			
	送手术室时间：__上午/下午		返回病房时间：__上午/下午	大	白	小		大	白	小
监测/评估	△测量身高、体重 测量生命体征 时间_____ 病史收集 护理评估 末梢血供： 温度：1.温 2.冷 感觉：1.正常 2.麻 活动—背伸：1.可 2.不可 患部疼痛评估（0~10分） △自备药回收 静脉管路留置	□ □ □ □ __ __ __ □ □ □	术后即刻监测生命体征 术后每1小时，每2小时，每3小时各测一次生命体征，之后常规测量 伤口评估—敷料：1.无渗液 2.少量渗液 3.大量渗液 末梢血供： 温度：1.温 2.冷 感觉：1.正常 2.麻 活动—背伸：1.可 2.不可 △评估引流管通畅：1.是 2.否 △引流液性质：1.淡红 2.暗红 3.鲜红 量：白班__mL，小夜班__mL，大夜班____mL 静脉管路通畅：1.是 2.否 注射部位无发炎：1.是 2.否 伤口疼痛评估（0~10分） （指数≥5分处理_____）	□ __ __ __ __ □ □ □ □	□ __ __ __ __ □ □ □ □	□ __ __ __ __ □ □ □ □	生命体征 6-9-3-9 伤口评估—敷料：1.无渗液 2.少量渗液 3.大量渗液 末梢血供： 温度：1.温 2.冷 感觉：1.正常 2.麻 活动—背伸：1.可 2.不可 △评估引流管通畅：1.是 2.否 △引流液性质：1.淡红 2.暗红 3.鲜红 量：白班__mL，小夜班__mL，大夜班____mL 静脉管路通畅：1.是 2.否 注射部位无发炎：1.是 2.否 伤口疼痛评估（0~10分） （指数≥5分处理_____）	□ __ __ __ __ □ □ □ □	□ __ __ __ __ □ □ □ □	□ __ __ __ __ □ □ □ □
检验	确定检验已进行： 全血细胞计数+血小板 肌酐、钠、钾 葡萄糖 心电图 术前肱骨X光片 尿液分析 △血型 凝血功能 △备血	□ □ □ □ □ □ □ □ □	术后X光片 △血糖 △血细胞压积+血红蛋白	□ □ □	□ □ □	□ □ □	△血细胞压积+血红蛋白 △水电解质平衡 △血糖 △术后X光片	□ □ □ □	□ □ □ □	□ □ □ □
药物	依医嘱给药		依医嘱给药（含降压药心脏用药及特殊用药） △硬膜外自控镇痛或由手术室带入 △使用镇痛泵 时间_____	 □ □	 □ □	 □ □	依医嘱给药			
治疗	△皮肤牵引 填写手术、麻醉同意书及麻醉前基本资料	□ □	△换药 △冰袋冷敷 △输血 每2小时协助翻身 深呼吸、咳嗽	□ □ □	□ □ □	□ □ □	△换药 △☆拔除引流管 时间_____ △冰袋冷敷 △输血	□ □ □ □	□ □ □ □	□ □ □ □
护理照护	皮肤准备：以氯己定（洗必泰）清洗患部 移除全身饰物及假牙 每2小时协助翻身 完成手术部位的标示	□ □ □	△协助床上使用便盆	□	□	□	维持病人外观整洁、无异味 留置尿管者：导尿管护理 每2小时协助翻身 △协助床上使用便盆	□ □ □ □	□ □ □ □	□ □ □ □

【注】△：长期医嘱 √：已执行，完全了解，达到预期结果 ×：不了解，需重新指导及追踪 ■：需进一步处理及记录 N：无此需要
○：未执行，变异 ☆：由医师查核

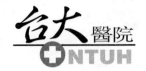

台湾大学医学院附属医院

股骨头(粗隆)闭合性骨折开放性复位术(>17岁) 临床路径(续)

临床路径代码：100130

住院日期：_____年_____月_____日

预定住院天数：9天8夜

病人名条粘贴处

		第1天(手术当日)(术前)		第1天(手术当日)(术后)		大	白	小	第2天(术后第1日)	大	白	小
活动		如同来院前活动	☐	麻醉方式： 1. 脊椎麻醉,平躺至_____ 2. 全身麻醉 3. 硬膜外麻醉 4. 阻滞麻醉 鼓励进行踝关节泵		—	—	—	进行踝运动 进行股四头肌运动 被动性膝及髋关节运动(包括内收,外展) 协助坐床上进行患肢活动 进行臂肌训练	☐ ☐ ☐ ☐ ☐	☐ ☐ ☐ ☐ ☐	☐ ☐ ☐ ☐ ☐
					☐							
饮食		告知禁食	☐	饮食种类：1. 禁食 2. 一般 　　　　　3. 治疗 进食情形：1. 禁食 2. 佳 　　　　　3. 尚可 4. 差		—	—	—	饮食种类：1. 禁食 2. 一般 　　　　　3. 治疗 进食情形：1. 禁食 2. 佳 　　　　　3. 尚可 4. 差	—	—	—
排泄		如同来院前的排泄	☐	排尿状况： 1. 留置导尿 2. 术后6~8小时内排尿,自解 时间_____,量_____mL,色质_____ 3. 术后尚未自解,触摸膀胱呈软无尿感 4. 术后尚未自解,膀胱微胀待处理 5. 单次导尿 时间_____,量_____mL 6. 单次导尿后小便自解 7. 其他：		—	—	—	排尿情形： 1. 小便可自解 2. 留置导尿：尿量 　大夜班_____mL,色质____ 　白班_____mL,色质____ 　小夜班_____mL,色质____ △膀胱训练 3. 频尿 4. 排尿困难 5. 单次导尿 时间_____,量_____mL 排便情形： 1. 有解 2. 未解,处理_____	☐	☐	☐
会诊		△通知麻醉医师做术前评估	☐						△通知复健治疗师			
护理指导/出院计划		环境介绍 说明术前准备 说明住院日数 宣教预防跌倒内容	☐ ☐ ☐ ☐	指导家属术后照顾技巧 教导翻身方法 教导病人维持正确的卧位 给宣教手册并说明内容(髋部骨折病人的照顾) 说明住院中应报告的状况 讨论居家照顾 解说出院规划相关事宜 宣教预防跌倒内容		☐	☐	☐	再加强指导家属术后照顾技巧 再加强协助及教导翻身 再加强正确卧姿的重要性	☐ ☐ ☐	☐ ☐ ☐	☐ ☐ ☐
结果评值		病人家属可以了解手术过程、术前准备 病人家属可以了解预防跌倒相关事项	☐	△未放置尿管者,术后8小时内小便自解,且膀胱软,可以了解护理指导相关宣教事项		☐	☐	☐	皮肤完整 △未放置尿管者小便可自解 可进行被动性关节运动 了解术后照顾技巧及复健运动的重要性	☐ ☐ ☐ ☐	☐ ☐ ☐ ☐	☐ ☐ ☐ ☐
其他												
签章				大夜班	白班		小夜班		大夜班	白班		小夜班

【注】△:长期医嘱　√:已执行,完全了解,达到预期结果　×:不了解,需重新指导及追踪　■:需要进一步处理及记录　N:无此需要
　　○:未执行,变异　☆:由医师查核

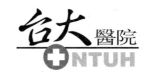

台湾大学医学院附属医院

股骨头(粗隆)闭合性骨折开放性复位术(＞17岁) 临床路径(续)

临床路径代码:100130

住院日期:_____年_____月_____日

病人名条粘贴处

预定住院天数:9天8夜

	第3天(术后第2日) ___年___月___日	大	白	小	第4天(术后第3日) ___年___月___日	大	白	小	第5天(术后第4日) ___年___月___日	大	白	小
监测/评估	生命体征 6-9-3-9 伤口评估—敷料:1.无渗液 2.少量渗液 3.大量渗液 末梢血供: 温度:1.温 2.冷 感觉:1.正常 2.麻 活动—背伸:1.可 2.不可 △评估引流管通畅: 　1.是 2.否 △引流液性质:1.淡红 2.暗红 3.鲜红 量:白班___mL,小夜班___mL,大夜班___mL 静脉管路通畅:1.是 2.否 注射部位无发炎: 　1.是 2.否 伤口疼痛评估(0~10分) (指数≥5分处理___)	□	□	□	生命体征 6-9-3-9 伤口评估—敷料:1.无渗液 2.少量渗液 3.大量渗液 末梢血供: 温度:1.温 2.冷 感觉:1.正常 2.麻 活动—背伸:1.可 2.不可 △评估引流管通畅: 　1.是 2.否 △引流液性质:1.淡红 2.暗红 3.鲜红 量:白班___mL,小夜班___mL,大夜班___mL 静脉管路通畅:1.是 2.否 注射部位无发炎: 　1.是 2.否 伤口疼痛评估(0~10分) (指数≥5分处理___)	□	□	□	生命体征 9-3-9 伤口评估—敷料:1.无渗液 2.少量渗液 3.大量渗液 末梢血供: 温度:1.温 2.冷 感觉:1.正常 2.麻 活动—背伸:1.可 2.不可 伤口疼痛评估(0~10分) (指数≥5分处理___)	□	□	□
检验	△血糖	□	□	□	△血糖	□	□	□	△血糖	□	□	□
药物	依医嘱给药				依医嘱给药				依医嘱给药			
治疗	△换药 △☆拔除引流管 　时间_____ △冰袋冷敷 △热疗	□ □ □ □	□ □ □ □	□ □ □ □	△换药 △☆拔除引流管 　时间_____ △冰袋冷敷 △热疗	□ □ □ □	□ □ □ □	□ □ □ □	△换药 △冰袋冷敷 △热疗	□ □ □	□ □ □	□ □ □
护理照护	维持病人外观整洁无异味 △留置尿管 导尿护理 每2小时协助翻身 △协助床上使用便盆	□ □ □	□ □ □	□ □ □	维持病人外观整洁无异味 △留置尿管 导尿护理 每2小时协助翻身 △协助床上使用便盆	□ □ □	□ □ □	□ □ □	维持病人外观整洁无异味 △留置尿管 导尿护理 △每2小时协助翻身 日常生活活动协助下可自理 △协助床上使用便盆	□ □	□ □	□ □

【注】△:长期医嘱　√:已执行,完全了解,达到预期结果　×:不了解,需重新指导及追踪　■:需要进一步处理及记录　N:无此需要
　　　○:未执行,变异　☆:由医师查核

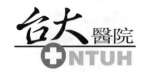

台湾大学医学院附属医院

股骨头(粗隆)闭合性骨折开放性复位术(>17岁) 临床路径(续)

临床路径代码:100130

住院日期:_____年_____月_____日

病人名条粘贴处

预定住院天数:9天8夜

	第3天(术后第2日)	大	白	小	第4天(术后第3日)	大	白	小	第5天(术后第4日)	大	白	小
活动	进行踝运动 进行股四头肌运动 被动性膝及髋关节运动 （包括内收、外展） 进行患肢活动 坐床沿 进行臀肌锻炼	□	□	□	进行踝运动 进行股四头肌运动 助动性膝及髋关节运动 （包括内收、外展） 进行患肢活动 协助下床站立及坐椅子 进行臀肌锻炼	□	□	□	进行踝运动 进行股四头肌运动 坐床沿 助动性膝及髋关节运动 （包括内收、外展） 进行患肢活动 协助使用辅具下床行走,步态:1.稳 2.不稳 进行臀肌锻炼	□	□	□
饮食	饮食种类:1.禁食 　　　　2.一般 　　　　3.治疗 进食情形:1.禁食 2.佳 　　　　3.尚可 4.差	—	—	—	饮食种类:1.禁食 　　　　2.一般 　　　　3.治疗 进食情形:1.禁食 2.佳 　　　　3.尚可 4.差	—	—	—	饮食种类:1.禁食 　　　　2.一般 　　　　3.治疗 进食情形:1.禁食 2.佳 　　　　3.尚可 4.差	—	—	—
排泄	排尿情形: 1.小便可自解 2.留置导尿:尿量 　大夜班____mL,色质___ 　白班____mL,色质___ 　小夜班____mL,色质___ △膀胱训练 3.频尿 4.排尿困难 5.单次导尿 时间____, 　量____mL,色质___ 排便情形:1.有解 2.未解, 　处理_____	□	□	□	排尿情形: 1.小便可自解 2.导尿管拔除 时间____ 　（小便自解 时间____, 　量____mL） 3.频尿 4.排尿困难 5.单次导尿 时间____, 　量____mL,色质___ 6.重新留置导尿 排便情形:1.有解 2.未解, 　处理_____	—	—	—	排尿情形: 1.小便可自解 2.频尿 3.排尿困难 4.单次导尿 时间____, 　量____mL,色质___ 排便情形:1.有解 2.未解, 　处理_____	—	—	—
护理指导/出院计划	再加强指导家属术后照顾技巧 再加强协助及指导翻身 再加强正确卧位的重要性 准备行走辅助器 宣教预防跌倒内容	□ □ □ □ □			再加强指导家属术后照顾技巧 再加强协助及指导翻身 协助及指导病人进行日常生活自理 教导下床站立 宣教预防跌倒内容	□ □ □ □ □			再加强指导家属术后照顾技巧 再加强协助及指导翻身 协助及指导病人进行日常生活自理 协助下床坐椅子或轮椅 教导行走辅助器使用方法	□ □ □ □ □		
结果评值	血红蛋白≥9.5 g/dL 皮肤完整 △导尿管拔除后8小时内小便可自解 可进行被动性关节运动 可坐床沿 了解预防跌倒内容	□ □ □ □ □ □			皮肤完整 可下床站立及坐椅子 可正确进行复健运动 可了解预防跌倒内容	□ □ □ □			可正确使用行走辅助器 可正确进行复健运动 可了解预防跌倒内容	□ □ □		
其他												
签章	大夜班	白班		小夜班	大夜班	白班		小夜班	大夜班	白班		小夜班

【注】△:长期医嘱　√:已执行,完全了解,达到预期结果　×:不了解,需重新指导及追踪　■:需要进一步处理及记录　N:无此需要
　　　○:未执行,变异　☆:由医师查核

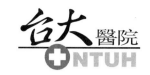

台湾大学医学院附属医院

股骨头（粗隆）闭合性骨折开放性复位术（>17岁） 临床路径（续）

临床路径代码：100130

住院日期：_____年_____月_____日

病人名条粘贴处

预定住院天数：9天8夜

	第6天（术后第5日） ___年___月___日	大	白	小	第7天（术后第6日） ___年___月___日	大	白	小	第8天（术后第7日） ___年___月___日	大	白	小
监测/评估	生命体征9-3-9 伤口评估—敷料： 　1. 无渗液 　2. 少量渗液 　3. 大量渗液 末梢血供： 温度：1. 温　2. 冷 感觉：1. 正常　2. 麻 活动—背伸：1. 可　2. 不可 伤口疼痛评估（0~10分） （指数≥5分处理___）		□	□	生命体征9-3-9 伤口评估—敷料： 　1. 无渗液 　2. 少量渗液 　3. 大量渗液 末梢血供： 温度：1. 温　2. 冷 感觉：1. 正常　2. 麻 活动—背伸：1. 可　2. 不可 伤口疼痛评估（0~10分） （指数≥5分处理___）		□	□	生命体征9-3-9 伤口评估—敷料： 　1. 无渗液 　2. 少量渗液 　3. 大量渗液 末梢血供： 温度：1. 温　2. 冷 感觉：1. 正常　2. 麻 活动—背伸：1. 可　2. 不可 伤口疼痛评估（0~10分） （指数≥5分处理___）		□	□
检验	△血糖		□	□	△血糖		□	□	△血糖		□	□
药物	依医嘱给药				依医嘱给药				依医嘱给药			
治疗	△换药 △冰袋冷敷 △热疗		□ □ □		△换药 △冰袋冷敷 △热疗		□ □ □		△换药 △冰袋冷敷 △热疗		□ □ □	
护理照护	外观整洁，无异味 日常生活可自理 外观整洁，无异味 协助进行日常生活活动 △协助翻身		□ □ □ □ □		外观整洁，无异味 日常生活可自理 外观整洁，无异味 △协助进行日常生活活动 △协助翻身 △协助上下床		□ □ □ □ □ □		外观整洁，无异味 日常生活可自理： 1. 行走 2. 进食 3. 更衣 4. 上厕所 5. 沐浴		□	
活动	进行踝运动 进行股四头肌运动 主动性膝及髋关节运动 （包括内收、外展） 进行患肢运动 下床行走 △侧卧进行髋关节及膝关节活动 坐床沿进行膝部伸屈运动 行走训练，步态： 　1. 稳　2. 不稳		□ □ □ □ □ □ □	□	进行踝运动 进行股四头肌运动 主动性膝及髋关节运动 （包括内收、外展） 进行患肢运动 下床行走 △侧卧进行髋关节及膝关节活动 坐床沿进行膝部伸屈运动		□ □ □ □ □ □ □	□	进行踝运动 进行股四头肌运动 主动性膝及髋关节运动 （包括内收、外展） 下床活动 △上下楼梯训练 进行患肢活动 △侧卧进行髋关节及膝关节活动 坐床沿进行膝部伸屈运动		□ □ □ □ □ □	□ □

【注】△：长期医嘱　√：已执行，完全了解，达到预期结果　×：不了解，需重新指导及追踪　■：需要进一步处理及记录　N：无此需要
○：未执行，变异　☆：由医师查核

179

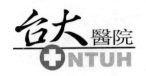

台湾大学医学院附属医院

股骨头(粗隆)闭合性骨折开放性复位术(>17岁) 临床路径(续)

临床路径代码:100130   病人名条粘贴处

住院日期:_____年_____月_____日   预定住院天数:9天8夜

		第3天(术后第2日)				第4天(术后第3日)				第5天(术后第4日)			
			大	白	小		大	白	小		大	白	小
饮食		饮食种类:1.一般 2.治疗 进食情形:1.佳 2.尚可 3.差		—	—	饮食种类:1.一般 2.治疗 进食情形:1.佳 2.尚可 3.差		—	—	饮食种类:1.一般 2.治疗 进食情形:1.佳 2.尚可 3.差		—	—
排泄		排尿情形: 1.小便可自解 2.频尿 3.排尿困难 4.单次导尿 时间_____,量_____mL 色质_____ 排便情形:1.有解 2.未解,处理_____		—	—	排尿情形: 1.小便可自解 2.频尿 3.排尿困难 4.单次导尿 时间_____,量_____mL 色质_____ 排便情形:1.有解 2.未解,处理_____		—	—	排尿情形: 1.小便可自解 2.频尿 3.排尿困难 4.单次导尿 时间_____,量_____mL 色质_____ 排便情形:1.有解 2.未解,处理_____		—	—
护理指导/出院计划		再加强指导家属术后照顾技巧 再加强协助及教导翻身 协助及指导病人进行日常生活活动 △协助下床坐椅子或轮椅 宣教预防跌倒内容		☐ ☐ ☐ ☐		再加强指导家属术后照顾技巧 再加强协助及教导翻身 协助及指导病人进行日常生活活动 协助下床坐椅子或轮椅活动4次/天 指导使用马桶、坐轮椅或椅子的方法 教导使用行走辅助器方法 宣教预防跌倒内容		☐ ☐ ☐ ☐		再加强指导病患进行日常生活活动 再加强指导上下床方法 再加强行走辅助器使用方法(包括上下楼梯) 再加强指导使用马桶、坐轮椅或椅子 居家护理: 1.不需转介 2.需转介 宣教预防跌倒内容		☐ ☐ ☐ — ☐ ☐	
结果评值		可进行主动性关节运动 可下床行走 可遵行预防跌倒注意事项		☐ ☐ ☐		下床行走步态稳 可下床使用马桶 可遵行预防跌倒注意事项		☐ ☐ ☐		体温<37.5℃ 正确进行复健运动 患肢可直抬腿 可遵行预防跌倒注意事项		☐ ☐ ☐ ☐	
其他													
签章		大夜班	白班		小夜班	大夜班	白班		小夜班	大夜班	白班		小夜班

【注】△:长期医嘱 √:已执行,完全了解,达到预期结果 ×:不了解,需重新指导及追踪 ■:需要进一步处理及记录 N:无此需要
○:未执行,变异 ☆:由医师查核

台湾大学医学院附属医院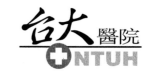

股骨头（粗隆）闭合性骨折开放性复位术（>17岁） 临床路径（续）

临床路径代码：100130

住院日期：_____年_____月_____日

病人名条粘贴处

预定住院天数：9天8夜

	第9天(术后第8日)（出院日） ____年____月____日		大	白	
监测/评估	生命体征：9 am			□	
药物	依医嘱给药				
治疗	△换药 △伤口拆线				
护理照护	外观整洁，无异味 日常生活活动可自理 1. 行走 2. 进食 3. 更衣 4. 上厕所 5. 沐浴			□ □ □ □ □ □	
活动	确认出院后家居训练： 复健活动 下床活动			□ □	
饮食	饮食种类：1. 一般 2. 治疗 进食情形：1. 佳 2. 尚可 3. 差				
排泄	排尿情形： 1. 小便可自解 2. 频尿 3. 排尿困难 4. 单次导尿 　时间_____, 量_____mL, 色质_____ 排便情形：1. 有解 2. 未解，处理_____		―	―	
护理指导/出院计划	出院后的随访指导 　咨询途径指导 　门诊随访指导 　出院药服用时间、作用的说明 　指导伤口护理 再提醒预防跌倒内容 预约复诊时间 办理出院手续			□ □ □ □ □ □ □	
结果评值	出院状态： 1. 生命体征稳定，体温＜37.5℃ 2. 患肢血液循环良好 3. 患者可借由辅助器行走活动			□ □ □	
其他					
签章	大夜班		白班		

【注】△:长期医嘱　√:已执行,完全了解,达到预期结果　×:不了解,需重新指导及追踪　■:需要进一步处理及记录　N:无此需要
　　　○:未执行,变异　☆:由医师查核

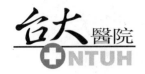

台湾大学医学院附属医院

全股关节置换术(双侧) 临床路径

临床路径代码：0471A

住院日期：_____年_____月_____日

预定住院天数：13 天 12 夜

病人名条粘贴处

		第1天(术前第1日) ___年___月___日 入院时间：_____上午/下午	白	小	第2天(手术当日)(术前) ___年___月___日 送手术室时间：_____上午/下午	大	白
监测/评估	测量身高、体重	☐		术前生命体征	☐	☐	
	测量生命体征	☐	☐	完成手术部位标示	☐		
	病史收集	☐					
	入院护理评估	☐					
	静脉管路通畅	☐					
	△自备药物回收	☐					
检验	确定检验已进行：			△血糖	☐	☐	
	血液计数检查+血小板计数(血红蛋白+比容)	☐					
	肌酐、钠、钾、空腹血糖	☐					
	心电图	☐					
	X光片检查：髋关节、胸片	☐					
	血型、备血	☐					
	凝血功能	☐					
	尿常规	☐					
药物	△依医嘱给药(含降压药心脏用药及特殊用药)			用_____放置静脉管路，在_____(时间)	☐	☐	
				携带抗生素到手术室备用	☐	☐	
护理照护	加强病人手术部位的清洁	☐		移除全身饰物及活动性假牙	☐	☐	
	提醒病人全身沐浴、洗头	☐					
	皮肤准备：用氯己定(洗必泰)清洗患处		☐				
	提醒手术部位标示		☐				
活动	如同住院前活动	☐	☐	如同住院前活动	☐	☐	
饮食	一般饮食	☐	☐	禁食	☐	☐	
	告知午夜后禁食		☐				
排泄	如同住院前的排泄	☐		术前排空膀胱	☐	☐	
会诊	△通知麻醉医师做术前评估	☐	☐				
护理指导/出院计划	环境介绍	☐		再加强术前准备工作	☐	☐	
	给宣教手册并说明内容	☐					
	观看宣教光碟并说明内容	☐	☐				
	说明术前准备	☐					
	说明术后照顾及回复示教	☐					
	说明住院中应报告的状况讨论居家照顾	☐					
	说明住院日数	☐					
结果评值	完成所有检查	☐					
	局部皮肤完整	☐					
	可了解术前及术后已宣教内容	☐					
其他							
签章	白班	小夜班		大夜班		白班	

【注】△：长期医嘱　√：已执行，完全了解，达到预期结果　　×：不了解，需重新指导及追踪　　■：需要进一步处理及记录　　N：无此需要
　　　○：未执行，变异　☆：由医师查核

台湾大学医学院附属医院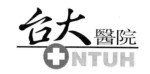

全股关节置换术（双侧） 临床路径（续）

临床路径代码：0471A

病人名条粘贴处

住院日期：_____年_____月_____日

预定住院天数：13天12夜

	第2天（手术当日）（术后） ___年___月___日 返回病房时间：_____上午/下午	白	小	第3天（术后第1日） ___年___月___日	大	白	小
监测/评估	术后即刻，术后每1小时、每2小时、每3小时各1次测体温、脉搏、呼吸、血压 伤口评估—敷料：1. 无渗液 2. 少量渗液 3. 大量渗液 末梢血供： 1. 温度：（1）温（2）冷 2. 感觉：（1）正常（2）麻 3. 活动—背屈：（1）可（2）不可 △评估引流管通畅：1. 是 2. 否 △引流液性质： 1. 淡红 2. 暗红 3. 鲜红，量： 右：白班___mL，小夜班___mL，大夜班___mL 左：白班___mL，小夜班___mL，大夜班___mL 静脉管路通畅：1. 是 2. 否 注射部位无发炎：1. 是 2. 否 伤口疼痛评估（0~10分） （指数≥5分处理_____）	R__ L__ R__ L__ R__ L__ R__ L__ R__ L__ □ □ R__ L__	R__ L__ R__ L__ R__ L__ R__ L__ R__ L__ □ □ R__ L__	生命体征6-9-3-9 伤口评估—敷料：1. 无渗液 2. 少量渗液 3. 大量渗液 末梢血供： 1. 温度：（1）温（2）冷 2. 感觉：（1）正常（2）麻 3. 活动—背屈：（1）可（2）不可 △评估引流管通畅：1. 是 2. 否 △引流液性质： 1. 淡红 2. 暗红 3. 鲜红，量： 右：白班___mL，小夜班___mL，大夜班___mL 左：白班___mL，小夜班___mL，大夜班___mL 静脉管路通畅：1. 是 2. 否 注射部位无发炎：1. 是 2. 否 伤口疼痛评估（0~10分） （指数≥5分处理_____）	R__ R__ L__ R__ L__ R__ L__ R__ L__ R__ L__ — — R__ L__	R__ R__ L__ R__ L__ R__ L__ R__ L__ R__ L__ — — R__ L__	R__ R__ L__ R__ L__ R__ L__ R__ L__ R__ L__ — — R__ L__
检验	术后髋关节X光片 △血糖 △血红蛋白+比容	□ □ □	□ □ □	△血细胞计数（血红蛋白+比容） △水电解质平衡 △血糖 △术后骨盆X光片	□ □ □ □	□ □ □ □	□ □ □ □
药物	依医嘱给药（含降压药心脏用药及特殊用药） △硬膜外自控镇痛或由手术室带入的镇痛泵 △在_____（时间）使用镇痛泵	 □ □	 □ □	依医嘱给药			
治疗	△换药 冰袋冷敷 △输血	□ □ □	□ □ □	△换药 △冰袋冷敷 △输血	□ □ □	□ □ □	□ □ □
护理照护	△每2小时协助翻身 协助使用吊环抬臀 深呼吸、咳嗽 协助床上使用便盆 保持下肢外展	□ □ □ □ □	□ □ □ □ □	维持病人外观整洁无异味 △导尿管者：导尿管护理 △每2小时协助翻身 协助床上使用便盆	 □ □ □	 □ □ □	 □ □ □

【注】△：长期医嘱 √：已执行，完全了解，达到预期结果 ×：不了解，需重新指导及追踪 ■：需要进一步处理及记录 N：无此需要
○：未执行，变异 ☆：由医师查核

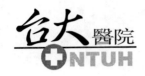

台湾大学医学院附属医院

全股关节置换术(双侧) 临床路径(续)

临床路径代码：0471A　　　　　　　　　　　　　　　　　　病人名条粘贴处

住院日期：＿＿＿年＿＿＿月＿＿＿日　　　　　　　预定住院天数：13 天 12 夜

	第 2 天（手术当日）（术后）			第 3 天（术后第 1 日）			
	返回时间：＿＿＿上午/下午	白	小		大	白	小
活动	麻醉方式： 1. 脊椎麻醉,平躺至＿＿＿＿ 2. 全身麻醉 3. 硬膜外麻醉 4. 神经阻滞麻醉 鼓励进行踝泵运动：1. 右 　　　　　　　　　2. 左	— □ □	— □ □	进行踝泵运动 进行股四头肌运动 床头抬高 < 90° 被动性膝及髋关节运动 被动性内收外展运动 进行臀肌训练	R□ L□ □ □ □ □ □	R□ L□ □ □ □ □ □	
饮食	饮食种类：1.禁食 2.一般饮食 3.治疗饮食 进食情况：1.禁食 2.佳 3.尚可 4.差	— —	— —	饮食种类：1.禁食 2.一般饮食 3.治疗饮食 进食情况：1.禁食 2.佳 3.尚可 4.差	— —	— —	
排泄	排尿状况： 1. 留置导尿管 2. 术后 6~8 小时内排尿,自解 时间＿＿＿ 　量 ＿＿＿＿mL 　色质＿＿＿ 3. 术后尚未自解,触摸膀胱软无尿感 4. 术后尚未自解,膀胱微胀待处理 5. 单次导尿 时间＿＿＿＿,量 ＿＿＿＿mL 6. 单次导尿后小便自解	—	—	排尿状况： 1. 小便可自解 2. 留置导尿管： 　大夜班＿＿＿＿mL,色质＿＿＿ 　白班 ＿＿＿＿mL,色质＿＿＿ 　小夜班＿＿＿＿mL,色质＿＿＿ △导尿管训练 3. 频尿 4. 排尿困难 5. 单次导尿 时间＿＿＿,量＿＿＿mL,色质＿＿ 排便情形：1. 有解 　　　　　 2. 未解,处理＿＿＿＿＿	□ —	□	□
会诊				△约见复健治疗师		□	
护理指导/出院计划	指导家属术后照顾技巧 教导翻身方法 教导病人维持正确的体位摆放 教导病人使用吊环方法 教导禁忌姿势	□ □ □ □ □	□ □ □ □ □	加强家属术后照顾技巧 协助及教导翻身及抬臀方法 加强正确卧姿的重要性 宣教如何预防跌倒		□ □ □ □	□ □ □ □
结果评值	△未放置尿管者,术后 8 小时内小便可自解,且膀胱软 病人会正确使用吊环 病人及家属了解正确摆放体位的重要性 △记录疼痛缓解情形	□ □ □ □	□ □ □ □	血红蛋白 ≥ 9.5 g/dL 皮肤完整 △未放置尿管者小便可自解 可进行被动性关节运动 可抬臀及维持正确体位 可了解预防跌倒事项		□ □ □ □ □ □	□ □ □ □ □ □
其他							
签章	白班		小夜班	大夜班	白班		小夜班

【注】△:长期医嘱　√:已执行,完全了解,达到预期结果　×:不了解,需重新指导及追踪　■:需要进一步处理及记录　N:无此需要
　　○:未执行,变异　☆:由医师查核

台湾大学医学院附属医院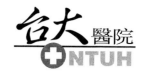

全股关节置换术(双侧) 临床路径(续)

临床路径代码:0471A

住院日期:_____年_____月_____日

病人名条粘贴处

预定住院天数:13天12夜

	第4天(术后第2日) ___年___月___日	大	白	小	第5天(术后第3日) ___年___月___日	大	白	小
监测/评估	生命体征 6-9-3-9 伤口评估—敷料:1.无渗液 2.少量渗液 　3.大量渗液 末梢血供: 1.温度:(1)温 (2)冷 2.感觉:(1)正常 (2)麻 3.活动—背屈:(1)可 (2)不可 △评估引流管通畅:1.是 2.否 △引流液性质: 　1.淡红 2.暗红 3.鲜红,量: 　右:白班__mL,小夜班__mL,大夜班__mL 　左:白班__mL,小夜班__mL,大夜班__mL 静脉管路通畅:1.是 2.否 注射部位无发炎:1.是 2.否 伤口疼痛评估(0~10分) (指数≥5分处理_____)	□ R__ L__ R__ L__ R__ L__ R__ L__ R__ L__ R__ L__ — — R__ L__	□ R__ L__ R__ L__ R__ L__ R__ L__ R__ L__ R__ L__ — — R__ L__	□ R__ L__ R__ L__ R__ L__ R__ L__ R__ L__ R__ L__ — — R__ L__	生命体征 6-9-3-9 伤口评估—敷料:1.无渗液 2.少量渗液 　3.大量渗液 末梢血供: 1.温度:(1)温 (2)冷 2.感觉:(1)正常 (2)麻 3.活动—背屈:(1)可 (2)不可 △评估引流管通畅:1.是 2.否 △引流液性质: 　1.淡红 2.暗红 3.鲜红,量: 　右:白班__mL,小夜班__mL,大夜班__mL 　左:白班__mL,小夜班__mL,大夜班__mL 静脉管路通畅:1.是 2.否 注射部位无发炎:1.是 2.否 伤口疼痛评估(0~10分) (指数≥5分处理_____)	□ R__ L__ R__ L__ R__ L__ R__ L__ R__ L__ R__ L__ — — R__ L__	□ R__ L__ R__ L__ R__ L__ R__ L__ R__ L__ R__ L__ — — R__ L__	□ R__ L__ R__ L__ R__ L__ R__ L__ R__ L__ R__ L__ — — R__ L__
检验	△血糖	□	□	□	△血糖	□	□	□
药物	依医嘱给药				依医嘱给药			
治疗	△换药 △冰袋冷敷 △热敷	□ □ □	□ □ □	□ □ □	△换药 △☆拔除引流管 　右侧:时间_____ 左侧:时间_____ △冰袋冷敷 △热敷	□ R__ L__ □ □	□ R__ L__ □ □	□ R__ L__ □ □
护理照护	维持病人外观整洁无异味 △导尿管者:导尿管护理 △每2小时协助翻身 协助床上使用便盆	□ □ □ □		□ □ □ □	维持病人外观整洁无异味 △导尿管者:导尿管护理 △每2小时协助翻身 协助床上使用便盆	□ □ □ □		□ □ □ □

【注】△:长期医嘱　√:已执行,完全了解,达到预期结果　×:不了解,需重新指导及追踪　■:需要进一步处理及记录　N:无此需要
　　　○:未执行,变异　☆:由医师查核

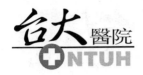

台湾大学医学院附属医院

全股关节置换术(双侧) 临床路径(续)

临床路径代码：0471A
住院日期：＿＿＿年＿＿＿月＿＿＿日

病人名条粘贴处

预定住院天数：13天12夜

		第4天(术后第2日)			第5天(术后第3日)			
			大	白	小		大	白	小
活动	进行踝泵运动		R□ L□	R□ L□	进行踝泵运动		R□ L□	R□ L□
	进行股四头肌运动		□	□	进行股四头肌运动		□	□
	被动性膝及髋关节运动		□	□	助动性膝及髋关节运动		□	□
	被动性下肢内收外展运动		□	□	助动性下肢内收外展运动		□	□
	进行臀肌练习				进行臀肌练习			
	屈膝：右侧＿＿＿度		□	□	屈膝：右侧＿＿＿度		□	□
	左侧＿＿＿度		□	□	左侧＿＿＿度		□	□
	床头抬高＿＿＿度		□	□	床头抬高＿＿＿度		□	□
饮食	饮食种类：1.禁食 2.一般饮食 3.治疗		—	—	饮食种类：1.禁食 2.一般饮食 3.治疗		—	—
	进食情况：1.禁食 2.佳 3.尚可 4.差				进食情况：1.禁食 2.佳 3.尚可 4.差			
排泄	排尿情形： 1. 小便可自解 2. ＿＿＿（时间）拔除导尿管小便自解 　时间＿＿，量＿＿mL 3. 频尿 4. 排尿困难 5. 单次导尿 时间＿＿，量＿＿mL,色质＿＿ 6. 重新留置导尿管 排便情形：1.有解 2.未解，处理＿＿＿		—	—	排尿情形： 1. 小便可自解 2. 频尿 3. 排尿困难 4. 单次导尿 时间＿＿，量＿＿mL,色质＿＿ 排便情形：1.有解 2.未解，处理＿＿＿		—	—
护理指导/出院计划	评估执行术后照顾技巧			□	加强指导家属术后照顾技巧			□
	评估翻身及抬臀方法			□	加强指导翻身及抬臀方法			□
	评估正确卧姿的重要性			□	协助指导患者日常生活自理			□
	宣教如何预防跌倒			□	准备行走辅助器			□
					宣教如何预跌倒			□
结果评值	皮肤完整			□	皮肤完整			□
	△导尿管拔除8小时后小便可自解			□	可进行助动性关节运动			□
	可进行被动性关节运动			□	床头抬高≤90度			□
	床头抬高≤90度			□	正确执行术后照顾技巧			□
	可了解预防跌倒事宜			□	正确翻身及抬臀			□
					了解正确卧姿的重要性			□
					正确说出预防跌倒的事项			□
其他								
签章	大夜班	白班		小夜班	大夜班	白班		小夜班

【注】△：长期医嘱　√：已执行,完全了解,达到预期结果　×：不了解,需重新指导及追踪　■：需进一步处理及记录　N：无此需要
　　　○：未执行,变异　☆：由医师查核

台湾大学医学院附属医院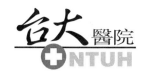

全股关节置换术(双侧) 临床路径(续)

临床路径代码:0471A

病人名条粘贴处

住院日期:_____年_____月_____日   预定住院天数:13天12夜

	第6天(术后第4日) ___年___月___日	大	白	小	第7天(术后第5日) ___年___月___日	大	白	小
监测/评估	生命体征 9-3-9 伤口评估—敷料:1.无渗液 2.少量渗液 　3.大量渗液 末梢血供: 1.温度:(1)温 (2)冷 2.感觉:(1)正常 (2)麻 3.活动—背屈:(1)可 (2)不可 伤口疼痛评估(0~10分) (指数≥5分处理_____)	□ R__ L__ R__ L__ R__ L__ R__ L__ R__ L__	□ R__ L__ R__ L__ R__ L__ R__ L__ R__ L__	生命体征 9-3-9 伤口评估—敷料:1.无渗液 2.少量渗液 　3.大量渗液 末梢血供: 1.温度:(1)温 (2)冷 2.感觉:(1)正常 (2)麻 3.活动—背屈:(1)可 (2)不可 伤口疼痛评估(0~10分) (指数≥5分处理_____)	□ R__ L__ R__ L__ R__ L__ R__ L__ R__ L__	□ R__ L__ R__ L__ R__ L__ R__ L__	□ R__ L__ R__ L__ R__ L__ R__ L__
检验	△血糖	□	□	□	△血糖	□	□	□
药物	依医嘱给药				依医嘱给药			
治疗	△换药 △冰袋冷敷 △热敷	□ □ □	□ □ □	□ □ □	△换药 △冰袋冷敷 △热敷	□ □ □	□ □ □	□ □ □
护理照护	外观整洁,无异味 △导尿管者:导尿管护理 每2小时协助翻身 △每2小时协助使用吊环抬臀 △协助床上使用便盆	□ □ □ □ □		□ □ □ □ □	外观整洁,无异味 △协助生活自理 协助翻身2次 △协助使用吊环抬臀	□ □ □ □		□ □ □ □
活动	进行踝泵运动 进行股四头肌运动 助动性膝及髋关节运动 助动性下肢内收外展运动 进行臀肌训练屈膝:右侧____度 　　　　　　　左侧____度 床头抬高____度	R□ L□ □ □ □ □ □		R□ L□ □ □ □ □ □	进行踝泵运动 进行股四头肌运动 助动性膝及髋关节运动 助动性下肢内收外展运动 进行臀肌训练,屈曲髋关节<90度 △侧卧进行髋膝屈曲活动 坐床沿做膝部伸屈运动	R□ L□ □ □ □ □ □ □		R□ L□ □ □ □ □ □ □

【注】△:长期医嘱　√:已执行,完全了解,达到预期结果　×:不了解,需重新指导及追踪　■:需要进一步处理及记录　N:无此需要
　　○:未执行,变异　☆:由医师查核

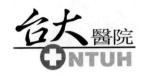

台湾大学医学院附属医院

全股关节置换术(双侧) 临床路径(续)

临床路径代码:0471A

住院日期:_____年_____月_____日

预定住院天数:13天12夜

病人名条粘贴处

		第6天(术后第4日)				第7天(术后第5日)			
			大	白	小		大	白	小
饮食	饮食种类:1.一般 2.治疗		—	—		饮食种类:1.一般 2.治疗	—	—	
	进食情况:1.佳 2.尚可 3.差		—	—		进食情况:1.佳 2.尚可 3.差	—	—	
排泄	排尿情形: 1. 小便可自解 2. 频尿 3. 排尿困难 4. 单次导尿 时间_____,量 _____mL, 色质_____			—	—	排尿情形: 1. 小便可自解 2. 频尿 3. 排尿困难 4. 单次导尿 时间_____,量 _____mL, 色质_____		—	—
	排便情形:1. 有解 2. 未解,处理_____			—		排便情形:1. 有解 2. 未解,处理_____		—	
护理指导/出院计划	加强指导家属术后照顾技巧			☐		加强指导家属术后照顾技巧		☐	
	加强协助及指导翻身			☐		加强协助及指导翻身		☐	
	协助及指导病人生活自理			☐		协助及指导病人生活自理		☐	
	宣教预防跌倒注意事项			☐		宣教预防跌倒注意事项		☐	
结果评值	可坐床上屈膝运动60°		R☐ L☐			可坐床沿进行关节活动	R☐ L☐		
	髋关节屈曲<90°		R☐ L☐			可以坐床沿直抬腿	R☐ L☐		
	床头抬高<90°		☐			可正确执行预防跌倒事项	☐		
	可正确进行预防跌倒事项		☐						
其他									
签章		大夜班	白班		小夜班	大夜班	白班		小夜班

【注】△:长期医嘱 √:已执行,完全了解,达到预期结果 ×:不了解,需重新指导及追踪 ■:需要进一步处理及记录 N:无此需要
　　　○:未执行,变异 ☆:由医师查核

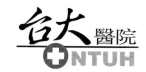

台湾大学医学院附属医院

全股关节置换术（双侧） 临床路径（续）

临床路径代码：0471A

住院日期：_____年_____月_____日

病人名条粘贴处

预定住院天数：13 天 12 夜

	第8天(术后第6日) ___年___月___日				第9天(术后第7日) ___年___月___日			
		大	白	小		大	白	小
监测/评估	生命体征 9-3-9 伤口评估—敷料：1. 无渗液 2. 少量渗液 3. 大量渗液 末梢血供： 1. 温度：（1）温 （2）冷 2. 感觉：（1）正常 （2）麻 3. 活动—背屈：（1）可 （2）不可 伤口疼痛评估(0~10分) (指数≥5分处理_____)	□ R__ L__ R__ L__ R__ L__ R__ L__	□ R__ L__ R__ L__ R__ L__ R__ L__ R__ L__	□ R__ L__ R__ L__ R__ L__ R__ L__	生命体征 9-3-9 伤口评估—敷料：1. 无渗液 2. 少量渗液 3. 大量渗液 末梢血供： 1. 温度：（1）温 （2）冷 2. 感觉：（1）正常 （2）麻 3. 活动—背屈：（1）可 （2）不可 伤口疼痛评估(0~10分) (指数≥5分处理_____)	□ R__ L__ R__ L__ R__ L__ R__ L__	□ R__ L__ R__ L__ R__ L__ R__ L__ R__ L__	□ R__ L__ R__ L__ R__ L__ R__ L__
检验	△血糖	□	□	□	△血糖	□	□	□
药物	依医嘱给药				依医嘱给药			
治疗	△换药 △冰袋冷敷 △热敷		□ □ □	□ □	△换药 △冰袋冷敷 △热敷		□ □ □	□ □
护理照护	外观整洁,无异味 生活自理在协助下可进行 △协助翻身2次 △协助使用吊环抬臀		□ □ □ □	□ □	外观整洁,无异味 协助生活自理 △协助翻身 △协助使用吊环 协助上下床		□ □ □ □ □	□ □
活动	进行踝泵运动 进行股四头肌运动 主动性膝及髋关节运动 主动性下肢内收外展运动 进行臀肌练习 △侧卧做髋及膝关节活动 坐床沿做膝部伸屈运动站立训练		R□ L□ □ □ □ □ □ □	R□ L□ □ □ □ □ □ □	进行踝泵运动 进行股四头肌运动 主动性膝及髋关节运动 主动性下肢内收外展运动 进行臀肌练习 △侧卧做髋及膝关节活动 坐床沿做膝部伸屈运动		R□ L□ □ □ □ □ □	R□ L□ □ □ □ □ □

【注】△:长期医嘱　√:已执行,完全了解,达到预期结果　×:不了解,需重新指导及追踪　■:需要进一步处理及记录　N:无此需要
　　○:未执行,变异　☆:由医师查核

189

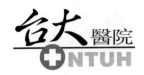

台湾大学医学院附属医院

全股关节置换术(双侧) 临床路径(续)

临床路径代码:0471A

住院日期:_____年_____月_____日

病人名条粘贴处

预定住院天数:13天12夜

		第8天(术后第6日)				第9天(术后第7日)			
			大	白	小		大	白	小
饮食	饮食种类:1.一般 2.治疗 进食情况:1.佳 2.尚可 3.差		—	—		饮食种类:1.一般 2.治疗 进食情况:1.佳 2.尚可 3.差	—	—	
排泄	排尿情况: 1.小便可自解 2.频尿 3.排尿困难 4.单次导尿 时间_____,量_____mL, 　　色质_____ 排便情形:1.有解 　　　　　2.未解,处理_____		—			排尿情况: 1.小便可自解 2.频尿 3.排尿困难 4.单次导尿 时间_____,量_____mL, 　　色质_____ 排便情形:1.有解 　　　　　2.未解,处理_____	—		
护理指导/出院计划	加强指导家属术后照顾技巧 加强协助及指导翻身 协助及指导病人生活自理 指导上下床技巧 协助下床坐轮椅或椅子 指导使用辅助器站立 宣教预防跌倒注意事项		☐ ☐ ☐ ☐ ☐ ☐ ☐			指导病人生活自理 指导上下床方法 指导使用助行器站立 指导使用马桶、坐轮椅或椅子方法 指导日常生活的禁忌姿势 协助下床坐轮椅或椅子 讨论准备加高马桶的重要性	☐ ☐ ☐ ☐ ☐ ☐ ☐		
结果评值	可下床站立 可正确上下床 可正确执行预防跌倒的注意事项		☐ ☐ ☐			体温<37.5℃ 正确认知复健及禁忌动作 可直抬腿 可下床使用马桶且方法正确	☐ ☐ R☐ L☐ ☐		
其他									
签章	大夜班	白班		小夜班		大夜班	白班		小夜班

【注】△:长期医嘱　√:已执行,完全了解,达到预期结果　×:不了解,需重新指导及追踪　▨:需要进一步处理及记录　N:无此需要
○:未执行,变异　☆:由医师查核

台湾大学医学院附属医院

全股关节置换术(双侧) 临床路径(续)

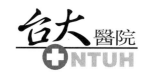

临床路径代码:0471A

住院日期:_____年_____月_____日

病人名条粘贴处

预定住院天数:13天12夜

		第10天(术后第8日) ___年___月___日				第11天(术后第9日) ___年___月___日			
			大	白	小		大	白	小
监测/评估	生命体征 9-3-9 伤口评估—敷料:1.无渗液 2.少量渗液 3.大量渗液 末梢血供: 1.温度:(1)温 (2)冷 2.感觉:(1)正常 (2)麻 3.活动—背屈:(1)可 (2)不可 伤口疼痛评估(0~10分) (指数≥5分处理_____)	R__ L__ R__ L__ R__ L__ R__ L__ R__ L__	□ R__ L__ R__ L__ R__ L__ R__ L__ R__ L__	□ R__ L__ R__ L__ R__ L__ R__ L__	生命体征 9-3-9 伤口评估—敷料:1.无渗液 2.少量渗液 3.大量渗液 末梢血供: 1.温度:(1)温 (2)冷 2.感觉:(1)正常 (2)麻 3.活动—背屈:(1)可 (2)不可 伤口疼痛评估(0~10分) (指数≥5分处理_____)	□ R__ L__ R__ L__ R__ L__ R__ L__	□ R__ L__ R__ L__ R__ L__ R__ L__ R__ L__	□ R__ L__ R__ L__ R__ L__ R__ L__
检验	△血糖	□	□	□	△血糖	□	□	□
药物	依医嘱给药				依医嘱给药			
治疗	△换药 △冰袋冷敷 △热敷		□ □ □	□ □	△换药 △冰袋冷敷 △热敷	□ □	□ □ □	□ □
护理照护	外观整洁,无异味 △协助生活自理 △协助翻身 △协助使用吊环 协助上下床		□ □ □ □ □		外观整洁,无异味 在协助下生活可自理 △协助上下床		□ □ □	
活动	进行踝泵运动 进行股四头肌运动 主动性膝及髋关节运动 主动性下肢内收外展运动 进行臀肌训练 屈曲髋关节<90° △侧卧进行髋膝关节活动 坐床沿进行膝部伸屈运动 下床行走训练:步态 1.稳 2.不稳		R□ L□ □ □ □ □ □ □ □ —	R□ L□ □ □ □ □ □ □ □ —	进行踝泵运动 进行股四头肌运动 主动性膝及髋关节运动 主动性下肢内收外展运动 进行臀肌训练 屈曲髋关节<90° △侧卧进行髋膝关节活动 坐床沿进行膝部伸屈运动 下床行走 △上下楼梯训练		R□ L□ □ □ □ □ □ □ □	R□ L□ □ □ □ □ □ □ □

【注】△:长期医嘱 √:已执行,完全了解,达到预期结果 ×:不了解,需重新指导及追踪 ■:需要进一步处理及记录 N:无此需要
○:未执行,变异 ☆:由医师查核

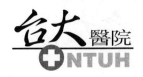

台湾大学医学院附属医院

全股关节置换术(双侧) 临床路径(续)

临床路径代码：0471A

住院日期：_____年_____月_____日

病人名条粘贴处

预定住院天数：13天12夜

		第10天(术后第8日)	大	白	小	第11天(术后第9日)	大	白	小
饮食		饮食种类：1.一般 2.治疗 进食情况：1.佳 2.尚可 3.差	—	—		饮食种类：1.一般 2.治疗 进食情况：1.佳 2.尚可 3.差	—	—	

排泄		排尿情况：
		1.小便可自解
		2.频尿
		3.排尿困难
		4.单次导尿 时间_____，量_____mL，
		  色质_____
		排便情形：1.有解
		          2.未解，处理_____
				—	—	排尿情况：
						1.小便可自解
						2.频尿
						3.排尿困难
						4.单次导尿 时间_____，量_____mL，
						  色质_____
						排便情形：1.有解
						          2.未解，处理_____
								—	—

护理指导/出院计划		指导病人生活自理 指导上下床方法 指导使用助行器行走 指导使用马桶、坐轮椅或椅子方法 指导日常生活的禁忌姿势 协助下床坐轮椅或椅子	☐ ☐ ☐ ☐ ☐ ☐			指导家属术后照顾技巧 指导病人生活自理 再加强指导上下床方法 再指导使用助行器行走方法 再指导使用马桶、坐轮椅或椅子方法 再指导日常生活的禁忌姿势 指导上下楼梯方法 协助下床坐轮椅或椅子 居家护理：1.不需转介 2.需转介	☐ ☐ ☐ ☐ ☐ ☐ ☐ ☐ —		
结果评值		体温＜37.5℃ 可使用助行器下床行走	☐ ☐			体温＜37.5℃ 可使用助行器行走，步态稳	☐ ☐		
其他									
签章		大夜班	白班		小夜班	大夜班	白班		小夜班

【注】△：长期医嘱　√：已执行，完全了解，达到预期结果　×：不了解，需重新指导及追踪　■：需要进一步处理及记录　N：无此需要
　　○：未执行，变异　☆：由医师查核

台湾大学医学院附属医院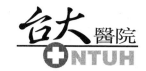

全股关节置换术(双侧) 临床路径(续)

临床路径代码:0471A

病人名条粘贴处

住院日期:_____年_____月_____日　　　　　　　　　预定住院天数:13天12夜

	第12天(术后第10日) ___年___月___日				第13天(术后第11日)(出院日) ___年___月___日		
		大	白	小		大	白
监测/评估	生命体征9-3-9 伤口评估—敷料:1.无渗液 2.少量渗液 　3.大量渗液 末梢血供: 1.温度:(1)温 (2)冷 2.感觉:(1)正常 (2)麻 3.活动—背伸:(1)可 (2)不可 伤口疼痛评估(0~10分) (指数≥5分处理_____)	R__ L__ R__ L__ R__ L__ R__ L__ R__ L__	□ R__ L__ R__ L__ R__ L__ R__ L__	□ R__ L__ R__ L__ R__ L__ R__ L__	生命体征9 am		□
检验	△血糖	□	□	□	△血糖	□	□
药物	依医嘱给药				依医嘱给药		
治疗	△换药 △冰袋冷敷 △热敷		□ □ □	□	△换药 △伤口拆线		□ □
护理照护	外观整洁,无异味 生活自理能力: 　1.行走 　2.进食 　3.更衣 　4.上厕所 　5.沐浴		□ □ □ □ □ □		外观整洁,无异味 生活自理能力: 　1.行走 　2.进食 　3.更衣 　4.上厕所 　5.沐浴		□ □ □ □ □ □
活动	进行踝泵运动 进行股四头肌运动 助动性膝及髋关节运动 助动性下肢内收外展运动 屈曲髋关节<90° △侧卧进行髋膝关节活动 坐床沿进行膝部伸屈运动 下床行走 △上下楼梯		R□ L□ □ □ □ □ □ □ □ □	R□ L□ □ □ □ □ □ □ □ □	确认出院后家居训练: 1.复健运动 2.下床活动		□ □

【注】△:长期医嘱　√:已执行,完全了解,达到预期结果　×:不了解,需重新指导及追踪　■:需要进一步处理及记录　N:无此需要
　　　○:未执行,变异　☆:由医师查核

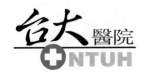

台湾大学医学院附属医院

全股关节置换术(双侧) 临床路径(续)

临床路径代码：0471A

住院日期：_____年_____月_____日

病人名条粘贴处

预定住院天数：13天12夜

		第12天(术后第10日)	大	白	小	第13天(术后第11日)(出院日)	大	白
饮食		饮食种类：1.一般 2.治疗 进食情况：1.佳 2.尚可 3.差		—	—	饮食种类：1.一般 2.治疗 进食情况：1.佳 2.尚可 3.差		—
排泄		排尿情形： 1. 小便可自解 2. 频尿 3. 排尿困难 4. 单次导尿 时间_____，量_____mL， 　色质_____ 排便情形：1. 有解 　　　　　2. 未解,处理_____		—		排尿情形： 1. 小便可自解 2. 频尿 3. 排尿困难 4. 单次导尿 时间_____，量_____mL，色质_____ 排便情形：1. 有解 　　　　　2. 未解,处理_____		—
护理指导/出院计划		再加强指导病人生活自理 再加强指导上下床方法 再指导使用助行器行走 再指导使用马桶、坐轮椅或椅子方法 再指导日常生活的禁忌姿势 再提醒预防跌倒注意事项 居家护理 　1. 不需转介 2. 需转介		☐ ☐ ☐ ☐ ☐ — ☐		出院后的随访指导： 　咨询途径指导 　门诊随访指导 　出院药服用时间、作用的说明 　指导伤口护理 　再提醒居家预防跌倒注意事项 　预约复诊时间 　办理出院手续		☐ ☐ ☐ ☐ ☐ ☐ ☐
结果评值		1. 体温＜37.5℃ 2. 生活可自理		☐ ☐		1. 生命体征稳定,体温＜37.5℃,血液检验数值正常 　（长期医嘱） 2. 可使用助行器下床做日常活动		☐ ☐
其他								
签章		大夜班	白班		小夜班	大夜班		白班

【注】△：长期医嘱　√：已执行,完全了解,达到预期结果　×：不了解,需重新指导及追踪　■：需要进一步处理及记录　N：无此需要
　　　○：未执行,变异　☆：由医师查核

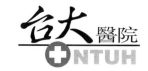

台湾大学医学院附属医院

□ 全膝关节置换术
□ 全髋关节置换术　临床路径

临床路径代码：_____

住院日期：_____年_____月_____日

预定住院天数：10天9夜

病人名条粘贴处

	第1天(术前第1日) ___年___月___日			第2天(手术当日)(术前) ___年___月___日			第2天(手术当日)(术后) ___年___月___日		
	入院时间：_____上午/下午	白	小	送手术室时间：_____上午/下午	大	白	返回病房时间：_____上午/下午	白	小
监测/评估	测量身高、体重 测量生命体征 病史收集 入院护理评估 △自备药回收 留置静脉管路	□ □ □ □ □ □	□ □ □ □ □ □	术前生命体征 完成手术部位标示	□ □	□ □	术后即刻,每1小时,每2小时,每3小时各1次,以后常规监测生命体征 伤口评估—敷料：1.无渗液 　2.少量渗液 3.大量渗液 末梢血供： 1.温度：(1)温 (2)冷 2.感觉：(1)正常 (2)麻 3.活动—背伸：(1)可 (2)不可 △引流管通畅：1.是 2.否 　引流量：白班_____mL 　　　　　小夜班_____mL △引流液性质：1.淡红 　　　　　　2.暗红 3.鲜红 静脉管路通畅：1.是 2.否 注射部位无发炎：1.是 2.否 伤口疼痛评估(0~10分) (指数≥5分处理_____)	─ ─ ─ ─ ─ ─ ─ ─ ─ ─	─ ─ ─ ─ ─ ─ ─ ─ ─ ─
检验	确定检验已进行： 血细胞+血小板计数 肌酐、钠、钾、空腹血糖 心电图 X光片检查：髋或膝关节、胸片 △出血时间测定 凝血功能 血型、备血 尿常规	□ □ □ □ □ □ □ □		△血糖	□	□	△全膝关节置换术：术后膝关节X光片 　全髋关节置换术：术后髋关节骨盆平片 △血糖 △血红蛋白+压积	□ □ □	□ □ □
药物	依医嘱给药			用____放置静脉导管在____(时间) 携带抗生素到手术室备用	□	□	依医嘱给药(含降压药心脏用药及特殊用药) △镇痛泵由手术室带回 △使用镇痛泵 时间_____	□ □	□ □
治疗							△换药 △冰袋冷敷 △输血	□ □ □	□ □ □
护理照护	提醒病人加强手术部位的清洁及全身沐浴、洗头 皮肤准备：以氯己定(洗必泰)清洗患部 提醒手术部位的标示	□ □	□	移除全身饰物及活动性假牙	□	□	每2小时协助翻身 深呼吸、咳嗽 协助床上使用便盆 保持患膝伸直(全膝关节置换术) 保持患肢外展(全髋关节置换术)	□ □ □ □ □	□ □ □ □ □

【注】△：长期医嘱　√：已执行,完全了解,达到预期结果　×：不了解,需重新指导及追踪　√：部分了解,待追踪
　　　■：需要进一步处理及记录　N：无此需要　○：未执行,变异　☆：由医师查核

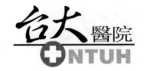

台湾大学医学院附属医院

☐ 全膝关节置换术
☐ 全髋关节置换术　　临床路径（续）

临床路径代码：_____　　　　　　　　　　　　　　　　　病人名条粘贴处

住院日期：_____年_____月_____日　　　预定住院天数：10天9夜

		第1天(术前第1日)	白	小	第2天(手术当日)(术前)	大	白	第2天(手术当日)(术后)	白	小
活动		同住院前活动	☐	☐	如同住院前活动	☐	☐	麻醉方式： 1. 脊椎麻醉，平躺至_____ 2. 全身麻醉 3. 硬膜外麻醉 4. 阻滞麻醉 鼓励进行踝泵运动	— ☐	— ☐
饮食		一般饮食 告知午夜后除用药外禁食	☐ ☐	☐ ☐	禁食	☐	☐	饮食种类：1. 禁食 　　　　　2. 一般饮食 　　　　　3. 治疗饮食 进食情况：1. 禁食　2. 佳 　　　　　3. 尚可　4. 差	— —	— —
排泄		如同住院前的排泄 △甘油灌肠剂	☐	☐ ☐	术前排空膀胱	☐	☐	排尿情况： 1. 留置尿管 2. 术后6~8小时内排尿，自解 时间_____，量_____mL 色质_____ 3. 术后尚未自解，触摸膀胱呈软无尿感 4. 术后尚未自解，膀胱微胀待处理 5. 单次导尿 时间___，量___mL 6. 单次导尿后小便自解 量_____mL	—	—
会诊		△通知麻醉医师进行手术前评估								
护理指导/出院计划		环境介绍 给全膝关节置换术/全髋关节置换术宣教手册并说明内容 说明术前准备 说明术后照顾及回复示教 说明住院中应报告的状况 讨论居家照顾 说明住院天数 观看宣教光碟	☐ ☐ ☐ ☐ ☐ ☐ ☐ ☐	☐	加强术前准备工作	☐	☐	指导家属术后照顾技巧 教导翻身方法 教导病人正确体位 教导禁忌姿势	☐ ☐ ☐ ☐	☐ ☐ ☐ ☐
结果评值		完成所有检查 局部皮肤完整	☐	☐				△未放置尿管者，术后8小时内小便可自解，且膀胱软 病人及家属了解肢体正确体位的重要性 △记录疼痛缓解情形	☐ ☐ ☐	☐ ☐ ☐
其他										
签章		白班		小夜班	大夜班		白班	白班		小夜班

【注】△:长期医嘱　√:已执行,完全了解,达到预期结果　×:不了解,需重新指导及追踪　✓:部分了解,待追踪
　　　■:需要进一步处理及记录　N:无此需要　○:未执行,变异　☆:由医师查核

台湾大学医学院附属医院

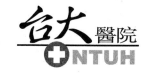

□ 全膝关节置换术
□ 全髋关节置换术   临床路径（续）

病人名条粘贴处

临床路径代码：

住院日期：_____年_____月_____日

预定住院天数：10天9夜

	第3天（术后第1日）	大	白	小	第4天（术后第2日）	大	白	小	第5天（术后第3日）	大	白	小
监测/评估	生命体征 6-9-3-9 伤口评估—敷料：1.无渗液 　　2.少量渗液 3.大量渗液 末梢循环： 1.温度：（1）温 （2）冷 2.感觉：（1）正常 （2）麻 3.活动—背伸： 　（1）可 （2）不可 △引流管通畅：1.是 2.否 引流量：白班 _____mL 　　　小夜班 _____mL 　　　大夜班 _____mL △引流液性质：1.淡红 　　2.暗红 3.鲜红 静脉管路通畅：1.是 2.否 注射部位无发炎： 　　1.是 2.否 伤口疼痛评估（0~10分） （指数≥5分处理_____）	□ — — — — — — — — —	□ — — — — — — — — —	□ — — — — — — — — —	生命体征 6-9-3-9 伤口评估—敷料：1.无渗液 　　2.少量渗液 3.大量渗液 末梢循环： 1.温度：（1）温 （2）冷 2.感觉：（1）正常 （2）麻 3.活动—背伸： 　（1）可 （2）不可 △引流管通畅：1.是 2.否 引流量：白班 _____mL 　　　小夜班 _____mL 　　　大夜班 _____mL △引流液性质：1.淡红 　　2.暗红 3.鲜红 静脉管路通畅：1.是 2.否 注射部位无发炎： 　　1.是 2.否 伤口疼痛评估（0~10分） （指数≥5分处理_____）	□	□	□	生命体征 6-9-3-9 伤口评估—敷料：1.无渗液 　　2.少量渗液 3.大量渗液 末梢循环： 1.温度：（1）温 （2）冷 2.感觉：（1）正常 （2）麻 3.活动—背伸： 　（1）可 （2）不可 △引流管通畅：1.是 2.否 引流量：白班 _____mL 　　　小夜班 _____mL 　　　大夜班 _____mL △引流液性质：1.淡红 　　2.暗红 3.鲜红 静脉管路通畅：1.是 2.否 注射部位无发炎： 　　1.是 2.否 伤口疼痛评估（0~10分） （指数≥5分处理_____）	□ — — — — — — — — —	□ — — — — — — — — —	□ — — — — — — — — —
检验	△血红蛋白+比容 △血糖 △术后X光片	□ □ □			△血红蛋白+比容 △血糖	□ □			△血糖	□		
药物	依医嘱给药				依医嘱给药				依医嘱给药			
转介	△约见康复治疗师	□										
治疗	△换药 △输血 △冰袋冷敷 △热敷	□ □ □ □			△换药 △☆拔除引流管 △冰袋冷敷 △热敷	□ □ □ □			△换药 △☆拔除引流管 △冰袋冷敷 △热敷	□ □ □ □		
护理照护	维持病人外观整洁无异味 △导尿管护理 △膀胱训练 每2小时协助翻身 髋关节置换： △协助床上使用便盆	□ □ □ □			维持病人外观整洁无异味 △导尿管护理 △膀胱训练 每2小时协助翻身 髋关节置换： △协助床上使用便盆	□ □ □ □			维持病人外观整洁无异味 每2小时协助翻身 髋关节置换： △协助床上使用便盆	□ □		

【注】△：长期医嘱　√：已执行，完全了解，达到预期结果　×：不了解，需重新指导及追踪　✓：部分了解，待追踪
■：需要进一步处理及记录　N：无此需要　○：未执行，变异　☆：由医师查核

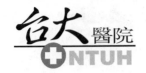

台湾大学医学院附属医院

□ 全膝关节置换术
□ 全髋关节置换术　临床路径（续）

病人名条粘贴处

临床路径代码：

住院日期：＿＿＿＿年＿＿＿＿月＿＿＿＿日　　　预定住院天数：10 天 9 夜

	第 3 天（术后第 1 日）	大	白	小	第 4 天（术后第 2 日）	大	白	小	第 5 天（术后第 3 日）	大	白	小
活动	进行踝泵运动 进行股四头肌运动 膝关节置换： 协助坐床上进行被动性患膝关节运动 屈膝＿＿＿＿度 △持续被动活动＿＿＿＿度 髋关节置换： 被动性膝及髋关节运动 进行臀肌练习	□ □ □ □ □ □ □	□ □ □ □ □ □ □	□ □ □ □ □ □ □	进行踝泵运动 进行股四头肌运动 膝关节置换： 进行被动性患膝关节运动 屈膝＿＿＿＿度 △持续被动活动＿＿＿＿度 髋关节置换： 被动性膝及髋关节运动 进行臀肌练习 屈膝＿＿＿＿度 床头抬高＿＿＿＿度	□ □ □ □ □ □ □ □ □	□ □ □ □ □ □ □ □ □	□ □ □ □ □ □ □ □ □	进行踝泵运动 进行股四头肌运动 膝关节置换： 进行助动性患膝运动 屈膝＿＿＿＿度 △持续被动活动＿＿＿＿度 髋关节置换： 被动性膝及髋关节运动 进行臀肌练习 屈膝＿＿＿＿度 床头抬高＿＿＿＿度	□ □ □ □ □ □ □ □ □	□ □ □ □ □ □ □ □ □	□ □ □ □ □ □ □ □ □
饮食	饮食种类：1. 禁食　2. 一般 　　　　　3. 治疗 进食情形：1. 禁食　2. 佳 　　　　　3. 尚可　4. 差	—	—	—	饮食种类：1. 禁食　2. 一般 　　　　　3. 治疗 进食情形：1. 禁食　2. 佳 　　　　　3. 尚可　4. 差	—	—	—	饮食种类：1. 禁食　2. 一般 　　　　　3. 治疗 进食情形：1. 禁食　2. 佳 　　　　　3. 尚可　4. 差	—	—	—
排泄	排尿情况： 1. 小便可自解 2. 留置尿管：尿量 　大夜班＿＿＿＿mL，色质＿＿＿ 　白班　＿＿＿＿mL，色质＿＿＿ 　小夜班＿＿＿＿mL，色质＿＿＿ 3. 频尿 4. 排尿困难 5. 单次导尿　时间＿＿＿＿ 　　　　　　量＿＿＿＿mL，色质＿＿ 排便情况：1. 有解 2. 未解，处理＿＿＿＿	—	—	—	排尿情况： 1. 小便可自解 2. 导尿管拔除　时间＿＿＿＿ 　（小便自解　时间＿＿＿＿， 　　　　　量＿＿＿＿mL） 3. 频尿 4. 排尿困难 5. 单次导尿　时间＿＿＿＿ 　　　　　　量＿＿＿＿mL，色质＿＿ 6. 重新留置导尿管 排便情况：1. 有解 2. 未解，处理＿＿＿＿	—	—	—	排尿情况： 1. 小便可自解 2. 频尿 3. 排尿困难 4. 单次导尿　时间＿＿＿＿ 　　　　　　量＿＿＿＿mL，色质＿＿ 排便情况：1. 有解 2. 未解，处理＿＿＿＿	—	—	—
护理指导/出院计划	加强指导家属及病人进行复健运动 加强协助及教导翻身 加强正确体位的重要性 指导预防跌倒	□ □ □ □			加强指导家属及病人进行复健运动 加强协助及教导翻身 加强正确体位的重要性 指导预防跌倒	□ □ □ □			加强指导家属及病人进行复健运动 加强协助及教导翻身 协助及指导病患生活自理 准备助行器行走 指导预防跌倒	□ □ □ □ □		
结果评值	△血红蛋白>95 g/L 皮肤完整 △未放置导尿管者小便可自解 △膝关节置换：患膝可弯曲20度 髋关节置换：可进行被动性关节运动 管路无感染体征	□ □ □ □ □ □			△血红蛋白>95 g/L 皮肤完整 △导尿管拔除后8小时内小便可自解 △膝关节置换：患膝可弯曲30度 髋关节置换：可进行被动性关节运动 病人及家属可以了解预防跌倒 管路无感染体征	□ □ □ □ □ □ □			皮肤完整 膝关节置换：患膝可弯曲40度 髋关节置换：可进行助动性关节运动 管路无感染体征	□ □ □ □		
签章	大夜班	白班	小夜班		大夜班	白班	小夜班		大夜班	白班	小夜班	

【注】△：长期医嘱　√：已执行，完全了解，达到预期结果　×：不了解，需重新指导及追踪　√：部分了解，待追踪
　　■：需要进一步处理及记录　N：无此需要　○：未执行，变异　☆：由医师查核

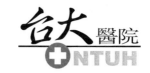

台湾大学医学院附属医院

□ 全膝关节置换术
□ 全髋关节置换术　临床路径（续）

临床路径代码：

住院日期：_____年_____月_____日

预定住院天数：10天9夜

病人名条粘贴处

	第6天（术后第4日）____年____月____日	大	白	小	第7天（术后第5日）____年____月____日	大	白	小	第8天（术后第6日）____年____月____日	大	白	小
监测/评估	生命体征9-3-9 伤口评估—敷料：1.无渗液 　　　2.少量渗液 3.大量渗液 末梢循环： 1.温度：(1)温 (2)冷 2.感觉：(1)正常 (2)麻 3.活动—背伸： 　(1)可 (2)不可 △引流管通畅：1.是 2.否 引流量：白班_____mL 　　　　小夜班_____mL 　　　　大夜班_____mL △引流液性质：1.淡红 　2.暗红 3.鲜红 伤口疼痛评估（0~10分） （指数≥5分处理_____）	__	□	□	生命体征9-3-9 伤口评估—敷料：1.无渗液 　　　2.少量渗液 3.大量渗液 末梢循环： 1.温度：(1)温 (2)冷 2.感觉：(1)正常 (2)麻 3.活动—背伸： 　(1)可 (2)不可 伤口疼痛评估（0~10分） （指数≥5分处理_____）	__	□	□	生命体征9-3-9 伤口评估—敷料：1.无渗液 　　　2.少量渗液 3.大量渗液 末梢循环： 1.温度：(1)温 (2)冷 2.感觉：(1)正常 (2)麻 3.活动—背伸： 　(1)可 (2)不可 伤口疼痛评估（0~10分） （指数≥5分处理_____）	__	□	□
检验	△血糖		□	□	△血糖		□	□	△血糖		□	□
药物	依医嘱给药				依医嘱给药				依医嘱给药			
治疗	△换药 △排除引流管 △冰袋冷敷 △热敷		□□□□	□□□□	△换药 △冰袋冷敷 △热敷		□□□	□□□	△换药 △冰袋冷敷 △热敷		□□□	□□□
护理照护	维持病人外观整洁，无异味 每2小时协助翻身 膝关节置换： 　协助下可生活自理 髋关节置换： △协助床上使用便盆		□	□	膝关节置换： 　外观整洁，无异味 　日常生活可自理 髋关节置换： 　外观整洁，无异味 　协助下进行生活自理 　协助翻身		□	□	膝关节置换： 　外观整洁，无异味 　日常生活可自理 髋关节置换： 　外观整洁，无异味 △协助下可生活自理 △协助翻身 △协助下床		□	□
活动	进行踝泵运动 进行股四头肌运动 膝关节置换： 　进行患膝助动性关节运动 　屈膝_____度 △持续被动活动_____度 髋关节置换： 　助动性膝及髋关节运动 　进行臀肌练习 　屈膝_____度 　床头抬高_____度		□□　□□□　□□	□□　□□□　□□	进行踝泵运动 进行股四头肌运动 膝关节置换： 　进行患膝主动性关节运动 　屈膝_____度 △持续被动活动_____度 　坐床沿 髋关节置换： 　屈曲髋关节＜90度 　侧卧进行髋关节和膝关节活动 　坐床沿进行膝部伸屈运动		□□　□□□□　□□□	□□　□□□□　□□□	进行踝泵运动 进行股四头肌运动 膝关节置换： 　进行患膝主动性运动 　屈膝_____度 △持续被动活动_____度 　协助下床行走：步态 　1.稳 2.不稳 髋关节置换： 　屈曲髋关节＜90度 　侧卧进行髋关节和膝关节活动 　坐床沿进行膝部伸屈运动 　站立训练		□□　□□□□　□□□□	□□　□□□□　□□□□

【注】△：长期医嘱　√：已执行，完全了解，达到预期结果　×：不了解，需重新指导及追踪　✓：部分了解，待追踪
　　　■：需要进一步处理及记录　N：无此需要　○：未执行，变异　☆：由医师查核

199

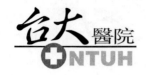

台湾大学医学院附属医院

☐全膝关节置换术
☐全髋关节置换术　临床路径(续)

病人名条粘贴处

临床路径代码：

住院日期：＿＿＿年＿＿＿月＿＿＿日　　　　预定住院天数：10天9夜

		第6天(术后第4日)				第7天(术后第5日)				第8天(术后第6日)			
			大	白	小		大	白	小		大	白	小
饮食		饮食种类：1.禁食 2.一般 3.治疗 进食情形：1.禁食 2.佳 3.尚可 4.差	—	—	—	饮食种类：1.一般 2.治疗 进食情形：1.佳 2.尚可 3.差	—	—	—	饮食种类：1.一般 2.治疗 进食情形：1.佳 2.尚可 3.差	—	—	—
排泄		排尿情况： 1.小便可自解 2.频尿 3.排尿困难 4.单次导尿 时间＿＿＿ 量＿＿＿mL,色质＿＿＿ 排便情况：1.有解 2.未解,处理＿＿＿	—	—	—	排尿情况： 1.小便可自解 2.频尿 3.排尿困难 4.单次导尿 时间＿＿＿ 量＿＿＿mL,色质＿＿＿ 排便情况：1.有解 2.未解,处理＿＿＿	—	—	—	排尿情况： 1.小便可自解 2.频尿 3.排尿困难 4.单次导尿 时间＿＿＿ 量＿＿＿mL,色质＿＿＿ 排便情况：1.有解 2.未解,处理＿＿＿	—	—	—
护理指导/出院计划		评估家属及病人进行康复运动情形 评估及协助翻身 评估及协助病人进行日常生活自理 协助下床坐椅子或轮椅	☐ ☐ ☐ ☐			加强指导家属及病人进行康复运动 协助及指导病人进行生活自理活动 膝关节置换： 　协助下床坐椅子或轮椅 髋关节置换： 　讨论居家准备马桶加高器需要性	☐ ☐ ☐ ☐			加强指导家属及病人进行复健运动 协助及指导病人进行生活自理活动 膝关节置换： 　协助下床坐椅子或轮椅 　教学使用助行器方法 髋关节置换： 　指导上下床技巧 　协助下床坐轮椅	☐ ☐ ☐ ☐ ☐ ☐		
结果评值		坐床沿可直抬腿 膝关节置换： 　患膝可弯50° 髋关节置换： 　可做床上屈膝运动60° 　髋关节屈曲<90°	☐ ☐ ☐ ☐			膝关节置换： 　患膝可弯60° 　患肢可直抬腿 髋关节置换： 　可坐床沿进行关节活动 　患肢可直抬腿	 ☐ ☐ ☐ ☐			体温≤37.5℃ 膝关节置换： 　可下床行走 　患膝可弯70° 髋关节置换： 　可下床站立	☐ ☐ ☐ ☐		
其他													
签章		大夜班	白班		小夜班	大夜班	白班		小夜班	大夜班	白班		小夜班

【注】△：长期医嘱　√：已执行,完全了解,达到预期结果　×：不了解,需重新指导及追踪　√：部分了解,待追踪
　　　■：需要进一步处理及记录　N：无此需要　○：未执行,变异　☆：由医师查核

台湾大学医学院附属医院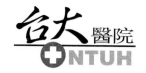

□全膝关节置换术
□全髋关节置换术 临床路径(续)

临床路径代码：　　　　　　　　　　　　　　　　　病人名条粘贴处

住院日期：＿＿＿年＿＿＿月＿＿＿日　　　　预定住院天数：10天9夜

	第9天(术后第7日) ＿＿年＿＿月＿＿日	大	白	小	第10天(术后第8日)(出院日) ＿＿年＿＿月＿＿日	大	白
监测/评估	生命体征 9-3-9 伤口评估—敷料：1.无渗液 2.少量渗液 3.大量渗液 末梢循环： 1.温度：(1)温 (2)冷 2.感觉：(1)正常 (2)麻 3.活动—背伸： 　(1)可 (2)不可 伤口疼痛评估(0~10分)(指数≥5分处理＿＿＿)	□	□	□	生命体征 9 am 伤口疼痛评估(0~10分)(指数≥5分处理＿＿＿)	□	□
检验	△血糖	□	□	□	△血糖	□	□
药物	依医嘱给药				依医嘱给药		
治疗	△换药 △冰袋冷敷 △热敷	□ □ □		□ □ □	△换药 △伤口拆线	□ □	□ □
护理照护	外观整洁、无异味 日常生活可自理：1.行走 　　　　　　　　2.进食 　　　　　　　　3.更衣 　　　　　　　　4.上厕所 　　　　　　　　5.沐浴			□ □ □ □ □ □	外观整洁、无异味 日常生活可自理：1.行走 　　　　　　　　2.进食 　　　　　　　　3.更衣 　　　　　　　　4.上厕所 　　　　　　　　5.沐浴		□ □ □ □ □ □
活动	进行踝泵运动 进行股四头肌运动 膝关节置换： 　进行患膝主动性运动 　屈膝＿＿＿度 　△持续被动活动＿＿＿度 　下床活动 髋关节置换： 　屈曲髋关节＜90度 　侧卧进行髋关节和膝关节活动 　坐床沿进行膝部伸屈运动 　站立训练 　行走训练：步态：1.稳 2.不稳 　上下楼梯训练			□ □ □ □ □ □ □ □ □ □	确认出院后家居训练： 复健运动 下床活动		□
饮食	饮食种类：1.一般 2.治疗 进食情形：1.佳 2.尚可 3.差			＿ ＿	饮食种类：1.一般 2.治疗 进食情形：1.佳 2.尚可 3.差		＿ ＿
排泄	排尿情况： 1.小便可自解 2.频尿 3.排尿困难 4.单次导尿 时间＿＿＿＿ 　量＿＿＿mL，色质＿＿＿ 排便情况：1.有解 　　　　　2.未解，处理＿＿＿			＿	排尿情况： 1.小便可自解 2.频尿 3.排尿困难 4.单次导尿 时间＿＿＿＿ 　量＿＿＿mL，色质＿＿＿ 排便情况：1.有解 　　　　　2.未解，处理＿＿＿		＿

【注】△：长期医嘱 √：已执行，完全了解，达到预期结果 ×：不了解，需重新指导及追踪 ∠：部分了解，待追踪
　　 ▨：需要进一步处理及记录 N：无此需要 ○：未执行，变异 ☆：由医师查核

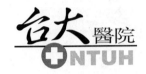

台湾大学医学院附属医院

□全膝关节置换术
□全髋关节置换术 临床路径(续)

病人名条粘贴处

临床路径代码：

住院日期：_____年_____月_____日

预定住院天数：10天9夜

		第9天(术后第7日)	大	白	小	第10天(术后第8日)(出院日)	大	白
护理指导/出院计划		加强指导病人进行生活自理		□		出院后的随访指导：		□
		加强指导上下床方法		□		咨询途径指导		□
		再加强助行器使用方法(包括上下楼梯)		□		门诊随访指导		□
		再加强指导使用马桶、坐轮椅或椅子方法		□		出院药物指导		□
		髋关节置换：				指导伤口护理		□
		指导禁忌姿势		□		预约复诊时间		□
		协助下床坐轮椅		□		办理出院手续		□
		居家护理：		—				
		1. 不需转介						
		2. 需转介						
结果评值		体温 < 37.5℃		□		髋关节置换：		□
		正确认知复健及禁忌动作		□		1. 体温 < 37.5℃		□
		膝关节置换：患膝可弯 90°		□		2. 伤口无发炎现象		□
		髋关节置换：可下床使用助行器行走		□		3. 达成护理指导目标		□
						4. 使用助行器步态稳		□
						膝关节置换：患膝至少可弯 90°		□
其他								
签章		大夜班	白班		小夜班	大夜班		白班

【注】△：长期医嘱　√：已执行,完全了解,达到预期结果　×：不了解,需重新指导及追踪　✓：部分了解,待追踪
　　　■：需要进一步处理及记录　N：无此需要　○：未执行,变异　☆：由医师查核

台大医院泌尿部
临床路径护理篇目录

1. 经尿道前列腺切除术 …………………………………………………………（205）
2. 体外震波碎石术 …………………………………………………………………（209）
3. 输尿管镜取石术 …………………………………………………………………（211）
4. 腹腔镜肾上腺肿瘤切除术 ………………………………………………………（213）

台湾大学医学院附属医院

经尿道前列腺切除术 临床路径

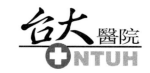

病人名条粘贴处

临床路径代码：

住院日期：_____年_____月_____日   预定住院天数：6 天 5 夜

	第 1 天（术前第 1 天） ___年___月___日			第 2 天（手术当日）___年___月___日 手术方式_____ 麻醉方式_____						
	入院时间：_____am/pm	白	小	送手术室时间：_____	大	白	小	返室时间：_____	白	小
监测/评估	常规测量体温、脉搏、呼吸、血压 ☆凝血功能评估 注射部位评估：1. 正常 2. 浮肿 3. 微红肿 4. 红肿疼痛 排尿情形评估（如附件） 排便状况：1. 顺畅 2. 未解 3. 腹泻 4. 困难	□	□	常规测量体温、脉搏、呼吸、血压 睡眠状态：1. 安睡 2. 间断睡眠 3. 无法入眠 静脉液流通畅：1. 是 2. 否 注射部位评估：1. 正常 2. 浮肿 3. 微红肿 4. 红肿疼痛 排尿情形评估（如附件）	□	□	□	即刻测量体温、脉搏、呼吸、血压，后每 1 小时 1 次 ×1，每 2 小时 1 次 ×1，每 3 小时 1 次 ×3，接着按常规测量生命体征 膀胱冲洗输入/输出量： 白班 _____/_____ 小夜 _____/_____ 水份摄取：白班 _____mL 　　　　　小夜 _____mL 疼痛评估，其疼痛指数（0~10 分） 注射部位评估：1. 正常 2. 浮肿 3. 微红肿 4. 红肿疼痛 排尿情形评估（如附件） 排便状况：1. 顺畅 2. 未解 3. 腹泻 4. 困难	□	□
药物	比沙可啶栓剂（10 mg/片）2 片 睡前 时间_____ 服用抗凝剂：□无 □有			头孢唑啉（1 000 mg/瓶）1 000 mg 术前静脉滴注 时间_____				依医嘱给药		
治疗	置静脉导管_____			置静脉导管时间_____ 术前静脉用药_____时间_____				置三腔导尿管，生理盐水（1 000 mL/瓶）冲洗 △小冲，时间_____ △放松导尿管牵引，时间_____		
检验	确定下列检验是否已执行： 心电图，胸片，腹部平片（肾、输尿管、膀胱），尿液分析，前列腺特异性抗原，血常规，凝血酶原时间/凝血酶时间，餐前血糖，谷草转氨酶，总胆红素，尿素氮，肌酐，钠，钾，氯，钙 □备血浓缩红细胞 1 单位 □尿流率 △尿培养　△出血时间							△血常规 △钠，钾，氯，钙 △尿素氮，肌酐		
术前术后照护	皮肤准备时间_____ 教导填写手术麻醉同意书及回收 鼓励表达关注的事 提供资讯与情绪支持 午夜 12 点后禁食	□ □ □ □ □	□ □ □ □ □	禁食 移除全身附属物 协助更换术衣、纸裤 鼓励表达关注的事 提供资讯与情绪支持	□	□	□	△平躺至_____ 禁食至____进食开始时间____ 减轻疼痛照护 维持管道的通畅 维持舒适卧位 每 2 小时协助翻身&长期医嘱		
护理指导/出院规划	入院护理及环境介绍 给卫生宣教手册及住院流程须知 说明每日治疗重点及预住院日数 安排看录影带 解释术前准备及术后照顾	□	□					术后饮食及饮水指导 尿管留置注意事项说明 给予冲洗记录单并教导正确记录 教导预防下床跌倒		
评值	病人了解住院治疗过程 体温：1. ≤ 37.4℃ 　　　2. 37.5~37.9℃ 　　　3. ≥ 38℃	□	□	术前准备完整 体温：1. ≤ 37.4℃ 　　　2. 37.5~37.9℃ 　　　3. ≥ 38℃	□	□	□	体温：1. ≤ 37.4℃ 　　　2. 37.5~37.9℃ 　　　3. ≥ 38℃ 尿量至少每班 500 毫升以上		□
签章	白班		小夜班	小夜班		大夜班	大夜班	小夜班		大夜班

【注】△：长期医嘱　√：已执行，完全了解，达到预期结果　×：不了解，需重新指导及追踪　∜：部分了解，待追踪
　　　■：需要进一步处理及记录　N：无此需要　○未执行：变异

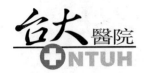

台湾大学医学院附属医院

经尿道前列腺切除术 临床路径（续）

病人名条粘贴处

临床路径代码：

住院日期：_____年_____月_____日　　　　　　　　　　预定住院天数：6天5夜

	第3天(术后第1天)___年___月___日	大	白	小	第4天(术后第2天)___年___月___日	大	白	小
监测／评估	常规测量体温、脉搏、呼吸、血压 膀胱冲洗输入／输出量：大夜____/____ 　　　　　　　　　　　白班____/____ 　　　　　　　　　　　小夜____/____ 水分摄取：大夜____mL 　　　　　白班____mL 　　　　　小夜____mL 睡眠状态：1.安睡　2.间断睡眠　3.无法入眠　____ 疼痛评估，其疼痛指数(0~10分) 注射部位评估：1.正常　2.未解　3.微红肿 　4.红肿疼痛 排尿情形评估(如附件) 排便状况：1.顺畅　2.未解　3.腹泻　4.困难	□	□	□	常规测量体温、脉搏、呼吸、血压 膀胱冲洗输入／输出量：大夜____/____ 　　　　　　　　　　　白班____/____ 　　　　　　　　　　　小夜____/____ 水分摄取：大夜____mL 　　　　　白班____mL 　　　　　小夜____mL 睡眠状态：1.安睡　2.间断睡眠　3.无法入眠　____ 疼痛评估，其疼痛指数(0~10分) 注射部位评估：1.正常　2.未解　3.微红肿 　4.红肿疼痛 排尿情形评估(如附件) 排便状况：1.顺畅　2.未解　3.腹泻　4.困难	□	□	□
药物	依医嘱给药				依医嘱给药			
治疗	置三腔导尿管,生理盐水(1 000 mL/瓶)冲洗 △小冲时间_____ △缩小尿管气囊至_____mL　时间_____ △放松导尿管牵引,时间_____				停止生理盐水(1 000 mL/瓶)冲洗,时间_____ △小冲时间_____ 小冲后拔除尿管时间_____			
术后照护	协助身体清洁、更衣 伤口换药(导尿管护理用四环素类软膏) 减轻疼痛照护 维持管道的通畅 协助下床及轻度活动 鼓励关节活动 避免久坐及过度使用腹力 鼓励表达关注的事 提供资讯与情绪支持	□	□ □ □ □ □ □ □ □ □	□	导尿管护理用四环素类软膏 减轻疼痛照护 维持管道的通畅 下床及轻度活动 避免久坐及过度使用腹力 鼓励表达关注的事 提供资讯与情绪支持	□	□ □ □ □ □ □ □	□
护理指导／出院规划	术后饮食及饮水追踪指导 尿管留置注意事项追踪指导 居家照护指导 排便指导		□ □ □ □		术后饮食及饮水追踪指导 尿管留置注意事项追踪指导 △会阴运动说明 居家照护指导 排便指导		□ □ □ □ □	
评值	体温：1.≤37.4℃　2.37.5~37.9℃　3.≥38℃　____ 无严重血尿 尿量至少每班500 mL以上		□ □		体温：1.≤37.4℃　2.37.5~37.9℃　3.≥38℃　____ 拔管后可自解 无严重血尿 尿量至少每班500 mL以上 水分摄取2 000 mL/天以上		□ □ □ □	
其他								
签章	大夜班　　　　　　　白班　　　　　　　小夜班				大夜班　　　　　　　白班　　　　　　　小夜班			

【注】△:长期医嘱　√:已执行,完全了解,达到预期结果　×:不了解,需重新指导及追踪　√:部分了解,待追踪
　　　■:需要进一步处理及记录　N:无此需要　○未执行:变异

台湾大学医学院附属医院

经尿道前列腺切除术 临床路径(续)

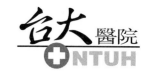

病人名条粘贴处

临床路径代码:

住院日期:_____年_____月_____日   预定住院天数:6天5夜

	第5天(术后第3天)___年___月___日	大	白	小	第6天(术后第4天)___年___月___日	大	白	小
监测/评估	常规测量体温、脉搏、呼吸、血压 膀胱冲洗输入/输出量:大夜____/____ 　　　　　　　　　　白班____/____ 　　　　　　　　　　小夜____/____ 水分摄取:大夜____mL 　　　　　白班____mL 　　　　　小夜____mL 睡眠状态:1.安睡 2.间断睡眠 3.无法入眠 疼痛评估,其疼痛指数(0~10分) 排尿情形评估(如附件) 排便状况:1.顺畅 2.未解 3.腹泻 4.困难	□	□ □ □ 	□ □ □ □ □ □ □	常规测量体温、脉搏、呼吸、血压 水分摄取:大夜____mL 　　　　　白班____mL 睡眠状态:1.安睡 2.间断睡眠 3.无法入眠 疼痛评估,其疼痛指数(0~10分) 排尿情形评估(如附件) 排便状况:1.顺畅 2.未解 3.腹泻 4.困难	□ □ □ ___ □ 	□	□
药物	依医嘱给药				依医嘱给药			
治疗	尿流率 △小冲时间_____ △拔除导尿管时间_____			□ □ □	尿流率			□
术后照护	减轻疼痛照护 避免久坐及过度使用腹力 下床及轻度活动 鼓励表达关注的事 提供资讯与情绪支持	□ □ □ □ □	□ □ □ □ □	□ □ □ □ □	减轻疼痛照护 完全活动(避免剧烈活动) 鼓励表达关注的事 提供资讯与情绪支持	□ □ □ □	□ □ □ □	□ □ □ □
护理指导/出院规划	完成出院护理指导 药物服用指导 门诊追踪指导 通知及说明出院时间及流程 △诊断书申请 △会阴运动追踪指导			□ □ □ □ □ □	完成出院护理指导 药物服用指导 门诊追踪指导 通知及说明出院时间及流程 △诊断书申请 △预约门诊(给预约单) △会阴运动追踪指导			□ □ □ □ □ □ □
评值	体温:1.≤37.4℃ 2.37.5~37.9℃ 3.≥38℃ △拔管后可自解 无严重血尿 尿量至少每班500 mL以上 水分摄取2 000 mL/天以上	□	□ □ □ □ □	□ □ □ □ □	体温:1.≤37.4℃ 2.37.5~37.9℃ 3.≥38℃ 无严重血尿 尿量至少每班500 mL以上 水分摄取2 000 mL/天以上	□	□ □ □ □	□ □ □ □
其他								
签章	大夜班　　　　白班　　　　小夜班				大夜班　　　　白班　　　　小夜班			

【注】△:长期医嘱　√:已执行,完全了解,达到预期结果　×:不了解,需重新指导及追踪　∨:部分了解,待追踪
　　　■:需要进一步处理及记录　N:无此需要　○未执行:变异

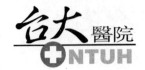

台湾大学医学院附属医院

经尿道前列腺切除术病患排尿情形评估表

病人名条粘贴处

临床路径代码：

日期	时间	尿管置畅	小便自解	尿量>60mL/小时	尿色	膀胱痉挛(0~10分)	尿道口痛(0~10分)	渗尿	尿急	频尿	解尿痛(0~10分)	其他	护士签名

说明：◎膀胱痉挛、尿道口痛、解尿痛请打疼痛指数0~10分。
◎符号「v」代表是、有此现象,「×」代表否、无此现象,「-」代表不适评。
◎小便自解「1」代表自解顺畅、「2」代表尚未自解、「3」代表解尿困难。
◎尿色「1」代表黄色、「2」代表茶色、「3」代表淡红色、「4」代表红色。

台湾大学医学院附属医院

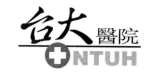

□左
□右 体外震波碎石术 临床路径(续)

病人名条粘贴处

临床路径代码:100060

住院日期:_____年_____月_____日

预定住院天数:3天2夜

	第1天(术前第1天) ___年___月___日				第2天(手术当日) ___年___月___日 手术方式_____ 麻醉方式_____			
	入院时间:_____am/pm		白	小	(术前) 送手术室时间:_____	大	白	小
监测/评估	常规测量体温、脉搏、呼吸、血压		□	□	常规测量体温、脉搏、呼吸、血压	□	□	□
检验	□心电图 □胸片 □尿液分析 □△腹部平片(肾脏、输尿管、膀胱) □△肾脏超声 □血常规 □凝血酶原时间/凝血酶时间 □餐前血糖 □总胆红素、谷草转氨酶、尿素氮、肌酐、钠、钾、氯、钙 □尿酸				□△腹部平片(肾脏、输尿管、膀胱)			
药物/治疗	□置静脉导管时间_____ □△抗生素_____ □静脉内输液:_____ 自备长期用药:□是 □否 药名_____				术前静脉注射头孢唑啉(1 000 mg/瓶)1 000 mg 时间_____ 术前静脉用药____时间_____ 一早服用长期用药:□是 □否 药名:_____			
术前准备	同意书填写及回收 麻醉科访视 告知午夜12点后禁食 比沙可啶栓剂(10 mg/片)2片睡前使用时间_____		□ □ □ □	□ □ □ □	继续禁食 排空膀胱 去除附属物 病历&外院资料齐全	□ □ □ □	□ □ □ □	□ □ □ □
护理指导	1. 环境介绍 2. 术前卫生宣教(配合卫生宣教手册及病人临床路径说明表): (1)说明术后可能有的装置 (2)进食情况,饮水量的重要 (3)早期活动的重要及限制 (4)说明术后疼痛及如何寻求解决		□ □ □ □ □ □	□ □ □ □ □ □	指导: 1. 放松紧张情绪 2. 说明手术方式及术后停留恢复室	□	□	□
结果评值	1. 病人了解住院治疗过程及出院日期 2. 病人了解术前、术后应注意事项		□ □	□ □	术前准备完整	□	□	□
签章	白班	小夜班			大夜班	白班		小夜班

【注】△:长期医嘱 √:已执行,完全了解,达到预期结果 ×:不了解,需重新指导及追踪 ✓:部分了解,待追踪
■:需要进一步处理及记录 N:无此需要 ○未执行:变异

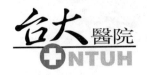

台湾大学医学院附属医院

□左 □右 体外震波碎石术 临床路径(续)

临床路径代码：10060

住院日期：_____年_____月_____日 预定住院天数：3天2夜

病人名条粘贴处

	第1天(手术当日)____年___月___日 手术方式_____ 麻醉方式_____			第3天(术后第1天)(出院日) ____年____月____日		
	(术后) 返院时间：_____	白	小		大	白
监测/评估	生命体征：每2小时测量1次执行1次后按常规测量 　体温、脉搏、呼吸、血压 观察解尿量及性状 尿石：1.有　2.无	□ □	□ □	常规测量体温、脉搏、呼吸、血压 观察解尿量及性状 尿石：1.有　2.无	□ □	□ □
检验				□△腹部平片(肾脏、输尿管、膀胱)		
药物/治疗	依医嘱给药			依医嘱给药		
术后照护	疼痛处理： 　1.微痛但可忍受　2.服药可缓解　3.打针止痛可缓解 进食情况： 　1.喝水无不适　2.已进食无不适　3.恶心、呕吐 解尿： 　1.自解畅，时间_____ 　2.术后6小时内未解 　3.诱尿失败，单次导尿时间_____，量_____mL 给予尿石过滤网	— — — □	— — — □	疼痛处理： 　1.微痛但可忍受　2.服药可缓解　3.打针止痛可缓解 静脉导管：1.留置　2.已拔除时间_____ 有无置放双J管：1.有　2.无	— — —	— — —
护理指导	指导： 1.教导先试喝少量水，若无不适即可吃一般饮食 2.告知可下床活动的时间 3.告知寻求解决疼痛的方法 4.教导饮水量的重要性 5.教导注意观察尿液的颜色及有无尿石排出	□ □ □ □ □	□ □ □ □ □	出院卫生宣教： 1.知道按时服药的重要性及每一种药物服用时间及 　作用 2.知道应求医事项：发烧、血尿、剧烈腰痛 3.告知及卫生宣教双J管的注意事项 4.知道下次门诊时间	□ □ □ □	□ □ □ □
结果评值	术后状态： 1.正常生命现象 2.口服止痛剂可缓解伤口疼痛 3.解尿顺畅 4.轻微血尿	□ □ □ □	□ □ □ □	出院状态： 1.正常生命现象 2.伤口疼痛指数<3 3.可正常进食、排便、解尿 4.无严重血尿	□ □ □ □	□ □ □ □
签章	白班	小夜班		大夜班	白班	

【注】△：长期医嘱　√：已执行，完全了解，达到预期结果　×：不了解，需重新指导及追踪　√：部分了解，待追踪
　　　■：需要进一步处理及记录　N：无此需要　○未执行：变异

台湾大学医学院附属医院

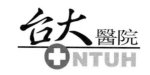

□左
□右 输尿管镜取石术 临床路径

临床路径代码:10070

住院日期:_____年_____月_____日

病人名条粘贴处

预定住院天数:3天2夜

	第1天(术前第1天) ___年___月___日			第3天(手术当日)___年___月___日 手术方式___+□右 □左DJ管 麻醉方式_____			
	入院时间:_____am/pm	白	小	(术前) 送手术室时间:_____	大	白	小
监测/评估	常规测量体温、脉搏、呼吸、血压 注射部位评估: 1. 正常 2. 浮肿 3. 微红肿 4. 红肿疼痛	□ —	□ —	常规测量体温、脉搏、呼吸、血压 睡眠状态:1. 安睡 2. 间断睡眠 3. 无法入眠 静脉导管通畅:1. 是 2. 否 注射部位评估:1. 正常 2. 浮肿 3. 微红肿 4. 红肿疼痛	□ —	□ —	□ —
药物	比沙可啶栓剂(10 mg/片)2片睡前使用时间_____ 依医嘱给药			术前静脉滴注头孢唑啉(1 000 mg/瓶)1 000 mg,时间_____ 术前静脉用药_____时间_____			
检验/治疗	□心电图,胸片,血常规,凝血酶原时间/凝血酶时间 □餐前血糖,血生化,尿液分析 □△肾脏超声 □△腹部平片(肾脏、输尿管、膀胱) □△置静脉导管 时间_____			□△腹部平片(肾脏、输尿管、膀胱) □△肾脏超声 □△置静脉导管 时间_____			
术前准备	△皮肤准备 同意书填写及回收 表达关注与情绪支持 午夜12点后禁食	□ □ □	□ □ □	禁食 移除全身附属物 表达关注与情绪支持 检查病历及外院资料	□ □ □ □	□ □ □ □	□ □ □ □
护理指导	术前卫生宣教(给予结石卫生宣教手册及说明)	□					
出院规划	告知预定出院日期	□					
结果评值及其他	病人了解住院治疗过程 体温:1. ≤ 37.4℃ 2. 37.5~37.9℃ 3. ≥ 38℃	□ —		术前准备完整 体温:1. ≤ 37.4℃ 2. 37.5~37.9℃ 3. ≥ 38℃	□ —	□ —	□ —
签章	白班	小夜班		大夜班	白班		白班

【注】△:长期医嘱 √:已执行,完全了解,达到预期结果 ×:不了解,需重新指导及追踪 √:部分了解,待追踪
■:需要进一步处理及记录 N:无此需要 ○未执行:变异

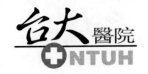

台湾大学医学院附属医院

☐左
☐右 **输尿管镜取石术 临床路径**

临床路径代码：10070

病人名条粘贴处

住院日期：_____年_____月____日   预定住院天数：3 天 2 夜

	第 2 天(手术当日)___年___月___日 手术方式___+☐右___☐左双J管___ 麻醉方式_____			第 3 天(术后第 1 天)(出院日) ___年___月___日			
	（术后） 返室时间：_____am/pm	白	小		大	白	小

监测/评估	即刻测量生命体征,每1小时测量1次×1,每2小时测量1次×1,每3小时测量1次×3,接着按常规测量生命体征
	疼痛评估,其疼痛指数(0~10 分)
	注射部位评估：1. 正常 2. 浮肿 3. 微红肿
	   4. 红肿疼痛
	排尿情形评估：
	  1. 自解
	  2. 导尿管：(1) 畅 (2) 否
	  3. 输尿管导管：(1) 置 (2) 无
	  4. 尿色：(1) 黄 (2) 茶 (3) 橘 (4) 淡红 (5) 红
		☐
		—
		—
		
		☐
			☐
			—
			—
			
			☐
				常规测量体温、脉搏、呼吸、血压
				睡眠状态：1. 安睡 2. 间断睡眠 3. 无法入眠
				疼痛评估,其疼痛指数(0~10 分)
				注射部位评估：1. 正常 2. 浮肿 3. 微红肿
				   4. 红肿疼痛
				排尿情形评估：
				  1. 自解
				  2. 尿管流置：(1) 畅 (2) 否
				  3. 拔除尿管：(1) 置 (2) 无
				  4. 尿色：(1) 黄 (2) 茶 (3) 橘 (4) 淡红 (5) 红
					☐
					—
					—
					
					☐
						☐
						—
						—
						
						☐
							☐
							—
							—
							
							☐

药物	依医嘱给药			依医嘱给药			
检验/治疗	☐△腹部平片(肾脏、输尿管、膀胱) ☐△拔除导尿管 时间_____			☐△腹部平片(肾脏、输尿管、膀胱) ☐△拔除静脉导管 时间_____ ☐△拔除导尿管 时间_____			

术后照护	解尿疼痛处理：
	  1. 微痛但可忍受 2. 服药可缓解
	  3. 打针止痛可缓解
	维持管道的通畅
	表达关注与情绪支持
		—
		☐
		☐
			—
			☐
			☐
				解尿疼痛处理：
				  1. 微痛但可忍受 2. 服药可缓解
				  3. 打针止痛可缓解
				表达关注与支持
					—
					☐
						—
						☐
							—
							☐

护理指导	术后饮食及饮水指导	☐	☐	出院卫生宣教：饮食/药物/应求医事项	☐	☐	☐
出院规划				V.S.同意出院 告知预定出院日期	☐ ☐	☐ ☐	☐ ☐

结果评值及其他	体温：1. ≤ 37.4℃ 2. 37.5~37.9℃ 3. ≥ 38℃
	导尿管不适感：
	  1. 微不适,但可忍受
	  2. 服药后可缓解
	  3. 打针止痛可缓解
	  4. 拔除后可缓解
	△拔除可自解：1. 是 2. 否
		—
		—
			—
			—
				出院状态：
				1. 尿液可自解
				2. 体温：
				  (1) ≤ 37.4℃
				  (2) 37.5~37.9℃
				  (3) ≥ 38℃
				3. 解尿痛经由口服药物可缓解
					☐
					
					☐
					
					☐
						☐
						
						☐
						
						☐
							☐
							
							☐
							
							☐

签章	白班	小夜班		大夜班	白班		白班

【注】△：长期医嘱 √：已执行,完全了解,达到预期结果 ×：不了解,需重新指导及追踪 ╱：部分了解,待追踪
■：需要进一步处理及记录   N：无此需要   ○未执行：变异

台湾大学医学院附属医院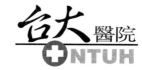

□左侧　□右侧　□双侧　腹腔镜肾上腺肿瘤切除术　临床路径

临床路径代码：　　　　　　　　　　　　　　　　　　　　　　病人名条粘贴处

住院日期：＿＿＿＿年＿＿＿＿月＿＿＿＿日　　　　　预定住院天数：4 天 3 夜

	第 1 天（术前第 1 天） ＿＿年＿＿月＿＿日			第 2 天（手术当日）＿＿年＿＿月＿＿日 手术方式＿＿＿＿　□右　□左　□双侧 麻醉方式＿＿＿＿＿＿＿＿＿＿＿＿＿＿					
	入院时间：＿＿＿＿am/pm	白	小	（术前） 送手术室时间：＿＿＿＿	大	白	小	（术后） 返室时间：＿＿＿＿	白	小
监测评估	常规测量体温、脉搏、呼吸、血压 注射部位评估： 　1. 正常 　2. 浮肿 　3. 微红肿 　4. 红肿疼痛	□ —	□ —	常规测量体温、脉搏、呼吸、血压 睡眠状态：1. 安睡 　　　　　2. 间断睡眠 　　　　　3. 无法入眠 静脉导管通畅：1. 是　2. 否 注射部位评估： 　1. 正常 　2. 浮肿 　3. 微红肿 　4. 红肿疼痛	□ —	□ —	□ —	即刻测量生命体征，每 1 小时测量 1 次 ×1，每 2 小时测量 1 次 ×1，每 3 小时测量 1 次 ×3，接着按常规测量生命体征 疼痛评估，其疼痛指数（0~10 分） 注射部位评估：1. 正常　2. 浮肿 　3. 微红肿　4. 红肿疼痛 伤口敷料渗血：1. 无 　2. ≤ 10 cm 　3. ＞ 10 cm 伤口红肿： 　1. 无　2. 轻微　3. 化脓 意识清醒：1. 有　2. 无	□ —	□ —
药物	长期服用抗高血压药：□有　□无 柠檬酸镁（泻药）(250 mL/瓶) 500 mL 口服 时间＿＿＿＿＿＿			水化用药＿＿＿＿＿＿时间＿＿＿＿＿＿ 术前服用抗高血压药 时间＿＿＿＿＿＿ 带氢化可的松 - 丁二酸钠（注射）(100 mg/瓶)＿＿＿mg 至手术室＿＿＿＿＿＿，时间＿＿＿＿： □是　□否 带头孢唑啉(1 000 mg/瓶) 1 000 mg 至手术室＿＿＿＿＿＿： □是　□否				依医嘱给药		
检验	心电图，胸片，血常规，凝血酶原时间/凝血酶时间，餐前血糖，血生化，尿液分析， 备血：□是　□否 △追踪门诊 CT 片：□是　□否									
治疗	置静脉导管 时间＿＿＿＿＿＿			置静脉导管 时间＿＿＿＿＿＿				△拔除鼻胃管 时间＿＿＿＿＿＿ △拔除导尿管 时间＿＿＿＿＿＿ △伤口换药	□ □ □	□ □ □
术前准备 / 术后照护	△皮肤准备 △自费同意书 △同意书填写及回收 术前卫生宣教	□	□	移除全身附属物 表达关注与情绪支持 检查病历及 X 光片、CT 片	□	□	□	伤口疼痛处理：1. 微痛可热爱 2. 服止痛药可缓解　3. 打止痛针可缓解 维持管道的通畅 表达关注与情绪支持	□	□
活动	无限制			无限制				无限制		
饮食	午夜 12 点后禁食	□	□	插胃管或携带至手术室 禁食				鼻胃管拔除，腹胀：1. 无　2. 有 腹胀：1. 薄荷涂抹后缓解 　　　2. 给药后缓解 呕吐情形：1. 否　2. 是		
排泄	解便：1. 自解　2. 无	—	—					管留置畅：1. 是　2. 否		
结果评值	病人了解住院治疗过程至少说出两种身上可能有的管道 体温：1. ≤ 37.4℃ 　　　2. 37.5~37.9℃ 　　　3. ≥ 38℃	□ —	□ —	术前准备完整 体温：1. ≤ 37.4℃ 　　　2. 37.5~37.9℃ 　　　3. ≥ 38℃	□ —	□ —	□ —	术后状态：1. 正常生命体征 　　　　　2. 正常喝水饮食 伤口疼痛可缓解：1. 否　2. 是 伤口敷料有无渗血污染：1. 无 　2. 有		
签章	白班		小夜班	大夜班		白班		小夜班	白班	小夜班

【注】△：长期医嘱　√：已执行，完全了解，达到预期结果　×：不了解，需重新指导及追踪　√：部分了解，待追踪

　　　　■：需要进一步处理及记录　N：无此需要　○：未执行：变异

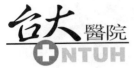

台湾大学医学院附属医院

□左侧　□右侧　□双侧　腹腔镜肾上腺肿瘤切除术　临床路径(续)

临床路径代码：

住院日期：_____年_____月_____日

病人名条粘贴处

预定住院天数：4天3夜

	第3天(术后第1天) ___年___月___日				第4天(术后第2天)(出院日) ___年___月___日			
		大	白	小		大	白	小
监测评估	常规测量体温、脉搏、呼吸、血压 睡眠状态：1.安睡　2.间断睡眠　3.无法入眠 疼痛评估，其疼痛指数(0~10分) 注射部位评估：1.正常　2.浮肿 　　　　　　　3.微红肿　4.红肿疼痛 伤口情形评估： 1.伤口敷料渗血： 　(1)无　(2)≤10 cm　(3)>10 cm 2.伤口红肿：(1)无　(2)轻微　(3)化脓	□ __ __ __ __ __	□ __ __ __ __ __	□ __ __ __ __ __	常规测量体温、脉搏、呼吸、血压 睡眠状态：1.安睡　2.间断睡眠　3.无法入眠 疼痛评估，其疼痛指数(0~10分) 注射部位评估：1.正常　2.浮肿 　　　　　　　3.微红肿　4.红肿疼痛 伤口情形评估： 1.伤口敷料渗血： 　(1)无　(2)≤10 cm　(3)>10 cm 2.伤口红肿：(1)无　(2)轻微　(3)化脓	□ __ __ __ __ __	□ __ __ __ __ __	□ __ __ __ __ __
药物	依医嘱给药				依医嘱给药			
治疗	△拔除静脉留置针_____ △拔除Foley尿管_____ △伤口换药	□ □ □	□ □ □	□ □ □	△拔除静脉留置针_____ △拔除Foley尿管_____ △伤口换药	□ □ □	□ □ □	□ □ □
术后照护	伤口疼痛处理：1.微痛可忍受 　　　　　　　2.服止痛药可缓解 　　　　　　　3.打止痛针可缓解 表达关注与情绪支持 观察伤口愈合情形	__ □ □	__ □ □	__ □ □	伤口疼痛处理：1.微痛可忍受 　　　　　　　2.服止痛药可缓解 　　　　　　　3.打止痛针可缓解 表达关注与情绪支持 观察伤口愈合情形	__ □ □	__ □ □	__ □ □
活动	可下床活动	□	□	□	可下床活动	□	□	□
饮食	清淡饮食				正常饮食			
排泄	保持肠道通畅				保持肠道通畅			
护理指导	出院卫生宣教： 1.告知按时服药重要性、服用时间及作用 2.教导自我监测血压 3.保持伤口干燥并教导换药方法 4.出院后7~10天至门诊拆线	□ □ □ □	□ □ □ □	□ □ □ □	出院卫生宣教： 1.告知按时服药重要性、服用时间及作用 2.教导自我监测血压 3.保持伤口干燥并教导换药方法 4.出院后7~10天至门诊拆线	□ □ □ □	□ □ □ □	□ □ □ □
结果评值	1.出院状态： 2.体温：(1)≤37.4℃ 　　　　(2)37.5~37.9℃ 　　　　(3)≥38℃ 3.伤口疼痛可经由口服药物缓解	__ __ □	__ __ □	__ __ □	出院状态： 1.尿液可自解 2.体温：(1)≤37.4℃ 　　　　(2)37.5~37.9℃ 　　　　(3)≥38℃ 3.伤口疼痛可经由口服药物缓解 4.可回复示教伤口换药方法及药物的作用、 　副作用及自我血压监测方法	__ __ □ □	__ __ □ □	__ __ □ □
签章	大夜班		白班		小夜班	大夜班	白班	小夜班

【注】△：长期医嘱　√：已执行，完全了解，达到预期结果　×：不了解，需重新指导及追踪　✓：部分了解，待追踪
　　　■：需要进一步处理及记录　N：无此需要　○未执行：变异

台大医院耳鼻喉部
临床路径护理篇目录

1. 鼻中隔鼻道成形术 …………………………………………………………（217）
2. 扁桃体剥离切除术 …………………………………………………………（221）
3. 直接喉镜下声带或会厌囊肿摘除术 ………………………………………（223）
4. 内视镜功能鼻窦手术（双侧）………………………………………………（225）

台湾大学医学院附属医院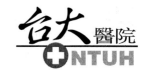

鼻中隔鼻道成形术　临床路径

临床路径代码：0055A0

住院日期：_____年_____月_____日

病人名条粘贴处

预定住院天数：5天4夜

	第1天（术前第1天） ___年___月___日		白	小	第2天（手术当日）　手术方式 □鼻中隔成形术 ___年___月___日　　麻醉方式 □局部麻醉 （术前）	大	白	小
	入院时间： _____am/pm		白	小	送手术室时间： _____am/pm	大	白	小
监测评估	常规生命体征检测：体温、脉搏、呼吸、血压 病人体温＜37.5℃ 病史收集及护理评估		□ □ □	□ □ □	常规生命体征检测：体温、脉搏、呼吸、血压 体温＜37.5℃	□ □	□ □	□ □
检验药物	心电图 胸片 血常规+血小板，空腹血糖，谷草转氨酶，尿素氮，肌酐，钠，钾，凝血酶原时间		□ □ □		静脉导管 时间：_____am/pm 部位：_____ 2.5%葡萄糖溶液 500 mL 1瓶静脉滴注 携带头孢唑啉（1 g）1瓶入手术室		□ □	
活动	自行活动				更换手术衣			
饮食	禁食 时间_____		□		禁食		□	
排泄					排空膀胱		□	
护理照护	手术同意书已填 麻醉同意书已填 检查心电图及胸片齐全		□ □ □		取下身上饰物或活动假牙		□	
护理指导出院规划	环境介绍 解释术前准备及术后护理 说明手术流程及注意事项 告知出院日期		□ □ □ □		鼓励说出担心的事项并给予心理支持		□	
评估其他	入院眼睛视力评估 　左_____ 　右_____		□					
签章	白班	小夜班			大夜班	白班		白班

【注】△：长期医嘱　√：已执行，完全了解，达到预期结果　×：不了解，需重新指导及追踪　■：需要进一步处理及记录
　　　N：无此需要由医师核查

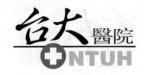

台湾大学医学院附属医院

鼻中隔鼻道成形术 临床路径（续）

临床路径代码：0055A0　　　　　　　　　　　　　　　　　　　　　病人名条粘贴处

住院日期：＿＿＿＿年＿＿＿＿月＿＿＿＿日　　　　　　　　预定住院天数：5天4夜

	第2天(手术当日)			手术方式 □鼻中隔成形术		
	＿＿年＿＿月＿＿日麻醉方式 □局部麻醉			麻醉方式 □局部麻醉		
	（术中）			（术后）		
	入手术室时间：＿＿＿＿＿＿am/pm	白	小	至恢复室时间：＿＿＿＿＿＿am/pm	白	小
监测评估	心电监护 □ | 时间 | 血压 | 心跳 | |---|---|---| | | | | | | | |			| 时间 | 血压 | 心率 | 氧饱和度 | 出血评估 | 签名 | |---|---|---|---|---|---| | | | | | | | | | | | | | | | | | | | | | 出血评估-敷料：1.净 2.微渗 3.快速渗湿 病房接回时间＿＿＿＿		
检验药物	阿托品＿＿＿mg 肌肉注射时间＿＿＿ 地西泮＿＿＿mg 肌肉注射时间＿＿＿ 地西泮＿＿＿mg 静脉点滴时间＿＿＿			术后立即，每1小时1次，每2小时1次，每3小时3次 测生命体征：体温、脉搏、呼吸、血压，之后常规测量 鼻部出血评估：1.净 2.微净 3.快速渗湿 鼻部肿胀：1.轻微 2.中度 3.严重 伤口疼痛指数(0~10分)	□	□
	局部药物时间＿＿＿＿＿＿ 2% 可卡因+肾上腺素(1:1)棉片 肾上腺素+1%利多卡因用于局部麻醉			□ 2.5%葡萄糖溶液 500 mL 1瓶静脉滴注 □ 头孢唑啉（1 g）1瓶每8小时静脉用药2次给药 对乙酰氨基酚（500 mg）1# 一天4次口服 盐酸氯苯丁嗪（25 mg）1片一天4次口服		
活动				活动指导：静卧	□	□
饮食	禁食			1. 禁食4小时至＿＿＿　2. 喝水无不适 3. 已进食无不适　　　4. 恶心、呕吐		
排泄				解尿：1. 自行排尿，时间＿＿＿＿ 　　　2. 术后6小时未排尿 　　　3. 诱导排尿失败，单次导尿时间＿＿＿＿		
护理照护	手术开始时间＿＿＿＿＿ 手术结束时间＿＿＿＿＿ 术后鼻腔内填塞 　凡士林纱布：左＿＿ 右＿＿ 　美乐砂：左＿＿ 右＿＿			伤口疼痛处理：1. 微痛，但可忍受 　　　　　　　2. 服药可缓解 　　　　　　　3. 打止痛针可缓解 鼻外冰敷及指导 更换鼻孔棉球及指导	□ □	□ □
护理指导出院计划				饮食指导：试喝冷开水后再进食一般适温饮食 抬高床头45°休息 术后宣教：用口呼吸，增加水分摄取，勿擤鼻涕，打喷嚏时张口，轻吐口水内渗液，口腔卫生指导	□ □ □	□ □ □
评估其他	术后出血评估-敷料 　无快速渗湿 心率≤100次/分钟 血压>140 mmHg 需告知医生	□		鼻出血评估-敷料： 　无明显出血渗湿 疼痛指数≤4分 术后眼睛评估：对光及手指移动无异常	□ □ □	□ □ □
签章	白班	小夜班		白班	小夜班	

【注】△：长期医嘱　√：已执行，完全了解，达到预期结果　×：不了解，需重新指导及追踪　■：需要进一步处理及记录
　　　N：无此需要由医师核查

台湾大学医学院附属医院

鼻中隔鼻道成形术 临床路径(续)

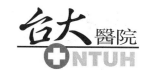

临床路径代码:0055A0

住院日期:_____年_____月_____日

病人名条粘贴处

预定住院天数:5天4夜

	第3天(术后第1天) ___年___月___日				第4天(术后第2天) ___年___月___日			
		大	白	小		大	白	小
监测评估	常规生命体征检测:体温、脉搏、呼吸、血压 体温:1. ≤ 37.4℃ 　　　 2. 37.5~37.9℃ 　　　 3. ≥ 38℃ 鼻部肿胀:1. 轻微 2. 中度 3. 严重 鼻部出血评估:1. 净 2. 微渗 3. 快速渗湿 伤口疼痛指数(0~10分)	□	□	□	常规生命体征检测:体温、脉搏、呼吸、血压 体温:1. ≤ 37.4℃ 　　　 2. 37.5~37.9℃ 　　　 3. ≥ 38℃ 鼻部出血评估:1. 净 2. 微渗 3. 快速渗湿 伤口疼痛指数(0~10分)	□	□	□
药物	头孢氨苄(250 mg)1胶囊每6小时口服 对乙酰氨基酚(500 mg)1片一日4次口服 盐酸氯苯丁嗪(25 mg)1片一日2次口服				对乙酰氨基酚(500 mg)1片一日4次口服 盐酸氯苯丁嗪(25 mg)1片一日2次口服			
活动	自行下床活动		□		自行下床活动		□	
饮食	增加水分摄取 勿食用热食				增加水分摄取 勿食用热食			
排泄	解尿顺畅:1. 是 2. 否____ 排便:1. 有 2. 无____				解尿顺畅:1. 是 2. 否____ 排便:1. 有 2. 无____			
治疗	局部治疗	□	□	□	鼻填塞物取出时间____			
护理照护	留置静脉导管,部位____ 外观____ 伤口疼痛处理: 1. 微痛,但可忍受 2. 服药可缓解 3. 打止痛针可缓解,鼻外冰敷	□	□		留置静脉导管,部位____ 外观____ 鼻外冰敷 伤口疼痛处理:1. 微痛,但可忍受 　　　　　　 2. 服药可缓解 　　　　　　 3. 打止痛针可缓解,鼻外冰敷			
护理指导出院计划	术后宣教: 　用口呼吸 　增加水分摄取 　勿擤鼻涕 　打喷嚏时张口 　轻吐出口内渗液 　口腔卫生指导	□ □ □ □ □			纱布抽出后宣教: 　1. 勿擤鼻涕 　2. 卧床休息	□ □	□ □	□ □
评估其他	鼻出血评估:无快速渗湿 疼痛指数≤4分	□ □	□ □	□ □	鼻出血评估:无快速渗湿 疼痛指数≤4分	□ □	□ □	□ □
签章	大夜班	白班		小夜班	大夜班	白班		小夜班

【注】△:长期医嘱　√:已执行,完全了解,达到预期结果　×:不了解,需重新指导及追踪　■:需要进一步处理及记录
　　　N:无此需要由医师核查

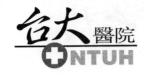

台湾大学医学院附属医院

鼻中隔鼻道成形术 临床路径（续）

临床路径代码：0055A0

住院日期：_____年_____月_____日

病人名条粘贴处

预定住院天数：5天4夜

	第5天（术后第3天）（出院日） ___年___月___日	白	小
监测评估	常规生命体征检测：体温、脉搏、呼吸、血压 体温：1. ≤ 37.4℃ 　　　2. 37.5~37.9℃ 　　　3. ≥ 38℃ 鼻部出血评估：1. 净 2. 微渗 3. 快速渗湿 伤口疼痛指数（0~10分）	□ — — — —	□ — — — —
药物	对乙酰氨基酚（500 mg）1片一日4次口服 盐酸氯苯丁嗪（25 mg）1片一日2次口服		
活动	自行下床活动		□
饮食	正常饮食		□
排泄	解尿顺畅：1. 是 2. 否____ 排便：1. 有 2. 无____		
治疗	局部治疗		□
护理照护	静脉留置管拔除		
护理指导出院规划	出院宣教： 　一个月内避免剧烈运动 　药物服用指导 　紧急就医情况 　给予预约单或加号单 　办理出院手续		□ □ □ □ □
评估其他	鼻出血评估-敷料：无快速渗湿 鼻内填塞物已取出 呼吸规律、平稳 疼痛指数 ≤ 4分 生命体征稳定（体温 ≤ 37.5℃）	□ □ □ □ □	□ □ □ □ □
签章	大夜班	白班	

【注】△：长期医嘱　√：已执行，完全了解，达到预期结果　×：不了解，需重新指导及追踪　■：需要进一步处理及记录
　　　N：无此需由医师核查

台湾大学医学院附属医院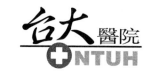

扁桃体剥离切除术 临床路径

临床路径代码：0059A0　　　　　　　　　　　　　　　　　　病人名条粘贴处

住院日期：_____年_____月_____日　　　　　　　　　　　预定住院天数：5天4夜

	第1天（术前第1天）___年___月___日			第2天（手术当日）___年___月___日（术前）			手术方式 □扁桃腺切除术　麻醉方式 □全身麻醉（术后）		
	入院时间：_____am/pm	白	小	送手术室时间：_____am/pm	大	白	返回病房：_____am/pm	白	小
监测评估	常规生命体征检测：体温、脉搏、呼吸、血压 病人体温<37.5℃	□	□	常规生命体征检测：体温、脉搏、呼吸、血压 病人体温<37.5℃	□	□	重要体征每1小时1次，每2小时1次，每3小时1次，后常规体温、脉搏、呼吸、血压 伤口疼痛指数≤4(0~10分) 口水不含血水 确认病人是否清醒，叫醒病人并请病人移动肢体	□ □ □ □	□ □ □ □
检验药物	心电图 胸片 血常规+血小板，谷草转氨酶，尿素氮，肌酐，总胆红素，钠，钾，氯，空腹血糖，凝血酶原时间			静脉导管置入时间：_____ 部位_____ 林格液500 mL静脉点滴 携带头孢唑啉（1 g）1瓶至手术室	□ □		林格液500 mL 2瓶静脉点滴 头孢唑啉1 g每8小时静脉给药2次 △盐酸哌替啶（□50 mg或□25 mg）1安瓿肌内注射（长期医嘱） △泰米杰斯克药片舌下含1片 时间间隔>6小时（长期医嘱） 可待因（30 mg）1片每6小时口服 氧化镁（250 mg）1片每6小时口服		
活动	自行下床活动			换手术衣	□		活动指导：卧床休息	□	□
饮食	禁食时间_____			禁食			1. 禁食4小时至_____ 2. 喝水无不适 3. 已进食无不适 4. 恶心、呕吐	□	□
排泄				排空膀胱			解尿：1. 自行解尿时间_____ 2. 术后6小时未排尿 3. 诱导排尿失败，单次导尿时间_____	□	□
护理照护	手术同意书已填 麻醉同意书已填 检查病历及X光线齐全	□ □ □	□ □ □	更换手术衣 取下身上饰物或活动假牙	□ □	□ □	伤口疼痛处理：1. 微痛，但可忍受 2. 服药可缓解 3. 打止痛针可缓解 颈部冰袋敷用及指导 告知禁食后先试喝冷开水	─ □ □	─ □ □
护理指导出院规划	环境介绍 解释术前准备及术后照顾 说明手术流程及注意事项 告知出院日期			鼓励说出担心事项并给予心理支持	□ □ □ □	□	了解术后饮食指导及宣教： 1. 抬高床头45°休息 2. 卫生指导 3. 血痰，勿用力咳嗽 4. 少说话，多休息 5. 吃冰冷流质饮食	□	□
评估其他	病人了解住院治疗过程及出院日期	□					扁桃腺摘除术后状态： 1. 正常生命体征 2. 伤口无异常出血	□ □	□ □
签章	白班		小夜班	小夜班			白班		大夜班

【注】△：长期医嘱　√：已执行，完全了解，达到预期结果　×：不了解，需重新指导及追踪　■：需要进一步处理及记录
　　　N：无此需要由医师核查

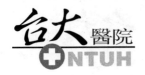

台湾大学医学院附属医院

扁桃体剥离切除术 临床路径(续)

临床路径代码:0059A0

病人名条粘贴处

住院日期：_____年_____月_____日

预定住院天数：5天4夜

		第3天(术后第1天) ___年___月___日				第4天(术后第2天) ___年___月___日				第5天(术后第3天)(出院日) ___年___月___日		
			大	白	小		大	白	小		大	白
监测评估	常规生命体征检测:体温、脉搏、呼吸、血压 体温:1.≤37.4℃ 　　　2.37.5~37.9℃ 　　　3.≥38℃ 疼痛指数(0~10分)		□ ― ― ― ―	□ ― ― ― ―	□ ― ― ― ―	常规生命体征检测:体温、脉搏、呼吸、血压 体温:1.≤37.4℃ 　　　2.37.5~37.9℃ 　　　3.≥38℃ 疼痛指数(0~10分)	□ ― ― ― ―	□ ― ― ― ―	□ ― ― ― ―	常规生命体征检测:体温、脉搏、呼吸、血压 体温:1.≤37.4℃ 　　　2.37.5~37.9℃ 　　　3.≥38℃ 疼痛指数(0~10分)	□ ― ― ― ―	□ ― ― ― ―
药物	可待因(30 mg)1片每6小时口服 氧化镁1片每6小时口服					可待因(30 mg)1片每6小时口服 氧化镁1片每6小时口服				可待因(30 mg)1片每6小时口服 氧化镁1片每6小时口服		
活动	自行下床活动			□		自行下床活动		□		自行下床活动		□
饮食	冷流质饮食					冷流质饮食				冷流质饮食		
排泄	解尿顺畅:1.是 2.否____ 排便:1.有 2.无____					解尿顺畅:1.是 2.否____ 排便:1.有 2.无____				解尿顺畅:1.是 2.否____ 排便:1.有 2.无____		
治疗	局部治疗			□		局部治疗		□		局部治疗		□
术后照护	伤口疼痛处理:1.微痛,但可忍受 2.服药可缓解 　　　　　　3.打止痛针可缓解 了解进食情况: 　1.佳 2.可 3.差		― ― ―			伤口疼痛处理:1.微痛,但可忍受 2.服药可缓解 　　　　　　3.打止痛针可缓解 了解进食情况: 　1.佳 2.可 3.差	― ― ―			伤口疼痛处理:1.微痛,但可忍受 2.服药可缓解 　　　　　　3.打止痛针可缓解 了解进食情况: 　1.佳 2.可 3.差	― ― ―	
护理指导出院规划	饮食指导 鼓励多摄取水分 勿吃粗糙及柑橘等酸味食物 口腔护理指导 勿用力刷牙及漱口(漱口液)			□ □ □ □ □		饮食追踪指导 讨论返家后照顾事宜 转介咨询: 1.不需要 2.需要		□ □ □		出院宣教: 活动/饮食/药物/伤口照顾/应求医事项 告知下次门诊时间,给预约单或加号单 办理出院手续		□ □ □
评估其他	口水不含血水 伤口疼痛指数≤4分		□ □	□ □	□ □	口水不含血水 伤口疼痛指数≤4分	□ □	□ □	□ □	生命体征稳定体温≤37.5℃ 呼吸规则、平顺 伤口疼痛指数≤4分 伤口无出血、感染	□ □ □ □	□ □ □ □
签章	大夜班		白班		小夜班	大夜班		白班	小夜班	大夜班		小夜班

【注】△:长期医嘱　√:已执行,完全了解,达到预期结果　×:不了解,需重新指导及追踪　■:需要进一步处理及记录
　　　N:无此需要由医师核查

台湾大学医学院附属医院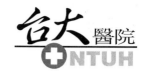

直接喉镜下声带或会厌囊肿摘除术 临床路径

临床路径代码：0055B0

院日期：_____年_____月_____日_____时

病人名条粘贴处

预定住院天数：3天2夜

	第1天 （术前第1天） ___年___月___日				第2天（手术当日） ___年___月___日 手术方式　□直接喉镜下手术 麻醉方式　□全身麻醉			
	住院时间： _____am/pm	白	小		（术前） 送手术时间：_____am/pm	大	白	小
监测评估	常规生命体征检测：体温、脉搏、呼吸、血压 体温：1. ≤ 37.4℃ 　　　2. ≥ 37.5℃并告知医师 病史收集及护理评估	□	□ □		常规生命体征检测：体温、脉搏、呼吸、血压 体温：1. ≤ 37.4℃ 　　　2. ≥ 37.5℃并告知医师 病史收集及护理评估	□	□ □	□
检验药物	确认检验项目：心电图及胸片 血常规＋血小板，钠，钾，氯，总胆红素 凝血酶原时间，谷草转氨酶，尿素氮，肌酐，空腹血糖				静脉导管： 　时间_____ 　部位_____ □乳酸林格液500 mL 静脉滴注			
活动	自行活动				更换手术衣			
饮食	禁食时间_____				禁食			
排泄	术后饮食及饮水指导				确认病人已排空膀胱			
治疗	麻醉访视							
护理照护	手术同意书已填 麻醉同意书已填	□ □			更换手术衣 取下身上用物或活动假牙	□ □		
护理指导出院规划	环境介绍 沐浴、口腔卫生 说明手术流程及注意事项 告知出院日期	□ □ □ □			鼓励说出担心的事项并给予心理支持	□		
评估其他								
签章	白班	小夜班			大夜班	白班		白班

【注】△：长期医嘱　√：已执行，完全了解，达到预期结果　×：不了解，需重新指导及追踪　■：需要进一步处理及记录
　　　N：无此需要由医师核查

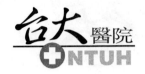

台湾大学医学院附属医院

直接喉镜下声带或会厌囊肿摘除术 临床路径(续)

临床路径代码:0055B0　　　　　　　　　　　　　　　　　　　　病人名条粘贴处

住院日期:_____年_____月_____日　　　　　　预定住院天数:3 天 2 夜

	第 2 天(手术当日) ___年___月___日 手术方式　□直接喉镜下手术 麻醉方式　□全身麻醉			第 3 天 (术后第 1 天)(出院日) ___年___月___日			
	(术后) 返病房	白	小		大	白	小
监测评估	生命体征:每小时测 1 次,每 2 小时测 1 次,每 3 小时测 1 次,之后常规测量体温、脉搏、呼吸、血压 伤口疼痛指数≤ 4 分(0~10 分) 口水: 1. 不含血水 2. 微有血丝 3. 呈血水,告知医师 确认病人是否清醒: 1. 叫唤病人 2. 请病人移动肢体	□ — □	□ — □	常规生命体征检测:体温、脉搏、呼吸、血压 伤口疼痛指数≤ 4 分(0~10 分) 口水: 1. 不含血水 2. 微有血丝 3. 呈血水,告知医师 呼吸状况: 1. 呼吸规则平顺 2. 呼吸急促,告知医师	□ — □	□ — □	□ — □
药物	对乙酰氨基酚(500 mg)1 片一日 4 次口服 头孢氨苄(250 mg)1 片每 6 小时口服 泼尼松龙(5 mg)1 片一日 4 次口服 铝碳酸镁(500 mg)1 片一日 4 次口服			对乙酰氨基酚(500 mg)1 片一日 4 次口服 头孢氨苄(250 mg)1 片每 6 小时口服 泼尼松龙(5 mg)1 片一日 4 次口服 铝碳酸镁(500 mg)1 片一日 4 次口服			
活动	活动指导:卧床休息			自行下床活动		□	
饮食	1. 禁食 4 小时至_____pm 后试喝开水再进食 2. 喝水无不适 3. 已进食无不适 4. 恶心、呕吐		—	食用软食		□	
排泄	小便:1. 已自行解尿时间_____ 　　　2. 未自行解尿		—	正常解尿		□	
治疗	拔除静脉导管时间_____			局部治疗			
护理照护	伤口疼痛处理:1. 微痛,但可忍受 　　　　　　　2. 服药可缓解	—	—	伤口疼痛处理:1. 微痛,但可忍受 　　　　　　　2. 服药可缓解	—	—	—
护理指导出院规划	口腔卫生指导 禁声三天,利用笔谈,多休息 轻吐痰,勿用力咳嗽	□ □ □	□ □ □	出院宣教:禁声 / 饮食 / 药物 告知下次门诊时间给预约单或加号单		□ □	□ □
评估其他	疼痛指数≤ 4 分 伤口无出血	□ □	□ □	生命体征稳定,体温≤ 37℃ 疼痛指数≤ 4 分 呼吸规律、平稳 伤口无出血、感染		□ □ □ □	□ □ □ □
签章	白班	小夜班		大夜班	白班		白班

【注】△:长期医嘱　√:已执行,完全了解,达到预期结果　×:不了解,需重新指导及追踪　■:需要进一步处理及记录
　　　N:无此需要由医师核查

台湾大学医学院附属医院

内视镜功能鼻窦手术(双侧) 临床路径

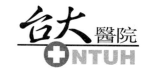

临床路径代码:100080　　　　　　　　　　　　　　　　　　　病人名条粘贴处

住院日期:_____年_____月_____日　　　　　　　　　　预定住院天数:5天4夜

	第1天(术前第1天) ___年___月___日			第2天(手术当日) ___年___月___日				手术方式 □内视镜功能鼻窦手术 麻醉方式 □全身麻醉		
	入院时间:_____	白	小	(术前) 送手术室时间:_____	大	白	小	(术后) 返室时间:_____	白	小
监测评估	常规生命体征检测:体温、脉搏、呼吸、血压 病人体温＜37.5℃ 病史收集及护理评估	□ □ □	□ □	常规生命体征检测:体温、脉搏、呼吸、血压 病人体温＜37.5℃	□ □	□ □	□ □	生命体征每1小时1次,每2小时1次,每3小时1次测体温、脉搏、呼吸、血压,之后常规测量 鼻部出血评估: 　1.净 2.微渗 3.快速渗湿 鼻部肿胀:1.轻微 2.中度 　3.严重 疼痛指数(0~10分) 确认病人是否清醒: 　1.叫醒病人 　2.请病人移动身体	□	□
检验药物	心电图 胸片 血常规+血小板,白细胞分类计数 空腹血糖,谷草转氨酶,总胆红素,尿素氮,肌酐,钠,钾,氯,凝血酶原、凝血激酶			静脉导管时间:_____ 部位____林格液500 mL静脉点滴 携带头孢唑啉(1 g)1瓶至手术室	□ □ □			林格液2瓶静脉点滴 头孢唑啉(1 g)1瓶每8小时静脉给药2次 △盐酸哌替啶 □50 mg或□25 mg肌内注射 对乙酰氨基芬(500 mg)1片一日4次口服 盐酸氯苯丁嗪(25 mg)1片一日2次口服		
活动	自行活动	□		换手术衣		□		活动指导:卧床	□	
饮食	禁食时间_____			禁食		□		1. 禁食4小时至_____ 2. 喝水无不适 3. 已进食无不适 4. 恶心、呕吐	—	—
排泄				排空膀胱		□		解尿:1.自行解尿,时间____ 2. 术后6小时未排尿 3. 诱导排尿失败,单次导尿时间____,量____		
护理照护	手术同意书已填 麻醉同意书已填 检查病历及X光片齐全	□ □ □		更换手术衣 取下身上饰物或活动假牙		□ □		伤口疼痛处理:1.微痛,但可忍受 2.服药可缓解 3.打止痛针可缓解 鼻外冰袋敷用及指导 鼻孔棉球更换及指导	□	□
护理指导出院规划	环境介绍 解释术前准备及术后照顾 说明手术流程及注意事项 告知出院日期	□ □ □		鼓励说出担心事项并给予心理支持	□	□		饮食指导:试喝冷开水后,再进食一般适温饮食 抬高床头45°休息 术后宣教:用口呼吸,增加水分摄取,勿擤鼻涕,打喷嚏时张口,轻吐出口内渗液,口腔卫生指导	□	□
评估其他	入院眼睛视力评估 左___ 右___	□						口鼻出血评估;无快速渗湿 疼痛指数≤4分 术后眼睛评估: 对光及手指移动无异常		
签章	白班		小夜班		大夜班			白班	小夜班	

【注】△:长期医嘱　√:已执行,完全了解,达到预期结果　×:不了解,需重新指导及追踪　■:需进一步处理及记录
　　　N:无此需要由医师核查

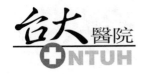

台湾大学医学院附属医院

内视镜功能鼻窦手术(双侧) 临床路径(续)

临床路径代码:100080

住院日期:_____年_____月_____日

病人名条粘贴处

预定住院天数:5天4夜

	第3天(术后第1天) ___年___月___日				第4天(术后第2天) ___年___月___日			
		大	白	小		大	白	小
监测评估	常规生命体征检测:体温、脉搏、呼吸、血压 体温:1.≤37.4℃ 　　　2.37.5~37.9℃ 　　　3.≥38℃ 鼻部肿胀:1.轻微　2.中量　3.严重 鼻部出血评估:1.净　2.微渗　3.快速渗湿 伤口疼痛指数(0~10分)	—	—	—	常规生命体征检测:体温、脉搏、呼吸、血压 体温:1.≤37.4℃ 　　　2.37.5~37.9℃ 　　　3.≥38℃ 鼻部出血评估:1.净　2.微渗　3.快速渗湿 伤口疼痛指数(0~10分)	—	—	—
药物	头孢唑啉(250 mg)1片每6小时口服 对乙酰氨基酚(500 mg)1片一日4次口服 盐酸氯苯丁嗪(25 mg)1片一日2次口服				头孢唑啉(250 mg)1片每6小时口服 对乙酰氨基酚(500 mg)1片一日4次口服 盐酸氯苯丁嗪(25 mg)1片一日2次口服			
活动	自行下床活动		□		自行下床活动		□	
饮食	增加水分摄取,勿喝熟食				增加水分摄取,勿喝熟食		□	
排泄	解尿顺畅:1.是　2.否____ 排便:1.有　2.无____				解尿顺畅:1.是　2.否____ 排便:1.有　2.无____			
治疗	局部治疗	□	□	□	鼻填塞物取出时间____			
护理照护	留置静脉导管,部位____ 外观____ 伤口疼痛处理: 1. 微痛,但可忍受 2. 服药可缓解 3. 打止痛针可缓解 协助身体清洁 鼻外冰敷	—	—	□ —	留置静脉导管,部位____ 外观____ 鼻外冰敷 伤口疼痛处理: 1. 微痛,但可忍受 2. 服药可缓解 3. 打止痛针可缓解	□ —	□ —	□ —
护理指导出院规划	宣教项目: 增加水分摄取,勿喝熟食 维持排便通畅 指导纱布抽出前流泪及自我照顾方法 告知出院日期	□	□	□	纱布抽出后卫生指导: 1. 勿擤鼻涕 2. 卧床休息	□ □	□ □	□ □
评估其他	鼻出血评估:无快速渗湿 疼痛指数≤4分	□ □	□ □	□ □	鼻出血评估:无快速渗湿 疼痛指数≤4分	□ □	□ □	□ □
签章	大夜班		白班		小夜班　　　大夜班　　　白班			小夜班

【注】△:长期医嘱　√:已执行,完全了解,达到预期结果　×:不了解,需重新指导及追踪　■:需要进一步处理及记录
　　　N:无此需要由医师核查

台湾大学医学院附属医院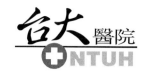

内视镜功能鼻窦手术(双侧) 临床路径(续)

临床路径代码:100080

住院日期:_____年_____月_____日

病人名条粘贴处

预定住院天数:5天4夜

		白	小
	第5天(术后第3天)(出院日) ___年___月___日		
	入院时间: _____am/pm		
监测评估	常规生命体征检测:体温、脉搏、呼吸、血压 体温:1. ≤ 37.4℃ 　　　2.37.5~37.9℃ 　　　3. ≥ 38℃ 鼻部出血评估:1. 净　2. 微渗　3. 快速渗湿 伤口疼痛指数(0~10分)	—	—
药物	对乙酰氨基酚(500 mg)1片一日4次口服 盐酸氯苯丁嗪(25 mg)1片一日2次口服		
活动	自行下床活动	□	
饮食	正常饮食	□	
排泄	解尿顺畅:1. 是　2. 否____ 排便:1. 有　2. 无____		
治疗	局部治疗	□	
护理照护	静脉留置管拔除	□	
护理指导出院规划	出院宣教: 一个月内避免剧烈运动 药物服用指导 紧急就医情况 给予预约单或加号单说明下次门诊时间 办理出院手续	□ □ □ □ □	
评估其他	生命体征稳定(体温≤ 37.5℃) 呼吸规律、平稳 伤口无出血、肿、感染 鼻内填塞物已取出 疼痛指数≤ 4分	□ □ □ □ □	□ □ □ □ □
签章	大夜班	白班	

【注】△:长期医嘱　√:已执行,完全了解,达到预期结果　×:不了解,需重新指导及追踪　■:需要进一步处理及记录
　　　N:无此需要由医师核查

台大医院眼科部
临床路径护理篇目录

1. 晶体囊内外摘除术及人工晶体植入术 …………………………………………（231）
2. 青光眼小梁切除术 ………………………………………………………………（233）
3. 斜视手术 …………………………………………………………………………（236）
4. 甲状腺相关眼病减压术 …………………………………………………………（238）

台湾大学医学院附属医院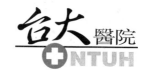

晶体囊内外摘除术及人工晶体植入术 临床路径

临床路径代码：　　　　　　　　　　　　　　　　　　　　　　　　　　　病人名条粘贴处

住院日期：_____年_____月_____日

预定住院天数：3天2夜

	第1天(手术前第1天)____年____月____日			第2天(手术当日)____年____月____日			
	入院时间：_____am/pm	白	小	送手术室时间：_____am/pm 返病房时间：_____am/pm	大	白	小
监测评估	常规生命体征监测 病史收集及护理评估 眼科病史：1.无 2.有,药物_____ 高血压：1.无 2.有,药物_____ 糖尿病：1.无 2.有,药物_____ 血液疾病：1.无 2.有,药物_____ 其他疾病：1.无 2.有,药物_____	☐	☐	常规生命体征监测 术后观察： 　患眼伤口评估 　头痛监测评估 　呕吐监测评估	☐ ☐ ☐ ☐	☐ ☐ ☐ ☐	☐ ☐ ☐ ☐
检查/治疗	确定已执行下列检查： ☆非接触性眼压测定 ☆裂隙灯检查 ☆眼底检查 ☆眼部AB超检查 ☆角膜屈度测定	☐ ☐ ☐ ☐ ☐	☐ ☐ ☐ ☐ ☐				
药物治疗				术前：美多因,术前1滴,时间____ 乙酰唑胺(250 mg/粒)250 mg,口服 对乙酰氨基酚(500 mg/粒)500 mg,口服 氧化镁(250 mg/粒)250 mg,口服 地西泮(5 mg/粒)5 mg 口服术前____ 术后：头孢氨苄(250 mg/片)250 mg,一天4次,口服 对乙酰氨基酚(500 mg/粒)500 mg,一天4次,口服 氧化镁(250 mg/粒)250 mg,一天4次,口服 乙酰唑胺(250 mg/粒)125 mg,一天4次,口服 地西泮(5 mg/粒)5 mg 临睡前,口服			
护理照护	填写手术同意书 填写麻醉同意书 告知病人全身沐浴、洗头 鼓励维持正常活动及饮食 保持大便通畅	☐	☐	术前：术前取下身上用物 送手术室前请病人先排尿 术后：需卧床休息： 　1.否　2.是(平躺健侧) 返室半小时后无呕吐即可开始进食 已进食：1.否　2.是 小便自解：1.否　2.是 伤口敷料渗血：1.否　2.是 患眼剧痛：1.否　2.是	☐	☐	☐
出院规划	完成入院护理评估表 给护理指导资料 解释术前准备、术后照顾 指导深呼吸放松方法 说明手术流程及注意事项	☐	☐	术后提醒避免增加腹压的活动 术后指导起床方式及正确坐姿	☐	☐	☐
结果评价	说明住院过程及出院日期	☐		出院诊断书____份		☐	☐
其他	高血压病人有服用降血压药	☐	☐	另一眼无溢泪或疼痛 体温≤37.5℃			
签章	白班		小夜班	大夜班	白班		白班

【注】△:长期医嘱　√:已执行,完全了解,达到预期结果　√:部分了解,待追踪　■:需要进一步处理及记录　N:无此需要
　　　○未执行:变异　☆由医师核查

231

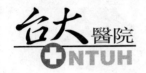

台湾大学医学院附属医院

晶体囊内外摘除术及人工晶体植入术 临床路径(续)

临床路径代码：

住院日期：_____年_____月_____日

病人名条粘贴处

预定住院天数：3天2夜

		第3天(术后第1天)(出院日) ___年___月___日		
			白	小
监测/评估	常规生命体征检测：体温、脉搏、呼吸、血压 术后观察： 　患眼伤口评估 　头痛监测评估 　呕吐监测评估		□ □ □ □	□ □ □ □
检查/治疗	换药(　)每天1次　9am____			
药物治疗	头孢氨苄(250 mg/片)250 mg，一天4次，口服，2天 对乙酰氨基酚(500 mg/粒)500 mg，一天4次，口服，2天 氧化镁(250 mg/粒)250 mg，一天4次，口服，2天 乙酰唑胺(250 mg/粒)125 mg，一天4次，口服，2天 地西泮(5 mg/粒)5 mg，临睡前口服，2天 眼药水 托吡卡胺1滴 一天4次 0.3%爱康明1滴 一天4次 0.1%临得隆1滴 一天4次 目施妥眼药膏　睡前			
护理照护	伤口敷料渗血：1.否　2.是 术后眼胀眼痛：1.否　2.是 点眼药水方法示范 消毒棉制作说明		— — □ □	— — □ □
护理指导	出院护理指导： 说明眼睛照顾须知 预防感染及再出血 药物服用指导及眼药使用次数 咨询服务电话号码 紧急就医状况		□ □ □ □ □	
出院规划	说明下次门诊时间给预约单或加号单 出院诊断书____份		□ □	
结果评价	出院状态： 手术伤口稳定 前房深度良好 无伤口感染迹象 了解正确点眼药水的方法		□ □ □ □	
其他				
签章	大夜班	白班		

【注】△：长期医嘱　√：已执行，完全了解，达到预期结果　√：部分了解，待追踪　■：需要进一步处理及记录　N：无此需要
　　　○未执行：变异　☆由医师核查

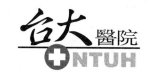

台湾大学医学院附属医院

青光眼小梁切除术　☐局部麻醉　☐全身麻醉　临床路径

病人名条粘贴处

临床路径代码：_____

住院日期：_____年_____月_____日　　　　预定住院天数：6天5夜（术前一天入院）

	第1天(术前第1天)___年___月___日	白	小	第2天(手术当日)___年___月___日	大	白	小
	入院时间：_____am/pm			送手术室时间：_____am/pm 返病房时间：_____am/pm			
监测评估	常规生命体征检测：体温、脉搏、呼吸、血压 病史收集及护理评估 ☐糖尿病：1.未服药　2.有服药 ☐高血压：1.未服药　2.有服药 ☐其他疾病：_____ 1.未服药　2.有服药	☐ ☐ __ __	☐ ☐ __ __	常规生命体征检测：体温、脉搏、呼吸、血压 术后观察： 患眼伤口评估 头痛监测评估 呕吐监测评估 静脉注射部位发炎：1.是　2.否	☐ ☐ ☐ ☐ ☐	☐ ☐ ☐ ☐ ☐	☐ ☐ ☐ ☐ ☐
检查/治疗	双眼眼压测量 每天1次 ☆裂隙灯检查 ☆眼底检查 ☆视野 ☆全麻手术者已于门诊完成 ☐血常规　☐电解质平衡　☐胸片　☐心电图	☐ ☐ ☐ ☐ ☐	☐ ☐ ☐ ☐ ☐	☆双眼的眼压测量 每天1次 ☆裂隙灯检查	☐ ☐	☐ ☐	☐ ☐
药物治疗	☐青光眼(局部)药开妥 ☐非手术眼：			术前：2% 毛果云碱 1滴 时间_____ 全麻　开放静脉通路并接上林格注射液时间 _____ 局麻　对乙酰氨基酚(500 mg/片)500 mg 　　　氧化镁(250 mg/片)250 mg 　　　地西泮(5 mg/片)5 mg 送手术前即服 送开刀： (1) 0.3% 庆大霉素 1支 (2) 4% 倍他米松磷酸钠注射液　1瓶 (3) 目施妥眼药膏 1支 (4) 丝裂霉素(眼科用)(2 mg) 1瓶 术后、止痛药、抗生素(详见医嘱单)			
护理照护	填写手术及麻醉同意书 填麻醉术前访视单 填麻醉基本资料 静脉导管 告知午夜禁食 剪__眼睫毛(第1种病人) 告知病人沐浴及洗头 鼓励维持静态活动及饮食 保持排便通畅 遵医嘱指导病人服用药物(降血压及糖尿病药)或停用抗凝血剂	☐ ☐ ☐ ☐ ☐ ☐ ☐ ☐ ☐ ☐	☐ ☐ ☐ ☐ ☐ ☐ ☐ ☐ ☐ ☐	术前照护 禁食中 备妥胸片、心电图及生化等检查 麻醉基本资料 静脉置管 剪眼睫毛 术前取下身上贵重物品及假牙 送手术室前请病人先排尿 填写手术安全流程检查表 术后照护 伤口敷料渗血：1.无　2.有____cm 患眼疼痛评估：1.不痛　2.微痛　3.剧痛 进食：1.是　2.否 卧姿：1.平躺　2.抬高床头30° 静态活动、正常饮食 小便自解：1.是　2.否	☐ ☐	☐ ☐	☐ ☐
护理指导	完成入院护理评估表 给护理指导资料 说明手术流程、术前准备及术后照顾 指导深呼吸放松方法	☐	☐	保持排便通畅		☐	
出院规划	说明住院流程及出院日期			术后避免增加腹压的活动		☐	
结果评价				体温≤37.5℃ △术后8小时小便自解			
签章	白班	小夜班		大夜班	白班		白班

【注】△：长期医嘱　√：已执行,完全了解,达到预期结果　√：部分了解,待追踪　■：需要进一步处理及记录　N：无此需要
〇未执行：变异　☆由医师核查　A：全身麻醉

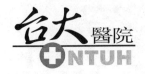

台湾大学医学院附属医院

青光眼小梁切除术　□局部麻醉　临床路径
　　　　　　　　　　　□全身麻醉

临床路径代码：

住院日期：_____年_____月_____日　　　　**预定住院天数：6 天 5 夜（术前一天入院）**

病人名条粘贴处

	第 3 天(术后第 1 天)___年___月___日	大	白	小	第 4 天(术后第 2 天)___年___月___日	大	白	小
监测评估	常规生命体征检测：体温、脉搏、呼吸、血压 术后观察： 患眼伤口评估 头痛监测评估 呕吐监测评估 静脉注射部位发炎 1.是　2.否		□ □ □ □ □ □	□ □ □ □ □ □	常规生命体征检测：体温、脉搏、呼吸、血压 术后观察： 患眼伤口评估 头痛监测评估 呕吐监测评估 静脉注射部位发炎 1.是　2.否	□ □ □ □ □ □	□ □ □ □ □ □	□ □ □ □ □ □
检查	☆双眼眼压测量　每天 1 次 ☆裂隙灯检查 ☆伤口换药		□ □ □	□ □ □	☆双眼眼压测量　每天 1 次 ☆裂隙灯检查 ☆伤口换药	□ □ □	□ □ □	□ □ □
药物治疗	头孢氨苄（250 mg/片）250 mg，一天 4 次，口服，5 天 对乙酰氨基酚（500 mg/片）500 mg，一天 4 次，口服，5 天 氧化镁（250 mg/片）250 mg，一天 4 次，口服，5 天 地西泮（5 mg/片）5 mg，睡前口服，5 天 眼药水 托吡卡胺 1 滴，每天 4 次 0.3% 庆大霉素 1 滴，每天 4 次 0.1% 临得隆 1 滴，每天 4 次 目施妥眼药膏　睡前 非术眼：_____ 其他_____				头孢氨苄（250 mg/片）250 mg，一天 4 次，口服，5 天 对乙酰氨基酚（500 mg/片）500 mg，一天 4 次，口服，5 天 氧化镁（250 mg/片）250 mg，一天 4 次，口服，5 天 地西泮（5 mg/片）5 mg，睡前口服，5 天 眼药水 托吡卡胺 1 滴，每天 4 次 0.3% 庆大霉素 1 滴，每天 4 次 0.1% 临得隆 1 滴，每天 4 次 目施妥眼药膏　睡前 非术眼：_____ 其他_____			
护理照顾	伤口敷料渗血：1.无　2.有____cm 患眼疼痛评估：1.不痛　2.微痛　3.剧痛 进食：1.是　2.否 卧姿：1.平躺　2.抬高床头 30° 静态活动、正常饮食 小便自解：1.是　2.否		□	□	静态活动：正常饮食 卧姿：1.平躺　2.抬高床头 30° 患眼伤口敷料渗血：1.无　2.有____cm 患眼疼痛评估：1.不痛　2.微痛　3.剧痛	□ □ □ □	□ □ □ □	□ □ □ □
护理指导	保持排便通畅		□	□	避免腹压增加的活动 保持排便通畅 保持规律生活避免压力及过度劳累 维持安静环境避免强光 预防感染及再出血 点眼药方法指导 消毒棉制作说明	□ □ □ □ □ □ □	□ □ □ □ □ □ □	□ □ □ □ □ □ □
出院规划	术后避免增加腹压的活动 伤口自我护理，避免感染		□ □	□ □	术后避免增加腹压的活动 伤口自我护理，避免感染	□ □	□ □	□ □
结果评价	体温 ≤ 37.5℃ 正常进食；正解卧姿		□ □	□ □	体温 ≤ 37.5℃ 了解点眼药水方法 了解消毒棉制作 了解药物用法及注意事项	□ □ □ □	□ □ □ □	□ □ □ □
签章	大夜班	白班		小夜班	大夜班	白班		小夜班

【注】△：长期医嘱　　√：已执行，完全了解，达到预期结果　　√：部分了解，待追踪　　▇：需要进一步处理及记录　　N：无此需要
○未执行：变异　　☆由医师核查　　A：全身麻醉

234

台湾大学医学院附属医院

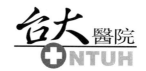

青光眼小梁切除术　☐局部麻醉　临床路径(续)
　　　　　　　　　　　☐全身麻醉

临床路径代码：　　　　　　　　　　　　　　　　　　病人名条粘贴处

住院日期：＿＿＿年＿＿＿月＿＿＿日　　　预定住院天数：6天5夜(术前一天入院)

	第5天(术后第3天) ___年___月___日	大	白	小	第6天(术后第4天)(出院日) ___年___月___日	大	白
监测/评估	常规生命体征检测：体温、脉搏、呼吸、血压 患眼伤口评估	☐	☐	☐	常规生命体征检测：体温、脉搏、呼吸、血压 患眼伤口评估	☐	☐
检查	☆双眼眼压测量　每天1次 ☆裂隙灯检查 ☆伤口换药	☐ ☐ ☐	☐ ☐ ☐	☐ ☐ ☐	☆双眼眼压测量　每天1次 ☆裂隙灯检查 ☆伤口换药	☐ ☐ ☐	☐ ☐ ☐
药物治疗	头孢氨苄(250 mg/片)250 mg,一天4次,口服,5天 对乙酰氨基酚(500 mg/片)500 mg,一天4次,口服,5天 氧化镁(250 mg/片)250 mg,一天4次,口服,5天 地西泮(5 mg/片)5 mg,睡前口服,5天 眼药水 托吡卡胺1滴,每天4次 0.3%庆大霉素1滴,每天4次 0.1%临得隆1滴,每天4次 目施妥眼药膏　睡前 非术眼：＿＿＿＿ 其他＿＿＿＿				头孢氨苄(250 mg/片)250 mg,一天4次,口服,5天 对乙酰氨基酚(500 mg/片)500 mg,一天4次,口服,5天 氧化镁(250 mg/片)250 mg,一天4次,口服,5天 地西泮(5 mg/片)5 mg,睡前口服,5天 眼药水 托吡卡胺1滴,每天4次 0.3%庆大霉素1滴,每天4次 0.1%临得隆1滴,每天4次 目施妥眼药膏　睡前 非术眼：＿＿＿＿ 其他＿＿＿＿		
护理照顾	静态活动：正常饮食 卧姿：1.平躺　2.抬高床头30° 患眼伤口敷料渗血：1.无　2.有＿＿＿cm 患眼疼痛评估：1.不痛　2.微痛　3.剧痛	☐	☐	☐	静态活动：正常饮食 卧姿：1.平躺　2.抬高床头30° 患眼伤口敷料渗血：1.无　2.有＿＿＿cm 患眼疼痛评估：1.不痛　2.微痛　3.剧痛	☐	☐
护理指导	说明出院后眼睛照顾须知 点眼药水方法指导 消毒棉制作说明 勿用手揉患眼 药物服用指导	☐	☐	☐	说明出院后眼睛照顾须知 预防感染及再出血 点眼药水方法指导 药物服用指导 咨询服务电话号码 紧急就医状况	☐ ☐ ☐ ☐ ☐ ☐	☐ ☐ ☐ ☐ ☐ ☐
出院规划	准备出院药物 出院诊断书＿＿＿份 术后避免增加腹压的活动 自我照顾注意事项 避免伤口感染、不要用手揉眼睛 用物准备与说明	☐ ☐ ☐ ☐ ☐ ☐	☐ ☐ ☐ ☐ ☐ ☐		准备出院药物 出院诊断书＿＿＿份 术后避免增加腹压的活动 自我照顾注意事项 避免伤口感染、不要用手揉眼睛 用物准备与说明	☐ ☐ ☐ ☐ ☐ ☐	☐ ☐ ☐ ☐ ☐ ☐
结果评价	体温≤37.5℃ 点眼药水方法反馈 消毒棉制作反馈	☐ ☐ ☐	☐ ☐ ☐		出院状态： ☆手术伤口稳定 ☆无眼内感染迹象 ☆前房深度良好 了解正确点眼药的方法 患眼无严重疼痛	☐ ☐ ☐ ☐ ☐	☐ ☐ ☐ ☐ ☐
其他							
签章	大夜班	白班		小夜班	大夜班	白班	白班

【注】△：长期医嘱　√：已执行,完全了解,达到预期结果　√：部分了解,待追踪　■：需要进一步处理及记录　N：无此需要
○未执行：变异　☆由医师核查　A：全身麻醉

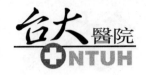

台湾大学医学院附属医院

斜视手术 □全身麻醉 / □局部麻醉 临床路径

临床路径代码：_____

住院日期：____年____月____日　　　预定住院天数：3天2夜（术前一天入院）

病人名条粘贴处

	第1天（术前第1天） ____年____月____日			第2天（手术当日） ____年____月____日			
	入院时间：_____am/pm	白	小		大	白	小
监测/评估	常规生命体征检测：体温、脉搏、呼吸、血压 病史收集及护理评估 □先天疾病：_____ □糖尿病：1. 未服药　2. 有服药 □高血压：1. 未服药　2. 有服药 □其他疾病：_____ 1. 未服药　2. 有服药	□ □	□ □	术后观察： □局麻：术前及术后1小时 □全麻：每1、2、3、3、3小时 常规生命体征检测：体温、脉搏、呼吸、血压 头痛评估：1.有　2.无 呕吐评估：1.有　2.无 □左　□右　□双眼伤　□评估 静脉注射部位发炎：1.是　2.否	□ □	□ □	□ □
检查/治疗	确定检验已执行： ☆全麻抽血　□心电图　□胸片 　　　　　　□血常规，电解质 ☆斜视检查 ☆三棱镜检查（4岁以上） ☆眼肌协调检查 ☆散瞳 ☆电脑验光（1岁以上） ☆（以下请就1或2选一勾选） 　1. 融像、立体感检查 　2. 弱视检查 △DBR检查（4岁以上） △复视检查 △依医嘱给予特殊药物如：_____	□	□	全麻术前： 1. 静脉置管（6岁以下请用小儿留置针）& 格林液 500 mL 　时间____ 2. 盐酸四环素 1 支与病历 局麻术前： 1. 对乙酰氨基酚 (500 mg/tab) 500 mg、氧化镁 (250 mg/tab) 250 mg、 　地西泮 (5 mg/tab) 5 mg 术前____ 2. 四环素眼膏 1 支与病历 术后口服药： 头孢氨苄、布洛芬、氧化镁、地西泮、布洛芬 术后眼药： 荷福泰松滴眼药，四环素眼膏			
护理照顾	填手术及麻醉同意书 填麻醉访视单 全麻填麻醉基本资料 全麻静脉置管 全麻通知禁食 △剪眼睫毛：____眼（第一台手术小夜班剪眼睫毛）	□ □ □ □ □	□ □ □ □ □	术前：△剪眼睫毛：____眼 全麻确认病人空腹 全麻术前已置静脉导管 心电图、X光片、基础麻醉护理 取下身上用物 送手术室前请病人先排尿 术后：____眼疼痛评估： 　1. 微痛　2. 服药缓解 ____眼伤口评估： 　1. 无渗血　2. 有渗血____cm 小便自解：1. 否　2. 是 已进食：1. 否　2. 是	□ □ □ □ □	□ □ □ □ □	□ □ □ □ □
护理指导	完成入院护理评估表 给护理指导资料、住院流程表 说明手术流程及术前准备术后照顾	□ □ □	□ □ □	不可用手揉眼睛		□	□
出院规划	说明住院流程及出院日期	□	□	出院诊断书____份			
结果评价				体温 ≤ 37.5℃ 健侧眼无溢泪或剧痛		□ □	□ □
其他							
签章	白班	小夜班		大夜班	白班		小夜班

【注】△：长期医嘱　√：已执行，完全了解，达到预期结果　ⱴ：部分了解，待追踪　■：需要进一步处理及记录　N：无此需要
　　　○未执行：变异　☆由医师核查　A：全身麻醉

台湾大学医学院附属医院

斜视手术 ☐全身麻醉 / ☐局部麻醉 临床路径

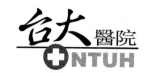

临床路径代码：_____

住院日期：_____年_____月_____日

病人名条粘贴处

预定住院天数：3天2夜（术前一天入院）

	第3天(术后第1天)(出院日) ___年___月___日		
	入院时间：_____am/pm	大	白
监测/评估	术后观察： 常规生命体征检测：体温、脉搏、呼吸、血压 头痛评估：1.有 2.无 呕吐评估：1.有 2.无 患眼伤口评估	☐ — — ☐	☐ — — ☐
检查/治疗	换药每天1次 出院用药 儿童： ☐头孢氨苄(125 mg/5 mL)mL 一天4次 口服 2天 ☐布洛芬(20 mg/1 mL)mL 一天4次 口服 2天 成人： ☐头孢氨苄(250 mg/胶囊)250 mL 一天4次 口服 2天 ☐对乙酰氨基酚(500 mg/片)500 mL 一天4次 口服 2天 ☐氧化镁(250 mg/片)250 mg 一天4次 口服 2天 ☐荷福泰松点眼液( )1滴一天4次 ☐四环素眼膏( )1滴		
护理照顾	____眼疼痛评估： 1.微痛 2.服药缓解 ____眼伤口评估： 1.无渗血 2.有渗血____cm 小便自解：1.否 2.是 已进食：1.否 2.是 点眼药方法指导 药物服用指导	— — — — ☐ ☐	
护理指导	出院宣教： 点眼药指导回复示教 药物服用指导 咨询服务电话号码 紧急就医状况	☐ ☐ ☐ ☐	
出院规划	说明复诊时间及给予加号单出院诊断书____份	☐	
结果评价	出院状态： 手术伤口稳定 伤口无感染迹象 了解正确点眼药方法 患眼无严重疼痛	☐ ☐ ☐ ☐	
其他			
签章	白班	小夜班	

【注】△：长期医嘱 √：已执行,完全了解,达到预期结果 ✓：部分了解,待追踪 ■：需要进一步处理及记录 N：无此需要
○未执行：变异 ☆由医师核查 A：全身麻醉

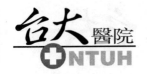

台湾大学医学院附属医院

甲状腺相关眼病减压术 临床路径

临床路径代码：_____

住院日期：_____年_____月_____日

病人名条粘贴处

预定住院天数：8天7夜（术前一天入院）

		第1天（术前第1天） ___年___月___日			第2天（手术当日） ___年___月___日			
		入院时间：_____am/pm	白	小		大	白	小
监测/评估		常规生命体征监测：体温、脉搏、呼吸、血压	□	□	常规生命体征监测：体温、脉搏、呼吸、血压	□	□	□
		病史收集及护理评估	□	□	术后观察：			
		□糖尿病：1.无 2.有服药	__	__	患眼伤口评估	□	□	□
		□高血压：1.无 2.有服药	__	__	头痛监测评估	□	□	□
		其他疾病：____：1.无 2.有服药	__	__	静脉注射部位发炎 1.是 2.否	__	__	__
检验		视力检查		□				
		☆裂隙灯、眼底检查		□				
		☆眼球突出度检查、眼睑与瞳孔距离评估		□				
		完成：□血常规 □电解质 □心电图	□	□				
药物治疗		内科药自服			大量点滴静脉注射： 乳酸格林液500 mL静脉点滴 时间_____(am/pm)	□	□	□
护理照顾		静脉置管		□	手术前照护：			
		填手术及麻醉同意书、麻醉基本资料		□	1. 禁食，可依医嘱给特殊口服药物，如降压药	□	□	□
		准备心电图、胸片及生化检查		□	2. 检查静脉导管通畅	□	□	□
		告知病人沐浴及洗头		□	3. 填写手术流程查检表		□	
		告知术后双眼纱布加压包扎、冰敷使用3天，预防跌倒		□	4. 更换手术衣取下身上物品	□	□	
		正常饮食午夜12点后禁食（包含食物、水）		□	5. 送手术室前请病人排尿	□		
		指导深呼吸放松方法		□	手术后照护：			
					呕吐情形 1.是 2.否			
					患眼伤口敷料渗血：1.无 2.有_____cm			
					患眼疼痛评估：1.不痛 2.微痛 3.剧痛			
					小便自解：1.是 2.否			
护理指导		完成入院护理评估住院及手术流程及术前、后注意事项	□	□	1. 建议病人抬头抬高姿势（抬高床头40°）	□	□	□
		给甲状腺相关眼病护理指导资料宣教本、住院流程表		□	2. 维持伤口压迫包扎		□	□
		指导术后尽量不可擤鼻涕避免出血		□	3. 冰敷手术眼（1天）			
出院规划		说明住院流程及出院日期		□	1. 预防感染及再出血	□	□	□
		出院诊断书_____份		□	2. 协助更换手术衣及身体、床铺整洁		□	
结果评价		能完成身体清洁		□	体温≤37.5℃		□	
		能说出手术前、手术后注意事项		□	术后8小时小便自解		□	□
其他								
签单		白班		小夜班	大夜班		白班	小夜班

【注】△：长期医嘱　√：已执行，完全了解，达到预期结果　√：部分了解，待追踪　■：需要进一步处理及记录　N：无此需要
　　　○未执行：变异　☆由医师核查　A：全身麻醉

台湾大学医学院附属医院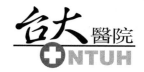

甲状腺相关眼病减压术 全身麻醉 临床路径(续)

临床路径代码：　　　　　　　　　　　　　　　　　　　　　　　　病人名条粘贴处

住院日期：＿＿＿＿年＿＿＿月＿＿＿日　　　　　　预定住院天数：8天7夜(术前一天入院)

	第3天(术后第1天) ＿＿年＿＿月＿＿日				第4天(术后第2天) ＿＿年＿＿月＿＿日			
		大	白	小		大	白	小
监测/评估	常规生命体征监测：体温、脉搏、呼吸、血压 患眼伤口疼痛评估 静脉注射部位发炎：1.是 2.否	☐ ☐ —	☐ ☐ —	☐ ☐ —	常规生命体征监测：体温、脉搏、呼吸、血压 患眼伤口疼痛评估 静脉注射部位发炎：1.是 2.否	☐ ☐ —	☐ ☐ —	☐ ☐ —
检查	☆瞳孔反射检查 ☆换药		☐ ☐					
药物治疗	头孢唑啉(500 mg/瓶)500 mg 静脉推注每8小时 1次 5天 氧化镁(250 mg/片)250 mg 一天4次口服 双氧芬酸钠(100 mg/片)100 mg 每天1次口服 布克利嗪(抗组胺药)(25 mg/片)一天2次口服 泼尼松(5 mg/片)5 mg 一天2次口服 地西泮(5 mg/片)5 mg 睡前口服 氟米龙溶液1滴( )一天4次维持如果眼压改变 地塞米溶液1滴( )一天4次维持如果眼压改变	☐	☐	☐	头孢唑啉(500 mg/瓶)500 mg 静脉推注每8小时 1次 5天 氧化镁(250 mg/片)250 mg 一天4次口服 双氧芬酸钠(100 mg/片)100 mg 每天1次口服 布克利嗪(抗组胺药)(25 mg/片)一天2次口服 泼尼松(5 mg/片)5 mg 一天2次口服 地西泮(5 mg/片)5 mg 睡前口服 氟米龙溶液1滴( )一天4次维持如果眼压改变 地塞米溶液1滴( )一天4次维持如果眼压改变	☐	☐	☐
护理照顾	呕吐情形：1.是 2.否 进食情形：1.未进食 2.食量不佳 3.进食量佳 患眼伤口敷料渗血：1.无 2.有＿＿＿＿cm 患眼疼痛评估：1.不痛 2.微痛 3.剧痛 小便自解：1.是 2.否	— — — — —	— — — — —	— — — — —	呕吐情形：1.是 2.否 进食情形：1.未进食 2.食量不佳 3.进食量佳 患眼伤口敷料渗血：1.无 2.有＿＿＿＿cm 患眼疼痛评估：1.不痛 2.微痛 3.剧痛 小便自解：1.是 2.否	— — — — —	— — — — —	— — — — —
护理指导	1. 手术后第一天由医师换药后开始点药或保持伤口加压包扎观察到第3天(不再拆下敷料换药) 2. 心理支持，预防跌倒 3. 冰敷手术眼(2天)	— — —	— — —	— — —	1. 冰敷手术眼(3天) 2. 心理支持，预防跌倒 3. 双眼伤口纱布压迫包扎暂不换药	— — —	— — —	— — —
出院计划	告知如何预防感染及避免再出血	☐	☐	☐	预防感染及再出血	☐	☐	☐
结果评价	体温≤37.5℃	☐	☐	☐	体温≤37.5℃ 能说出如何预防感染，及避免再出血	☐	☐	☐
其他								
签章	大夜班	白班		小夜班	大夜班	白班		小夜班

【注】△：长期医嘱　√：已执行，完全了解，达到预期结果　✓：部分了解，待追踪　■：需要进一步处理及记录　N：无此需要
○未执行：变异　☆由医师核查　A：全身麻醉

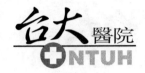

台湾大学医学院附属医院

甲状腺相关眼病减压术 全身麻醉 临床路径(续)

临床路径代码：　　　　　　　　　　　　　　　　　　　　　　　　病人名条粘贴处

住院日期：_____年_____月_____日　　　　　　　预定住院天数：8天7夜(术前一天入院)

	第5天(术后第3天) ___年___月___日				第6天(术后第4天) ___年___月___日			
		大	白	小		大	白	小
监测/评估	常规生命体征监测：体温、脉搏、呼吸、血压 患眼伤口疼痛评估 静脉注射部位发炎：1.是　2.否	□ □ —	□ □ —	□ □ —	常规生命体征监测：体温、脉搏、呼吸、血压 患眼伤口疼痛评估 静脉注射部位发炎：1.是　2.否	□ □ —	□ □ —	□ □ —
检查	☆瞳孔反射检查 ☆换药							
药物治疗	头孢唑啉(500 mg/瓶)500 mg 静脉推注每8小时1次5天 氧化镁(250 mg/片)250 mg 一天4次口服 双氧芬酸钠(100 mg/片)100 mg 每天1次口服 布克利嗪(抗组胺药)(25 mg/片)一天2次口服 泼尼松(5 mg/片)5 mg 一天2次口服 地西泮(5 mg/片)5 mg 睡前口服 氟米龙溶液1滴(　)一天4次维持如果眼压改变 地塞米溶液1滴(　)一天4次维持如果眼压改变	□	□	□	头孢唑啉(500 mg/瓶)500 mg 静脉推注每8小时1次5天 氧化镁(250 mg/片)250 mg 一天4次口服 双氧芬酸钠(100 mg/片)100 mg 每天1次口服 布克利嗪(抗组胺药)(25 mg/片)一天2次口服 泼尼松(5 mg/片)5 mg 一天2次口服 地西泮(5 mg/片)5 mg 睡前口服 氟米龙溶液1滴(　)一天4次维持如果眼压改变 地塞米溶液1滴(　)一天4次维持如果眼压改变	□	□	□
护理照顾	呕吐情形：1.是　2.否 进食情形：1.未进食　2.食量不佳　3.进食量佳 患眼伤口敷料渗血：1.无　2.有　　　　cm 患眼疼痛评估：1.不痛　2.微痛　3.剧痛 小便自解：1.是　2.否	— — — — —	— — — — —	— — — — —	呕吐情形：1.是　2.否 进食情形：1.未进食　2.食量不佳　3.进食量佳 患眼伤口敷料渗血：1.无　2.有　　　　cm 患眼疼痛评估：1.不痛　2.微痛　3.剧痛 小便自解：1.是　2.否	— — — — —	— — — — —	— — — — —
护理指导	1. 手术后第一天由医师换药后开始点药或保持伤口加压包扎，观察到第3天(不再拆下敷料换药) 2. 心理支持，预防跌倒 3. 冰敷手术眼(2天)	—	—	—	1. 冰敷手术眼(3天) 2. 心理支持，预防跌倒 3. 双眼伤口纱布压迫包扎，暂不换药	—	—	—
出院计划	告知如何预防感染及避免再出血	□	□	□	预防感染及再出血		□	
结果评价	体温≤37.5℃	□	□	□	体温≤37.5℃ 能说出如何预防感染及避免再出血	□ □	□ □	□ □
其他								
签章	大夜班		白班		小夜班	大夜班	白班	小夜班

【注】△：长期医嘱　√：已执行，完全了解，达到预期结果　√：部分了解，待追踪　■：需要进一步处理及记录　N：无此需要
○未执行：变异　☆：由医师核查　A：全身麻醉

台湾大学医学院附属医院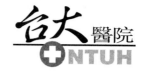

甲状腺相关眼病减压术 全身麻醉 临床路径(续)

临床路径代码：　　　　　　　　　　　　　　　　　　　病人名条粘贴处

住院日期：＿＿＿年＿＿＿月＿＿＿日　　　预定住院天数：8天7夜(术前一天入院)

	第7天(术后第5天) ___年___月___日				第8天(术后第6天)(出院日) ___年___月___日		
		大	白	小		大	白
监测/评估	常规生命体征监测：体温、脉搏、呼吸、血压 患眼伤口疼痛评估 静脉注射部位发炎：1.是 2.否	□ □ □	□ □ □		常规生命体征监测：体温、脉搏、呼吸、血压 患眼伤口疼痛评估 静脉注射部位发炎：1.是 2.否	□ □ □	□ □ □
检查							
药物治疗	头孢唑啉(500 mg/瓶)500 mg 静脉推注每8小时1次5天 氧化镁(250 mg/片)250 mg 一天4次口服 双氧芬酸钠(100 mg/片)100 mg 每天1次口服 布克利嗪(抗组胺药)(25 mg/片)一天2次口服 泼尼松(5 mg/片)5 mg 一天2次口服 地西泮(5 mg/片)5 mg 睡前口服 氟米龙溶液1滴(　)一天4次维持如果眼压改变 地塞米溶液1滴(　)一天4次维持如果眼压改变	□	□		头孢唑啉(500 mg/瓶)500 mg 静脉推注每8小时1次5天 氧化镁(250 mg/片)250 mg 一天4次口服 双氧芬酸钠(100 mg/片)100 mg 每天1次口服 布克利嗪(抗组胺药)(25 mg/片)一天2次口服 泼尼松(5 mg/片)5 mg 一天2次口服 地西泮(5 mg/片)5 mg 睡前口服 氟米龙溶液1滴(　)一天4次维持如果眼压改变 地塞米溶液1滴(　)一天4次维持如果眼压改变	□	□
护理照顾	呕吐情形：1.是 2.否 进食情形：1.食量不佳 2.进食量佳 患眼伤口敷料渗血：1.无 2.有＿＿＿cm 患眼疼痛评估：1.不痛 2.微痛 3.剧痛						
护理指导	换药 维持伤口清洁	□ □	□ □		换药、拆线 保持伤口清洁 点眼药指导回复示教 药物服用指导	□ □ □ □	□ □ □ □
出院计划	说明出院后眼睛照顾须知： 药物服用指导 出院诊断书＿＿＿份	□ □ □	□ □ □		出院诊断书＿＿＿份 1. 预防感染及再出血 2. 咨询服务电话号码 3. 紧急就医状况 4. 说明复诊时间及给予加号单	□	□
结果评价	体温≤37.5℃ 能说出需紧急就医情况	□ □	□ □		体温≤37.5℃ 出院状态： ☆手术伤口稳定 ☆无感染迹象 患眼无严重疼痛 了解正确点眼药方法 能口头说出各项出院注意事项	□ □ □ □ □ □	□ □ □ □ □ □
其他							
签章	大夜班		白班	小夜班	大夜班		白班

【注】△：长期医嘱　√：已执行,完全了解,达到预期结果　✓：部分了解,待追踪　■：需要进一步处理及记录　N：无此需要
　　　○未执行：变异　☆由医师核查　A：全身麻醉

台大医院精神医学部
临床路径护理篇目录

抑郁症 ……………………………………………………………………………（245）

台湾大学医学院附属医院

抑郁症 临床路径

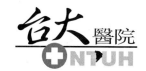

临床路径代码:100120

住院日期:_____年_____月_____日

病人名条粘贴处

预定住院天数:25 天 24 夜

		评估期				治疗期			
		第 1 天　___年___月___日 入院时间:_____am/pm	大	白	小	第 2 天　___年___月___日	大	白	小
监测/评估		常规生命体征监测:体温、脉搏、呼吸、血压	□	□	□	常规生命体征监测:体温、脉搏、呼吸、血压	□	□	□
		安检、环境介绍	□	□	□	安检、环境介绍	□	□	□
		入院护理评估与出院规划	□	□	□	入院护理评估与出院规划	□	□	□
		列出护理问题及计划	□	□	□	列出护理问题及计划	□	□	□
		完整心理社会评估,包括:情绪、行为、认知等	□	□	□	完整心理社会评估,包括:情绪、行为、认知等	□	□	□
		评估焦虑程度:1. 稳定　2. 轻度　3. 中度　4. 重度	___	___	___	评估焦虑程度:1. 稳定　2. 轻度　3. 中度　4. 重度	___	___	___
		评估抑郁程度:1. 稳定　2. 轻度　3. 中度　4. 重度	___	___	___	评估抑郁程度:1. 稳定　2. 轻度　3. 中度　4. 重度	___	___	___
		观察副作用:1. 锂盐　2. 抗郁剂　3. 丙戊酸 　　　　　4. 抗精神病药物　5. 其他	___	___	___	观察副作用:1. 锂盐　2. 抗郁剂　3. 丙戊酸 　　　　　4. 抗精神病药物　5. 其他	___	___	___
		药物依从:1. 无　2. 有困难　3. 拒药　4. 藏药 　　　　5. 症状影响	___	___	___	药物依从:1. 无　2. 有困难　3. 拒药　4. 藏药 　　　　5. 症状影响	___	___	___
		症状观察及探视	___	___	___	症状观察及探视	___	___	___
		睡眠时数:_____				睡眠时数:_____			
		睡眠情形:1. 正常　2. 晚睡　3. 早醒　4. 中断	□	□	□	睡眠情形:1. 正常　2. 晚睡　3. 早醒　4. 中断	□	□	□
		睡眠处置:_____				睡眠处置:_____			
		自伤:1. 无　2. 冲动　3. 行为	___	___	___	自伤:1. 无　2. 冲动　3. 行为	___	___	___
		自杀:1. 无　2. 意念　3. 计划　4. 行为	___	___	___	自杀:1. 无　2. 意念　3. 计划　4. 行为	___	___	___
		行为观察	___	___	___	行为观察	___	___	___
		评估压力源	___	___	___	评估压力源	___	___	___
		评估适应技巧	□	□	□	评估适应技巧	□	□	□
		评估摄取量/排泄:记录出入水量	___	___	___	评估摄取量/排泄:记录出入水量	___	___	___
药物		特殊给药:1. 无　2. 有_____	___	___	___	特殊给药:1. 无　2. 有_____	___	___	___
		依医嘱给药	□	□	□	依医嘱给药	□	□	□
饮食		一天喝水量＞2 000 mL	□	□	□	一天喝水量＞2 000 mL	□	□	□
		1. 自行进食　2. 喂食　3. 点滴　4. 进食约定 5. 未处理	___	___	___	1. 自行进食　2. 喂食　3. 点滴　4. 进食约定 5. 未处理	___	___	___
排泄		解尿:1. 自行　2. 协助_____	___	___	___	解尿:1. 自行　2. 协助_____	___	___	___
		解便:1. 自行　2. 协助_____	___	___	___	解便:1. 自行　2. 协助_____	___	___	___
活动		行为约定:_____				行为约定:_____			
		活动:1. 体操　2. 娱乐活动　3. 团体治疗 　　　4. 移动/休息　5. 其他:_____	□	□	□	活动:1. 体操　2. 娱乐活动　3. 团体治疗 　　　4. 移动/休息　5. 其他:_____	□	□	□
护理指导		环境介绍	□	□	□	例行性护理	□	□	□
		解释住院目的	□	□	□	护理问题评估	□	□	□
		医疗团队介绍	□	□	□	拟定护理计划	□	□	□
		会谈治疗并记录	□	□	□	会谈治疗并记录	□	□	□
		与家属建立关系	□	□	□	支持性心理治疗	□	□	□
签章		大夜班	白班		小夜班	大夜班	白班		小夜班

【注】△:长期医嘱　√:已执行,完全了解,达到预期结果　×:不了解,需重新指导及追踪　■:需要进一步处理及记录
N:无此需要　○未执行:变异　☆由医师核查

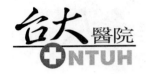

台湾大学医学院附属医院

抑郁症 临床路径(续)

临床路径代码:100120
住院日期:_____年_____月_____日
预定住院天数:25 天 24 夜
病人名条粘贴处

		评估期 第3天 ___年___月___日	大	白	小	治疗期 第4天 ___年___月___日	大	白	小
监测/评估		常规生命体征监测:体温、脉搏、呼吸、血压	□	□	□	常规生命体征监测:体温、脉搏、呼吸、血压	□	□	□
		安检、环境介绍	□	□	□	安检、环境介绍	□	□	□
		入院护理评估与出院规划	□	□	□	完整心理社会评估,包括:情绪、行为、认知等	□	□	□
		列出护理问题及计划	□	□	□	评估焦虑程度:1.稳定 2.轻度 3.中度 4.重度	―	―	―
		完整心理社会评估,包括:情绪、行为、认知等	□	□	□	评估抑郁程度:1.稳定 2.轻度 3.中度 4.重度	―	―	―
		评估焦虑程度:1.稳定 2.轻度 3.中度 4.重度	―	―	―	观察副作用:1.锂盐 2.抗郁剂 3.丙戊酸 4.抗精神病药物 5.其他	―	―	―
		评估抑郁程度:1.稳定 2.轻度 3.中度 4.重度	―	―	―	药物依从:1.无 2.有困难 3.拒药 4.藏药 5.症状影响			
		观察副作用:1.锂盐 2.抗郁剂 3.丙戊酸 4.抗精神病药物 5.其他				症状观察及探视			
		药物依从:1.无 2.有困难 3.拒药 4.藏药 5.症状影响				睡眠时数:_____			
		症状观察及探视				睡眠情形:1.正常 2.晚睡 3.早醒 4.中断	□	□	□
		睡眠时数:_____				睡眠处置:_____	□	□	□
		睡眠情形:1.正常 2.晚睡 3.早醒 4.中断	□	□	□	自伤:1.无 2.冲动 3.行为			
		睡眠处置:_____	□	□	□	自杀:1.无 2.意念 3.计划 4.行为			
		自伤:1.无 2.冲动 3.行为				行为观察			
		自杀:1.无 2.意念 3.计划 4.行为				评估压力源			
		行为观察				评估适应技巧			
		评估压力源				评估摄取量/排泄:记录出入水量	□	□	□
		评估适应技巧							
		评估摄取量/排泄:记录出入水量	□	□	□				
药物		特殊给药:1.无 2.有_____				特殊给药:1.无 2.有_____			
		依医嘱给药	□	□	□	依医嘱给药	□	□	□
饮食		一天喝水量 > 2 000 mL 1.自行进食 2.喂食 3.点滴 4.进食约定 5.未处理	―	―	―	一天喝水量 > 2 000 mL 1.自行进食 2.喂食 3.点滴 4.进食约定 5.未处理	―	―	―
排泄		解尿:1.自行 2.协助:_____				解尿:1.自行 2.协助:_____			
		解便:1.自行 2.协助:_____				解便:1.自行 2.协助:_____			
活动		行为约定:_____	□	□	□	行为约定:_____	□	□	□
		活动:1.体操 2.娱乐活动 3.团体治疗 4.移动/休息 5.其他:_____	―	―	―	活动:1.体操 2.娱乐活动 3.团体治疗 4.移动/休息 5.其他:_____	―	―	―
护理指导		例行性护理	□	□	□	例行性护理	□	□	□
		护理问题评估				护理问题评估			
		拟定护理计划				拟定护理计划			
		会谈治疗并记录				会谈治疗并记录			
		支持性心理治疗				支持性心理治疗			
签章		大夜班	白班		小夜班	大夜班	白班		小夜班

【注】△:长期医嘱 √:已执行,完全了解,达到预期结果 ×:不了解,需重新指导及追踪 ■:需要进一步处理及记录
N:无此需要 ○未执行:变异 ☆由医师核查

台湾大学医学院附属医院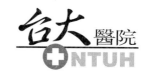

抑郁症 临床路径(续)

临床路径代码:100120

住院日期:_____年_____月_____日

病人名条粘贴处

预定住院天数:25天24夜

		评估期 第___天 ___年___月___日	大	白	小	治疗期 第___天 ___年___月___日	大	白	小
监测/评估		常规生命体征监测:体温、脉搏、呼吸、血压	□	□	□	常规生命体征监测:体温、脉搏、呼吸、血压	□	□	□
		安检、环境介绍	□	□	□	安检、环境介绍	□	□	□
		完整心理社会评估,包括:情绪、行为、认知等				完整心理社会评估,包括:情绪、行为、认知等			
		评估焦虑程度:1.稳定 2.轻度 3.中度 4.重度				评估焦虑程度:1.稳定 2.轻度 3.中度 4.重度			
		评估抑郁程度:1.稳定 2.轻度 3.中度 4.重度				评估抑郁程度:1.稳定 2.轻度 3.中度 4.重度			
		观察副作用:1.锂盐 2.抗郁剂 3.丙戊酸 4.抗精神病药物 5.其他				观察副作用:1.锂盐 2.抗郁剂 3.丙戊酸 4.抗精神病药物 5.其他			
		药物依从:1.无 2.有困难 3.拒药 4.藏药 5.症状影响				药物依从:1.无 2.有困难 3.拒药 4.藏药 5.症状影响			
		症状观察及探视				症状观察及探视			
		睡眠时数:_____	□	□	□	睡眠时数:_____	□	□	□
		睡眠情形:1.正常 2.晚睡 3.早醒 4.中断				睡眠情形:1.正常 2.晚睡 3.早醒 4.中断			
		睡眠处置:_____				睡眠处置:_____			
		自伤:1.无 2.冲动 3.行为				自伤:1.无 2.冲动 3.行为			
		自杀:1.无 2.意念 3.计划 4.行为				自杀:1.无 2.意念 3.计划 4.行为			
		行为观察				行为观察			
		评估压力源				评估压力源			
		评估适应技巧				评估适应技巧			
		评估摄取量/排泄:记录出入水量	□□	□□	□□	评估摄取量/排泄:记录出入水量	□□	□□	□□
药物		特殊给药:1.无 2.有_____	___	___	___	特殊给药:1.无 2.有_____	___	___	___
		依医嘱给药	□	□	□	依医嘱给药	□	□	□
饮食		一天喝水量>2 000 mL 1.自行进食 2.喂食 3.点滴 4.进食约定 5.未处理	___	___	___	一天喝水量>2 000 mL 1.自行进食 2.喂食 3.点滴 4.进食约定 5.未处理	___	___	___
排泄		解尿:1.自行 2.协助:_____				解尿:1.自行 2.协助:_____			
		解便:1.自行 2.协助:_____				解便:1.自行 2.协助:_____			
活动		行为约定:_____	□	□	□	行为约定:_____	□	□	□
		活动:1.体操 2.娱乐活动 3.团体治疗 4.移动/休息 5.其他:_____				活动:1.体操 2.娱乐活动 3.团体治疗 4.移动/休息 5.其他:_____			
护理指导		例行性护理	□	□	□	例行性护理	□	□	□
		护理问题评估	□	□	□	护理问题评估	□	□	□
		拟定护理计划	□	□	□	拟定护理计划	□	□	□
		会谈治疗并记录	□	□	□	会谈治疗并记录	□	□	□
		支持性心理治疗	□	□	□	支持性心理治疗	□	□	□
签章		大夜班	白班		小夜班	大夜班	白班		小夜班

【注】△:长期医嘱 √:已执行,完全了解,达到预期结果 ×:不了解,需重新指导及追踪 ▓:需要进一步处理及记录
N:无此需要 ○未执行:变异 ☆由医师核查

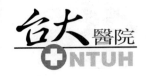

台湾大学医学院附属医院

抑郁症 临床路径(续)

临床路径代码：100120

住院日期：_____年_____月_____日

病人名条粘贴处

预定住院天数：25天24夜

		评估期 第___天 ___年___月___日	大	白	小	治疗期 第___天 ___年___月___日	大	白	小
监测/评估	常规生命体征监测：体温、脉搏、呼吸、血压		□	□	□	常规生命体征监测：体温、脉搏、呼吸、血压	□	□	□
	完整心理社会评估，包括：情绪、行为、认知等		□	□	□	完整心理社会评估，包括：情绪、行为、认知等	□	□	□
	评估焦虑程度：1.稳定 2.轻度 3.中度 4.重度		___	___	___	评估焦虑程度：1.稳定 2.轻度 3.中度 4.重度	___	___	___
	评估抑郁程度：1.稳定 2.轻度 3.中度 4.重度		___	___	___	评估抑郁程度：1.稳定 2.轻度 3.中度 4.重度	___	___	___
	观察副作用：1.锂盐 2.抗郁剂 3.丙戊酸 4.抗精神病药物 5.其他		___	___	___	观察副作用：1.锂盐 2.抗郁剂 3.丙戊酸 4.抗精神病药物 5.其他	___	___	___
	药物依从：1.无 2.有困难 3.拒药 4.藏药 5.症状影响		___	___	___	药物依从：1.无 2.有困难 3.拒药 4.藏药 5.症状影响	___	___	___
	症状观察及探视		□	□	□	症状观察及探视	□	□	□
	睡眠时数：_____					睡眠时数：_____			
	睡眠情形：1.正常 2.晚睡 3.早醒 4.中断		___	___	___	睡眠情形：1.正常 2.晚睡 3.早醒 4.中断	___	___	___
	睡眠处置：_____					睡眠处置：_____			
	自伤：1.无 2.冲动 3.行为		___	___	___	自伤：1.无 2.冲动 3.行为	___	___	___
	自杀：1.无 2.意念 3.计划 4.行为		___	___	___	自杀：1.无 2.意念 3.计划 4.行为	___	___	___
	行为观察		□	□	□	行为观察	□	□	□
	评估压力源		□	□	□	评估压力源	□	□	□
	评估适应技巧		□	□	□	评估适应技巧	□	□	□
	评估摄取量/排泄：记录出入水量		□	□	□	评估摄取量/排泄：记录出入水量	□	□	□
药物	特殊给药：1.无 2.有_____		___	___	___	特殊给药：1.无 2.有_____	___	___	___
	依医嘱给药					依医嘱给药			
饮食	一天喝水量 > 2 000 mL		□	□	□	一天喝水量 > 2 000 mL	□	□	□
	1.自行进食 2.喂食 3.点滴 4.进食约定 5.未处理		___	___	___	1.自行进食 2.喂食 3.点滴 4.进食约定 5.未处理	___	___	___
排泄	解尿：1.自行 2.协助：_____		___	___	___	解尿：1.自行 2.协助：_____	___	___	___
	解便：1.自行 2.协助：_____		___	___	___	解便：1.自行 2.协助：_____	___	___	___
活动	行为约定：_____		□	□	□	行为约定：_____	□	□	□
	活动：1.体操 2.娱乐活动 3.团体治疗 4.移动/休息 5.其他：_____		___	___	___	活动：1.体操 2.娱乐活动 3.团体治疗 4.移动/休息 5.其他：_____	___	___	___
护理指导	例行性护理		□	□	□	例行性护理	□	□	□
	护理问题评估		□	□	□	护理问题评估	□	□	□
	拟定护理计划		□	□	□	拟定护理计划	□	□	□
	会谈治疗并记录		□	□	□	会谈治疗并记录	□	□	□
	支持性心理治疗		□	□	□	支持性心理治疗	□	□	□
签章	大夜班	白班		小夜班		大夜班	白班		小夜班

【注】△：长期医嘱 √：已执行，完全了解，达到预期结果 ×：不了解，需重新指导及追踪 ■：需要进一步处理及记录
N：无此需要 ○未执行：变异 ☆由医师核查

台湾大学医学院附属医院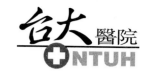

抑郁症 临床路径(续)

临床路径代码:100120

住院日期:_____年_____月_____日

病人名条粘贴处

预定住院天数:25天24夜

		结束期		大	白	小
		第___天 ___年___月___日				
监测/评估	常规生命体征监测:体温、脉搏、呼吸、血压			□	□	□
	症状观察及探视			□	□	□
	睡眠时数:_____			□	□	□
	睡眠情形:1.正常 2.晚睡 3.早醒 4.中断			□		
	睡眠处置:_____			□	□	□
药物	依医嘱给药			□	□	□
	出院药物指导			□	□	□
饮食	1.自行进食 2.喂食 3.点滴 4.进食约定 5.未处理			□	□	□
排泄	解尿:1.自行 2.协助:_____			□	□	□
	解便:1.自行 2.协助:_____			□	□	□
活动						
护理指导	例行性护理			□	□	□
	护理问题评估			□	□	□
	拟定护理计划			□	□	□
	会谈治疗并记录			□	□	□
签章	大夜班	白班		小夜班		

【注】△:长期医嘱 √:已执行,完全了解,达到预期结果 ×:不了解,需重新指导及追踪 ■:需要进一步处理及记录
N:无此需要 ○未执行:变异 ☆由医师核查

台大医院皮肤部
临床路径护理篇目录

1. 蜂窝性组织炎 …………………………………………………………………（253）
2. 带状疱疹（侵蚀第五对脑神经第一分支）…………………………………（257）

台湾大学医学院附属医院
蜂窝性组织炎 临床路径

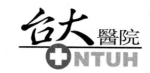

临床路径代码：_____

住院日期：_____年_____月_____日

病人名条粘贴处

预定住院天数：7天6夜

	第1天 ___年___月___日 入院时间：_____am/pm	大	白	小	第2天 ___年___月___日	大	白	小
监测/评估	常规生命体征监测：体温、脉搏、呼吸、血压 炎症反应评估： 1.红 2.肿 3.热 4.痛 疼痛评估指数(0~10分) 伤口评估：1.净 2.溃烂 3.化脓	□ ― ― ―	□ ― ― ―	□ ― ― ―	常规生命体征监测：体温、脉搏、呼吸、血压 炎症反应评估： 1.红 2.肿 3.热 4.痛 疼痛评估指数(0~10分) 伤口评估：1.净 2.溃烂 3.化脓	□ ― ― ―	□ ― ― ―	□ ― ― ―
检验/药物	完成抽血项目(见入院前医嘱) 尿常规____标记红斑边界____胸片____心电图____ □测量红肿边界 □创面培养 ×____ 套 □氨苄西林钠(500 mg/瓶)2 000 mg每6小时1次，静脉推注，使用7天，时间 5am__11am__5pm__11pm__ □头孢唑啉(1 000 mg/瓶)1 000 mg每8小时1次，静脉推注，使用7天，时间 5am__1pm__9pm__ 以上两种抗生素选其一用 □对乙酰氨基酚(500 mg)1片每天4次口服，时间 9am__1pm__6pm__9pm__ □静脉输液：____				□氨苄西林钠(500 mg/瓶)2 000 mg每6小时1次，静脉推注，使用7天，时间 5am__11am__5pm__11pm__ □头孢唑啉(1 000 mg/瓶)1 000 mg每8小时1次，静脉推注，使用7天，时间 5am__1pm__9pm__ 以上两种抗生素选其一用 □对乙酰氨基酚(500 mg)1片每天4次口服，时间 9am__1pm__6pm__9pm__ □静脉输液：____			
治疗	□建立静脉通路在____手 □冰袋冷敷15分钟，每天2次，使用2天，时间 9am____9pm □伤口换药每天时间____ □依医嘱给药				□建立静脉通路在____手 □冰袋冷敷15分钟，每天2次，使用2天，时间 9am____9pm □伤口换药每天时间____ □依医嘱给药			
活动	1. 卧床休息，抬高患肢15°~30° 2. 下床活动尽量用轮椅代步，不宜超过30分钟							
饮食	正常饮食							
排泄	正常大小便							
护理照护	疼痛处理： 微痛，可忍受 服止痛药可缓解 打针止痛可缓解	□ □ □	□ □ □	□ □ □	疼痛处理： 微痛，可忍受 服止痛药可缓解 打针止痛可缓解	□ □ □	□ □ □	□ □ □
护理指导/出院计划	环境介绍 完成入院护理评估表及拟定护理问题 说明住院治疗过程及预定住院日数 患处及伤口照护认知		□ □ □ □		疾病认知 用药认知 患处及伤口照护认知 饮食认知卫生宣教		□ □ □ □	
评值其他								
签章	大夜班	白班		小夜班	大夜班	白班		小夜班

【注】△：长期医嘱　√：已执行，完全了解，达到预期结果　×：不了解，需重新指导及追踪　■：需要进一步处理及记录
N：无此需要　○未执行：变异

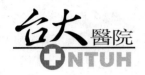

台湾大学医学院附属医院

蜂窝性组织炎 临床路径(续)

临床路径代码:　　　　　　　　　　　　　　　　　　　　　病人名条粘贴处
住院日期:_____年_____月_____日　　　　　　　　预定住院天数:7天6夜

		第3天　___年___月___日	大	白	小	第4天　___年___月___日	大	白	小
监测/评估		常规生命体征监测:体温、脉搏、呼吸、血压 炎症反应评估: 1.红　2.肿　3.热　4.痛 疼痛评估指数(0~10分) 伤口评估:1.净　2.溃烂　3.化脓	□ __	□ __	□ __	常规生命体征监测:体温、脉搏、呼吸、血压 炎症反应评估: 1.红　2.肿　3.热　4.痛 疼痛评估指数(0~10分) 伤口评估:1.净　2.溃烂　3.化脓	□ __	□ __	□ __
检验/药物		□氨苄西林钠(500 mg/瓶)2 000 mg每6小时1次,静脉推注, 　使用7天,时间5am__11am__5pm__11pm__ □头孢唑啉(1 000 mg/瓶)1 000 mg每8小时1次,静脉推注, 　使用7天,时间5am__1pm__9pm__ 以上两种抗生素选其一用 □对乙酰氨基酚(500 mg)1片每天4次口服,时间 　9am__1pm__6pm__9pm__ □静脉输液:____				□氨苄西林钠(500 mg/瓶)2 000 mg每6小时1次,静脉推注, 　使用7天,时间5am__11am__5pm__11pm__ □头孢唑啉(1 000 mg/瓶)1 000 mg每8小时1次,静脉推注, 　使用7天,时间5am__1pm__9pm__ 以上两种抗生素选其一用 □对乙酰氨基酚(500 mg)1片每天4次口服,时间 　9am__1pm__6pm__9pm__ □静脉输液:____			
治疗		□建立静脉通路在____手 □伤口换药,每天,时间____ □依医嘱给药				□建立静脉通路在____手 □伤口换药,每天,时间____ □依医嘱给药			
活动		1.卧床休息,抬高患肢15°~30° 2.下床活动尽量用轮椅代步,不宜超过30分钟							
饮食		正常饮食							
排泄		正常大小便							
护理照护		疼痛处理: 微痛,可忍受 服止痛药可缓解 打针止痛可缓解	□ □ □	□ □ □	□ □ □	疼痛处理: 微痛,可忍受 服止痛药可缓解 打针止痛可缓解	□ □ □	□ □ □	□ □ □
护理指导/出院计划		疾病认知 用药认知 饮食认知卫生宣教		□ □ □					
结果评值						伤口结痂,无渗液 体温<37.5℃ 疼痛评估指数≤1分			
签章		大夜班	白班		小夜班	大夜班	白班		小夜班

【注】△:长期医嘱　√:已执行,完全了解,达到预期结果　×:不了解,需重新指导及追踪　■:需要进一步处理及记录
　　　N:无此需要　○未执行:变异

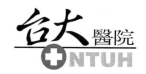

台湾大学医学院附属医院

蜂窝性组织炎 临床路径(续)

临床路径代码：_____

住院日期：_____年_____月_____日

病人名条粘贴处

预定住院天数：7天6夜

	第5天 ___年___月___日	大	白	小	第6天 ___年___月___日	大	白	小
监测/评估	常规生命体征监测：体温、脉搏、呼吸、血压 炎症反应评估： 　1.红　2.肿　3.热　4.痛 疼痛评估指数(0~10分) 伤口评估：1.净　2.溃烂　3.化脓	□ — — —	□ — — —	□ — — —	常规生命体征监测：体温、脉搏、呼吸、血压 炎症反应评估： 　1.红　2.肿　3.热　4.痛 疼痛评估指数(0~10分) 伤口评估：1.净　2.溃烂　3.化脓	□ — — —	□ — — —	□ — — —
检验/药物	□氨苄西林钠(500 mg/瓶)2 000 mg 每6小时1次,静脉推注,使用7天,时间 5am__11am__5pm__11pm__ □头孢唑啉(1 000 mg/瓶)1 000 mg 每8小时1次,静脉推注,使用7天,时间 5am__1pm__9pm__ 以上二种抗生素选其一用 □对乙酰氨基酚(500 mg)1片每天4次口服,时间 9am__1pm__6pm__9pm__ □静脉输液：____				□氨苄西林钠(500 mg/瓶)2 000 mg 每6小时1次,静脉推注,使用7天,时间 5am__11am__5pm__11pm__ □头孢唑啉(1 000 mg/瓶)1 000 mg 每8小时1次,静脉推注,使用7天,时间 5am__1pm__9pm__ 以上二种抗生素选其一用 □对乙酰氨基酚(500 mg)1片每天4次口服,时间 9am__1pm__6pm__9pm__ □静脉输液：____			
治疗	□建立静脉通路在____手 □伤口换药,每天,时间____ □依医嘱给药				□建立静脉通路在____手 □伤口换药,每天,时间____ □依医嘱给药			
活动	1. 卧床休息,抬高患肢15°~30° 2. 下床活动尽量用轮椅代步,不宜超过30分钟							
饮食	正常饮食							
排泄	正常大小便							
护理照护	疼痛处理： 微痛,可忍受 服止痛药可缓解 打针止痛可缓解	 □ □ □	 □ □ □	 □ □ □	疼痛处理： 微痛,可忍受 服止痛药可缓解 打针止痛可缓解	 □ □ □	 □ □ □	 □ □ □
护理指导/出院计划	出院用物准备指导 伤口换药示范 确定出院日			□ □ □	出院用物准备确认 伤口换药回复示范			
结果评值	皮肤渐愈合平整 体温＜37.5℃ 疼痛评估指数≤1分			□ □ □				
签章	大夜班	白班		小夜班	大夜班	白班		小夜班

【注】△：长期医嘱　√：已执行,完全了解,达到预期结果　×：不了解,需重新指导及追踪　■：需要进一步处理及记录
　　N：无此需要　○未执行：变异

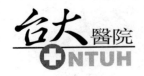

台湾大学医学院附属医院

蜂窝性组织炎 临床路径(续)

临床路径代码：　　　　　　　　　　　　　　　　　　　　　　　病人名条粘贴处

住院日期：＿＿＿＿年＿＿＿＿月＿＿＿＿日　　　　　预定住院天数：7天6夜

	第7天(出院日)　＿＿年＿＿月＿＿日	大	白	小
监测/评估	常规生命体征监测：体温、脉搏、呼吸、血压 炎症反应评估： 　1. 红　2. 肿　3. 热　4. 痛 疼痛评估指数(0~10分) 伤口评估：1. 净　2. 溃烂　3. 化脓	□ — — —	□ — — —	□ — — —
检验/药物	□氨苄西林钠(500 mg/瓶)2 000 mg 每6小时1次，静脉推注， 　使用7天，时间 5am＿11am＿5pm＿11pm＿ □头孢唑啉(1 000 mg/瓶)1 000 mg 每8小时1次，静脉推注， 　使用7天，时间 5am＿1pm＿9pm＿ 以上二种抗生素选其一用 □对乙酰氨基酚(500 mg)1片每天4次口服，时间 　9am＿1pm＿6pm＿9pm＿ □静脉输液：＿＿＿			
治疗	□建立静脉通路在＿＿＿手 □伤口换药，每天，时间＿＿＿ □依医嘱给药			
活动	1. 卧床休息，抬高患肢15°~30° 2. 下床活动尽量用轮椅代步，不宜超过30分钟			
饮食	正常饮食			
排泄	正常大小便			
护理照护	疼痛处理： 微痛，可忍受 服止痛药可缓解 打针止痛可缓解	□ □ □	□ □ □	□ □ □
护理指导/出院计划	出院药物指导(勾选) 　头孢氨苄(250 mg/胶囊)＿胶囊，每6小时1次， 餐前口服，使用＿＿＿天 　头孢氨苄(250 mg/胶囊)＿胶囊，每8小时1次， 餐前口服，使用＿＿＿天 　其他：＿＿＿＿＿ ＿＿＿＿＿＿＿＿＿＿＿＿＿＿＿＿＿＿＿ 伤口换药回复示教正确 确认病人或主要照顾者已了解出院卫生宣教内容 确认出院用物准备完整 诊断书＿＿＿份，出院小结＿＿＿份 预约门诊＿＿月＿＿日＿＿诊	□ □ □ □ □ □		
结果评值	出院状态： 未愈 仍有水肿 仍有未消退的肿块 仍有未愈伤口 已无发炎迹象	□ □ □ □ □		
签章	大夜班	白班		小夜班

【注】△：长期医嘱　√：已执行,完全了解,达到预期结果　×：不了解,需重新指导及追踪　■：需要进一步处理及记录
　　　N：无此需要　　○未执行：变异

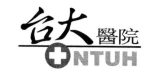

台湾大学医学院附属医院

带状疱疹（侵蚀第五对脑神经第一分支）临床路径

临床路径代码：100090

住院日期：_____年_____月_____日

病人名条粘贴处

预定住院天数：6天5夜

	第1天 ___年___月___日				第2天 ___年___月___日			
	入院时间：_____am/pm	大	白	小		大	白	小
监测/评估	常规生命体征监测：体温、脉搏、呼吸、血压 伤口评估： 1. 红疹 2. 水泡 3. 溃烂 4. 结节 5. 化脓 6. 其他_____ 敷料评估：1. 净 2. 渗出 疼痛评估指数（0~10分）	□ — 	□ — 	□ — 	常规生命体征监测：体温、脉搏、呼吸、血压 伤口评估： 1. 红疹 2. 水泡 3. 溃烂 4. 结节 5. 化脓 6. 其他_____ 敷料评估：1. 净 2. 渗出 疼痛评估指数（0~10分）	□ — 	□ — 	□ —
检验/药物	完成抽血项目（见入院前医嘱） 尿常规____SOB____胸片____心电图____ □四环素类软膏局部使用_____ □氯霉素软膏局部使用_____ □阿昔洛韦(250 mg/瓶)500 mg +100 mL 生理盐水，每 8 小时 1 次，静脉缓慢滴注（时间大于 1 小时），使用 6 天，每天时间为 5am__1pm__9pm__ □能百镇定片(250 mg) 每天 1 片口服，时间为 9am__ □对乙酰氨基酚(500 mg)1 片每天 4 次口服，使用 6 天，时间为 9am__1pm__6pm__9pm__ □铝碳酸镁(500 mg/片)1 片 每天 4 次口服，使用 6 天，时间为 9am__1pm__6pm__9pm__ □劳拉西泮 1 片睡前口服，使用 5 天，时间为 9pm____				□眼科会诊 □四环素类软膏局部使用_____ □氯霉素软膏局部使用_____ □阿昔洛韦(250 mg/瓶)500 mg +100 mL 生理盐水，每 8 小时 1 次，静脉缓慢滴注（时间大于 1 小时），使用 6 天，每天时间为 5am__1pm__9pm__ □能百镇定片(250 mg) 每天 1 片口服，时间为 9am__ □对乙酰氨基酚(500 mg)1 片每天 4 次口服，使用 6 天，时间为 9am__1pm__6pm__9pm__ □铝碳酸镁(500 mg/片)1 片 每天 4 次口服，使用 6 天，时间为 9am__1pm__6pm__9pm__ □劳拉西泮 1 片睡前口服，使用 5 天，时间为 9pm____			
治疗	□建立静脉通路在____手 时间____，共____支 □每天伤口换药时间 ____am/pm				□建立静脉通路在____手 时间____，共____支 □每天伤口换药时间 ____am/pm			
活动	1. 无头晕情形可正常活动 2. 眼睛周围肿痛，视力受影响时宜多卧床，下床有人陪伴							
饮食	正常饮食，多喝水							
排泄	正常大小便							
护理照护	疼痛处理： 微痛，可忍受 服止痛药可缓解 打针止痛可缓解	□ □ □	□ □ □	□ □ □	疼痛处理： 微痛，可忍受 服止痛药可缓解 打针止痛可缓解	□ □ □	□ □ □	□ □ □
护理指导/出院计划	环境介绍 完成入院护理评估表及拟定护理问题 说明住院治疗过程及预定住院日数 患处疼痛控制认知 伤口照护认知	□ □ □ □ □			带状疱疹疾病认知 用药认知：口服 　　　　　注射 　　　　　涂抹 饮食指导 活动认知指导	□ □ □ □ □ □		
结果评值	皮肤渐愈合平整 体温 < 37.5℃ 疼痛评估指数 ≤ 1 分	□ □ □						
签章	大夜班	白班		小夜班	大夜班	白班		小夜班

【注】△：长期医嘱 √：已执行，完全了解，达到预期结果 ×：不了解，需重新指导及追踪 ■：需要进一步处理及记录
　　　N：无此需要 ○未执行：变异

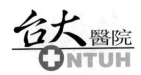

台湾大学医学院附属医院

带状疱疹(侵蚀第五对脑神经第一分支) 临床路径(续)

临床路径代码：100090

住院日期：_____年_____月_____日

病人名条粘贴处

预定住院天数：6天5夜

		第3天 ___年___月___日				第4天 ___年___月___日			
			大	白	小		大	白	小
监测/评估	常规生命体征监测：体温、脉搏、呼吸、血压 伤口评估： 1. 红疹 2. 水泡 3. 溃烂 4. 结节 5. 化脓 6. 其他_____ 敷料评估：1. 净 2. 渗出 疼痛评估指数(0~10分)		□ □ □	□ □ □	□ □ □	常规生命体征监测：体温、脉搏、呼吸、血压 伤口评估： 1. 红疹 2. 水泡 3. 溃烂 4. 结节 5. 化脓 6. 其他_____ 敷料评估：1. 净 2. 渗出 疼痛评估指数(0~10分)	□ □ □	□ □ □	□ □ □
检验/药物	□四环素类软膏局部使用_____ □氯霉素软膏局部使用_____ □阿昔洛韦(250 mg/瓶)500 mg +100 mL 生理盐水，每8小时1次,静脉缓慢滴注(时间大于1小时)，使用6天,每天时间为 5am__1pm__9pm__ □能百镇定片(250 mg)每天1片口服,时间为9am__ □对乙酰氨基酚(500 mg)1片每天4次口服,使用6天,时间为 9am__1pm__6pm__9pm__ □铝碳酸镁(500 mg/片)1片每天4次口服,使用6天,时间为 9am__1pm__6pm__9pm__ □劳拉西泮1片睡前口服,使用5天,时间为9pm____					□四环素类软膏局部使用_____ □氯霉素软膏局部使用_____ □阿昔洛韦(250 mg/瓶)500 mg +100 mL 生理盐水，每8小时1次,静脉缓慢滴注(时间大于1小时)，使用6天,每天时间为 5am__1pm__9pm__ □能百镇定片(250 mg)每天1片口服,时间为9am__ □对乙酰氨基酚(500 mg)1片每天4次口服,使用6天,时间为 9am__1pm__6pm__9pm__ □铝碳酸镁(500 mg/片)1片每天4次口服,使用6天,时间为 9am__1pm__6pm__9pm__ □劳拉西泮1片睡前口服,使用5天,时间为9pm____			
治疗	□建立静脉通路在____手 时间____,共____支 □每天伤口换药时间 ____am/pm					□建立静脉通路在____手 时间____,共____支 □每天伤口换药时间 ____am/pm			
活动	1. 无头晕情形可正常活动 2. 眼睛周围肿痛,视力受影响时宜多卧床,下床有人陪伴								
饮食	正常饮食,多喝水								
排泄	正常大小便								
护理照护	疼痛处理： 微痛,可忍受 服止痛药可缓解 打针止痛可缓解		□ □ □	□ □ □	□ □ □	疼痛处理： 微痛,可忍受 服止痛药可缓解 打针止痛可缓解	□ □ □	□ □ □	□ □ □
护理指导/出院计划	带状疱疹疾病认知 用药认知：口服 　　　　　注射 　　　　　涂抹 饮食指导 活动认知指导			□ □ □ □ □ □		出院用物准备指导 伤口照护指导 伤口换药示范 药物擦法指导			□ □ □ □
结果评值	体温 < 37.5℃					伤口结痂,无渗液 体温 < 37.5℃ 疼痛评估指数 ≤ 1分			□ □ □
签章	大夜班	白班		小夜班		大夜班	白班		小夜班

【注】△：长期医嘱 √：已执行,完全了解,达到预期结果 ×：不了解,需重新指导及追踪 ■：需要进一步处理及记录
　　　N：无此需要 ○未执行：变异

台湾大学医学院附属医院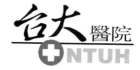

带状疱疹（侵蚀第五对脑神经第一分支）临床路径（续）

临床路径代码：100090　　　　　　　　　　　　　病人名条粘贴处

住院日期：＿＿＿＿年＿＿＿＿月＿＿＿＿日　　　预定住院天数：6天5夜

	第5天　＿＿年＿＿月＿＿日	大	白	小	第6天（出院日）　＿＿年＿＿月＿＿日	大	白	小
监测/评估	常规生命体征监测：体温、脉搏、呼吸、血压 伤口评估： 1.红疹　2.水泡　3.溃烂　4.结节　5.化脓 6.其他＿＿＿＿＿＿ 敷料评估：1.净　2.渗出 疼痛评估指数（0~10分）	□ — — —	□ — — —	□ — — —	常规生命体征监测：体温、脉搏、呼吸、血压 伤口评估： 1.红疹　2.水泡　3.溃烂　4.结节　5.化脓 6.其他＿＿＿＿＿＿ 敷料评估：1.净　2.渗出 疼痛评估指数（0~10分）	□ — — —	□ — — —	□ — — —
检验/药物	□四环素类软膏局部使用＿＿＿＿＿＿ □氯霉素软膏局部使用＿＿＿＿＿＿ □阿昔洛韦（250 mg/瓶）500 mg +100 mL生理盐水，每8小时1次，静脉缓慢滴注（时间大于1小时），使用6天，每天时间为5am＿＿1pm＿＿9pm＿＿ □能百镇定片（250 mg）每天1片口服，时间为9am＿＿ □对乙酰氨基酚（500 mg）1片每天4次口服，使用6天，时间为9am＿＿1pm＿＿6pm＿＿9pm＿＿ □铝碳酸镁（500 mg/片）1片每天4次口服，使用6天，时间为9am＿＿1pm＿＿6pm＿＿9pm＿＿ □劳拉西泮1片睡前口服，使用5天，时间为9pm＿＿＿				□四环素类软膏局部使用＿＿＿＿＿＿ □氯霉素软膏局部使用＿＿＿＿＿＿ □阿昔洛韦（250 mg/瓶）500 mg +100 mL生理盐水，每8小时1次，静脉缓慢滴注（时间大于1小时），使用6天，每天时间为5am＿＿1pm＿＿9pm＿＿ □能百镇定片（250 mg）每天1片口服，时间为9am＿＿ □对乙酰氨基酚（500 mg）1片每天4次口服，使用6天，时间为9am＿＿1pm＿＿6pm＿＿9pm＿＿ □铝碳酸镁（500 mg/片）1片每天4次口服，使用6天，时间为9am＿＿1pm＿＿6pm＿＿9pm＿＿ □劳拉西泮1片睡前口服，使用5天，时间为9pm＿＿＿			
治疗	□建立静脉通路在＿＿＿手　时间＿＿＿，共＿＿＿支 □伤口换药每天时间＿＿＿＿am/pm				□建立静脉通路在＿＿＿手　时间＿＿＿，共＿＿＿支 □伤口换药每天时间＿＿＿＿am/pm			
活动	1. 无头晕情形可正常活动 2. 眼睛周围肿痛，视力受影响时宜多卧床，下床有人陪伴							
饮食	正常饮食，多喝水							
排泄	正常大小便							
护理照护	疼痛处理： 微痛，可忍受 服止痛药可缓解 打针止痛可缓解	□ □ □	□ □ □	□ □ □	疼痛处理： 微痛，可忍受 服止痛药可缓解 打针止痛可缓解	□ □ □	□ □ □	□ □ □
护理指导/出院计划	出院用物准备指导 伤口照护指导 伤口换药示范 药物擦法指导		□ □ □ □		出院药物指导（勾选） □能百镇定片（250 mg）1片，每天口服，使用3天 □对乙酰氨基酚（500 mg）1片，每天4次口服，使用3天 □铝碳酸镁（500 mg/片）1片，每天4次口服，使用3天 □劳拉西泮1片睡前口服，使用3天 □四环素类软膏局部使用，3天 □氯霉素软膏局部使用，3天 伤口换药回复示教正确 确认病人或主要照顾者已了解出院指导内容 诊断书＿＿＿份 预约门诊＿＿＿月＿＿＿日＿＿＿诊 眼科随访＿＿＿月＿＿＿日		□ □ □ 	
结果评值	皮肤渐愈合平整 体温 < 37.5℃ 疼痛评估指数 ≤ 1分		□		出院状态（勾选） □仍有未愈伤口　□伤口痊愈 □疱疹后神经痛　□眼角膜溃疡		□	
签章	大夜班	白班		小夜班	大夜班	白班		小夜班

【注】△：长期医嘱　√：已执行，完全了解，达到预期结果　×：不了解，需重新指导及追踪　■：需要进一步处理及记录
N：无此需要　○：未执行：变异

台大医院康复部
临床路径护理篇目录

脊髓损伤患者神经性膀胱并发尿路感染 ……………………………………………（263）

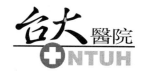

台湾大学医学院附属医院

脊髓损伤患者神经性膀胱并发尿路感染 临床路径

临床路径代码：_____

住院日期：_____年_____月_____日

病人名条粘贴处

预定住院天数：4天3夜

	第1天(住院日) ___年___月___日			第2天 ___年___月___日				第3天(出院日) ___年___月___日		
	入院时间：_____am/pm	白	小		大	白	小		白	小
监测/评估	常规测量生命体征 体重_____kg	□ □	□	常规测量生命体征 观察血尿现象： 1. 无 2. 微量 3. 大量 观察解便情形： 1. 水便 2. 糊便 3. 成形便	□ — —	□	□	常规测量生命体征 观察血尿现象： 1. 无 2. 微量 3. 大量 观察解便情形： 1. 水便 2. 糊便 3. 成形便	□ — —	□

检验/药物	心电图、胸片、腹部平片
	24小时尿量
	SV/RU_____
	尿常规、尿渗透压
	尿微量蛋白
	尿培养
	安排静脉肾盂造影+排泄性膀胱尿道造影
	安排膀胱镜检查
	冰水试验
	△安排膀胱镜检查
		□
		□
		□
		□
		□
		□
		□
		
		□
		□
		□
			□
			□
				血常规,白细胞+白细胞分类计数
				血生化
				空腹血糖
				β₂微球蛋白
				比沙可啶(5 mg/片)2片
				  每天2次 口服
				  时间上午9点__下午1点__
				清洁准备1包
				  1 000 mL 口服 时间下午6点
					□
					
					□
					□
					□
					□
					
					□
						□	□	比沙可啶 栓剂(10毫片/片)
								  1片 经直肠 长期医嘱
								  时间 上午6点
									□	

检查准备与照顾	环境介绍
	解释检查程序及注意事项
	告知出院日期
	协助留置尿管测余尿
	协助医师做冰水试验
	宣教留24小时内生肌酐清除率注意事项 时间：____到____
	给予尿路感染的护理指导：
	1. 鼓励每天摄取≥1 500 mL水分
	2. 加强会阴清洁
	3. 增加维生素的摄取
	填写影像医学部特殊检查同意书(静脉肾盂造影)及手术知情同意书(膀胱镜检查)
		□		内生肌酐清除率收尿总计：
				____mL
				留置尿管
				送病人做膀胱压力检查时间__
				尿管拔除：□是 □否
				送病人做膀胱镜检查时间____
				做完膀胱镜后,鼓励摄取
				  ≥1500 mL水分
				执行肠道清洁准备
					□
					
					□
					□
					□
					□
					□
					□
						□	□	早餐后禁食(不含药物与水分)
								肠道清洁准备完成：
								  □是 □否
								送病人至X光室做
								  静脉肾盂造影及膀胱尿道造影检查时间____
								鼓励一天摄取≥1 500 mL水分
								留置尿管拔除：
								  □是 □否
								出院准备：
								  1. 宣教出院药物服用方法
								  2. 预防尿道感染的宣教
								  3. 预约返诊时间
								    出院时间____
									□
									□
									
									□
									
									□
									□
									
									□
										□
										
										□
										
										□

活动	病人无活动方面的限制			病人无活动方面的限制				病人无活动方面的限制		
饮食	宣教如何摄取低渣饮食	□	□	宣教病人晚餐改成清流质饮食(饮用米浆)	□		□	静脉肾盂造影及膀胱尿道造影检查前仍需禁食 检查完毕后恢复一般饮食	□	□
排泄	观察需尿管留置的病人管道的畅通性	□	□	1. 协助病人接受导尿管留置 2. 因服用泻剂开始有排便腹泻的反应,需解至稀水便	□ □		□	1. 检查前注意尿管之畅通 2. 检查后注意病人排尿情形 3. 检查后注意病人有无持续腹泻发生	□ □ □	□ □ □
结果评值	病人可了解住院治疗过程 病人了解一日水分摄取 ≥1 500 mL 病人了解会阴清洁重要性 病人了解出院日期	□ □ □ □		完成膀胱镜检查,无解尿困难情形 完成膀胱镜检查,无血尿现象	□ □		□	完成静脉肾盂造影及膀胱尿道造影检查,无显影剂过敏反应 解尿顺畅否 体温<38℃ 完成出院手续	□	□
签章	白班		小夜班	大夜班		白班	小夜班	大夜班		白班

【注】△：长期医嘱　√：已执行,完全了解,达到预期结果　×：不了解,需重新指导及追踪　√：部分了解,待追踪
　　 N：无此需要　○未执行：变异

台大医院麻醉部
临床路径护理篇目录

1. 植入性中央静脉装置（Port-A）门诊手术 …………………………………（267）
2. 植入性中央静脉装置术后苏醒室护理记录 …………………………………（270）

台湾大学医学院附属医院

植入性中央静脉装置(Port-A)门诊手术 临床路径

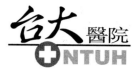

病人名条粘贴处

临床路径代码：MR10-7

第 1/5 页

科别:疼痛门诊	门诊日期：___年___月___日	流程：Port-A 门诊手术前安排	盖章
预约治疗及手术时间	预约手术日期与到达门诊时间___年___月___日_____am/pm 预约化学治疗日期___年___月___日 □未定		医生
化验及影像学检查	□医嘱：出凝血时间　　□医嘱：检查血常规/血像 □医嘱：胸片(长期医嘱)　□医嘱：手术后立即手术部位X线检查 □医嘱：心电图检查		
药物	□医嘱：手术时使用的抗生素　　□医嘱：手术后用药		
治疗	□告知患者手术前一日午夜12点起禁食禁水		
术前告知			
饮食	普食		
活动	□正常活动		
术前谈话	□告知患者手术方式及可能的并发症　　□给患者手术同意书(签署) □说明手术的麻醉方式及可能的危险性　□给患者麻醉同意书(签署)　□填写麻醉前患者基本资料		
术前评估	□患者的特殊要求_____ □病人特殊用药：○否　○是_____(注明何种药物)		
术前护理健康宣教	□告知患者术前注意事项及准备(术前需空腹)　　□告知患者手术当日必须有家属陪伴 □给患者临床路径(患者版)说明书 □手术日程预约　　□门诊手术流程说明　　□手术后用药说明 □植入性中央静脉装置家庭护理指导说明		护理人员
备注	手术前评估完成情况：□是　□否 术前检验项目完整：□是　□否 		

【注】△：长期医嘱　√：已执行,完全了解,达到预期结果　■：需要进一步处理及记录　N：无此需要　○未执行,变异

267

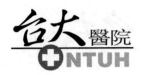

台湾大学医学院附属医院

植入性中央静脉装置（Port-A）门诊手术 临床路径（续）

病人名条粘贴处

临床路径代码：MR10-7　　　　　　　　　　　　　　　　　　　　　　　　　　第 2/5 页

科别：门诊手术室	日期：___年___月___日	流程：手术日手术前准备	盖章
术前准备	患者到达门诊时间：_____　　送病人到门诊手术室时间：_____ 身高_____cm　体重_____kg		护理人员
化验及影像学检查	□血浆凝血酶原时间/活化的部分凝血活酶时间____/____秒　　□全血细胞计数/血红蛋白____g/dL □手术前 X 线摄片：○有　○无 □心电图：○有　○无		
术中用药	□病人携带静脉用抗生素：○无　○有_____1 支或_____		
治疗	□静脉滴注：生理盐水 500 mL/瓶静脉滴注（长期医嘱）时间_____		
各类术前同意书及相关文件	□手术同意书：○病人/家属签名　　○医生签名 □麻醉同意书：○病人/家属签名　　○医生签名 □完成麻醉前基本资料填写		
饮食	□空腹（禁食、禁水＞8 小时）		
活动	□坐行　　□轮椅　　□平车		
心理护理	□确定患者及其家属已了解手术与术中麻醉过程及相关注意事项 □患者特殊要求：○无　○有_____		
护理评估	□手术前生命体征：T：____℃、BP____mmHg □安装心脏起搏器：○有　○无　○其他_____		
护理宣教	□术前准备，更换手术衣裤 □戴手圈 □去除金属饰物、活动假牙、指甲油、隐形眼镜、金钱等物品　○交于家属保管_____ □术后到恢复室的护理要点及住院指征说明		
	□按预约接受手术：○是　○否 □化验项目完整：○是　○否		
备注			

【注】△：长期医嘱　√：已执行，完全了解，达到预期结果　■：需要进一步处理及记录　N：无此需要　○未执行，变异

台湾大学医学院附属医院

植入性中央静脉装置(Port-A)门诊手术　临床路径(续)

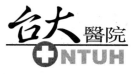

临床路径代码:MR10-7　　　　　　　　　　　　　　　　　　　　　　第 3/5 页

		盖章
科别:门诊手术室　　　　　日期:____年____月____日　　　　流程:手术过程		
生命体征监测	患者进入手术室时间_____　麻醉开始时间_____　麻醉诱导完成时间_____ 手术开始时间_____　　　手术完成时间_____　　送出手术室时间_____ 术中使用电刀极数,部位_____ 　手术体位　□平卧　□其他_____	护理人员
化验及影像学检查	□查对术前 X 光摄片	
术中用药	□静脉抗生素头孢唑啉 1 g 静脉推注 (手术前 30 分钟或皮肤划刀前) 时间_____ □放置周围静脉导管并给予生理盐水 500 mL 静脉滴注 时间_____　□左/□右　□手/□脚 □术中备 1 mL 肝素 (5 000 U/mL) 加生理盐水 200 mL 稀释冲洗导管肝素化	
治疗	□置入性中央静脉导管　使用厂商型号:○ Sims__Fr.　○ Arrow__Fr.　○其他:__Fr. □Port 导管置入部位:○右侧　○左侧　○锁骨下静脉　○颈内静脉　○其他____ □Port-A 放置深度 ____cm □手术中装置角针及输液:○有　○无	
访视		
饮食		
活动	□完全卧床 □手术中使用约束带保护肢体	
心理护理	□麻醉前患者的焦虑情绪安抚	
护理评估	术前皮肤评估:□正常(完整)　□有旧伤口　□有压疮,程度_____,部位_____ 术后皮肤评估是否正常:□否　□是(包括□电刀导散片粘贴处　□骨突处) 术中出血量:□少量(< 20 mL)　□ 20~50 mL　□ 51~100 mL 　　　　　　■大量出血(> 100 mL) □术中注意给予患者保暖	
护理宣教	□告知患者在手术台上不要随意翻身,适当地给予保护性约束 □术前告知患者治疗程序及需装置的监护仪器 □麻醉前告知患者麻醉清醒前的反应(头晕、有人呼叫),指导患者配合睁眼 □运送患者过程安全	
备注	手术完成:□是　□否,原因_____	

【注】△:长期医嘱　　√:已执行,完全了解,达到预期结果　　■:需要进一步处理及记录　　N:无此需要　　○未执行,变异

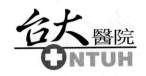

台湾大学医学院附属医院

植入性中央静脉装置术后苏醒室 护理记录

病人名条粘贴处

临床路径代码：MR10-7　　　　　　　　　　　　　　　　　　　　　　　　第 4/5 页

性别：□男 □女　　年龄：　　　手术危险性分类：　　　　手术日期：___年___月___日

麻醉方式：□全身（静脉、面罩、插管）　□局麻，原因：_____

观察项目	观察内容	转入	转出
意识	2：完全清醒　1：呼叫时可醒　0：对呼叫无反应		
呼吸	2：能深呼吸，咳嗽　1．呼吸困难或窘迫　0：无法呼吸		
循环状况：血压	2：收缩压比麻醉前相差 ± 20 mmHg 1：收缩压比麻醉前相差 ± 20~50 mmHg 0：收缩压比麻醉前相差 ± 50 mmHg		
皮肤色泽	2：红润　1：苍白、发黑、黄疸　0：发绀		
指示活动	2：四肢均能自主活动　1：仅有二肢能自主活动　0：肢体无任何自主活动		
用氧：流量：____L/分钟　浓度____%　□鼻导管　□面罩　□口/鼻插管		总分	

时间

疼痛评估（疼痛测量尺）（1~10）　220　200

血压收缩压　X — X　180　160　140

舒张压　120

心率　●　100

　80

呼吸：___次/分钟　×　60　40

体温：__℃　20　0

疼痛评分△　10 8 6 4 2 0

氧饱和度(%)　　总分

转入
转出

备注：1. 疼痛评估(1~10)，1分不痛、2~3分稍微痛、4~5分比较痛需药物治疗、6~7分很痛需针剂止痛、8分以上非常痛需加强针剂止痛。
　　　2. 记录方式：横轴为时间每1小格5分钟（注明 am/pm）

台湾大学医学院附属医院

植入性中央静脉装置(Port-A)门诊手术 临床路径(续)

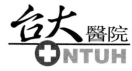

病人名条粘贴处

临床路径代码:MR10-7　　　　　　　　　　　　　　　　　　　第 5/5 页

科别:恢复室	日期:___年___月___日	流程:手术完成后	盖章
生命体征监测	病人进入手术室时间:_____ 照 X 光片时间_____ 出院时间_____ □手术后生命体征监测:5 分钟/次 ×2 次后 10 分钟/次,直至出院_____ 全麻后护理,呕吐:□无 □有:_____次		护理人员
化验及影像学检查	□手术后 X 光片检查		
药物	□派替啶 25 mg(50 mg/安瓿)○静脉推注 ○静脉滴注 ○肌肉注射(长期医嘱)时间_____		
治疗	□吸氧 植入性中央静脉装置的护理:□移除角针 □生理盐水冲注		
访视	术后 X 光片确认导管位置:□正确 ■需要修正		
饮食			
活动	□手术侧肢体关节避免大活动		
心理护理			
术后护理评估	伤口渗出情况:□少量(渗血< 5 mL) □中量(渗血 5~20 mL;敷料渗湿需更换) ■大量(渗血> 20 mL) □伤口疼痛情况:疼痛评估(疼痛测量尺)1~10 分 □患者可以口服止痛药		
护理健康宣教	指导病人及家属进行术后护理:□伤口护理 □禁止剧烈运动 □用药说明 □依据患者版临床路径说明书复述术后注意事项 □告知患者复诊日期___年___月___日,□上午/□下午___门诊___号 □出院指征:□麻醉后意识恢复清醒 □麻醉后恢复无呕吐 　　　　　　□手术后生命体征稳定 □Port-A 位置良好 □穿刺点伤口情况良好		
备注	□无并发症 ■有并发症 ○胸痛 ○呼吸困难 ○心律不齐 ○其他:_____		

【注】△:长期医嘱　√:已执行,完全了解,达到预期结果　■:需要进一步处理及记录　N:无此需要　○未执行,变异